GUIDE PRATIQUE

AUX

EAUX MINÉRALES

ET AUX

BAINS DE MER.

Paris. — Imprimerie de L. MARTINET, rue Mignon, 2.

GUIDE PRATIQUE

AUX

EAUX MINÉRALES

DE FRANCE, DE BELGIQUE,

D'ALLEMAGNE, DE SUISSE, DE SAVOIE, D'ITALIE

ET AUX BAINS DE MER,

CONTENANT

LA COMPOSITION CHIMIQUE, LES PROPRIÉTÉS MÉDICALES, LES DIVERS MODES D'EMPLOI DE CES SOURCES, AINSI QUE LA DESCRIPTION DÉTAILLÉE DES LIEUX OU ELLES SE TROUVENT,

PAR LE DOCTEUR

CONSTANTIN JAMES,

Rédacteur des Leçons de médecine et de physiologie professées par M. Magendie
au Collége de France,
membre des Académies médico-chirurgicale de Naples, Péloritaine de Messine, des sciences,
arts et belles-lettres de Caen, etc.

DEUXIÈME ÉDITION

RENFERMANT

Entre autres additions nombreuses et importantes, une Nomenclature des eaux minérales transportées et une Notice spéciale sur chacune d'elles.

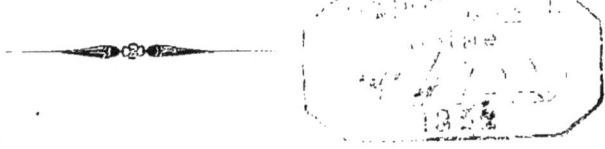

PARIS,

VICTOR MASSON, LIBRAIRE-ÉDITEUR,

PLACE DE L'ÉCOLE-DE-MÉDECINE.

1852

AVANT-PROPOS.

Les eaux minérales offrent à la médecine d'utiles ressources, parfois un puissant concours; mais leur étude est d'autant plus difficile, qu'elles sont plus éloignées du centre de nos travaux. Malgré les épreuves par lesquelles on prélude, dans nos écoles, à l'application de médicaments qu'on a sous les yeux, et dont on peut apprécier les éléments dans toute l'intégrité de leurs propriétés, on n'est vraiment en mesure de les prescrire avec décision et certitude qu'après en avoir plus d'une fois observé l'effet près du lit du malade. Combien sera plus grande l'hésitation, quand il faudra, au milieu de cette multitude de sources, le plus souvent très éloignées, qui se recommandent, les unes par des cures célèbres, d'autres par l'espèce de patronage que la vogue leur accorde, indiquer celle qui convient le mieux contre telle ou telle affection! Sans doute la chimie nous donne de précieux renseignements sur leur composition, mais, quelque habiles que soient ses investigations, il est dans la combinaison des eaux des mystères qui lui échappent.

Chaptal l'avait dit : « En analysant les eaux minérales, on dissèque leur cadavre. » C'est qu'à moins de les avoir étudiées là où on les surprend dans la plénitude de leurs attributs et l'activité de leur énergie, il est presque impossible de s'en approprier la connaissance, et, par suite, de les conseiller avec discernement et méthode.

A ces considérations exclusivement scientifiques, que sera-ce si vous en ajoutez d'autres empruntées aux influences morales !

Nous n'avons pas à nous préoccuper de certaines théories qui, prenant l'homme à sa naissance, trouvent dans la communauté de notre origine la base de systèmes, au moins dangereux, où l'on veut tout niveler, même l'intelligence. Pour nous, il nous est impossible de méconnaître que les malades qui se rendent aux eaux soient pour la plupart dans des conditions particulières. Ils appartiennent presque tous à cette classe de la société où la culture de l'esprit, l'habitude des convenances et les délicatesses du bien-être créent une seconde nature, souvent plus impressionnable que la première. L'organisation étant ainsi modifiée, les passions, déjà multiples par elles-mêmes, réagissent bien diversement, suivant qu'elles sont satisfaites, comprimées ou déçues, et leur action sur le système nerveux se combine de mille manières avec les nuances si variées de sa susceptibilité. Il importe donc de tenir un compte immense des dispositions morales.

De là, pour le médecin, la nécessité de connaître non seulement la vertu des eaux, mais les sites, les mœurs, la nature environnante, en un mot tout ce qui impressionne. Telle personne a besoin du silence et du recueillement des montagnes; à telle autre il faut les distractions d'une vie animée et bruyante. Croyez-vous que l'hypochondriaque ne guérira pas mieux à Bade qu'à Néris, à Hombourg qu'à Balaruc? Souvent, entre plusieurs sources également appropriées, le médecin n'aura d'autres motifs de ses préférences que le caractère du malade et la direction de ses idées.

Est-ce à dire qu'on ne doive attribuer la guérison qu'aux bienfaits du voyage et à la convenance du séjour? Ce serait transposer les rôles et signaler comme la principale, sinon la seule cause du succès, ce qui n'en est que l'élément secondaire. La plupart des eaux minérales ont en effet une action bien réelle, parfois même très énergique, que l'art du médecin consiste à diriger, modérer ou accroître, suivant les circonstances. C'est surtout pour les affections graves que la vertu intrinsèque des eaux ne saurait être contestée. Ainsi la vue d'un paysage nouveau n'a jamais guéri ni une dartre ni une nécrose; et je ne sache pas de paralysie que l'aspect d'une cascade, quelque belle qu'elle soit, ait suffi pour faire disparaître.

Qu'il me soit permis de fortifier cette vérité par une preuve empruntée à l'art vétérinaire. Si les eaux n'agissaient que sur l'imagination, comment expliquer que celles de Cauterets, de Luchon, du Mont-d'Or, guérissent si fréquemment les chevaux atteints de la pousse et d'autres affections chroniques de la poitrine?

Non contents de ne croire, dans aucun cas, à l'efficacité des eaux minérales, certains esprits prêtent aux médecins leur scepticisme. A les entendre, nous n'envoyons les malades aux eaux que pour nous en *débarrasser*. Étrange injustice, si ce n'est davantage. Comment! lorsque le médecin a épuisé tout ce que son art trouve de moyens dans ce qui l'environne, vous ne voulez pas qu'il aille chercher ailleurs une dernière ressource, et vous priverez le malade de sa dernière chance! Sans doute on n'enverra pas un moribond épuiser, dans les fatigues d'un voyage long et inutile, les restes d'une vie près de s'éteindre. Mais si les forces le permettent, si le malade le désire vivement, et surtout si le déplacement ne peut causer aucune aggravation, pourquoi s'y refuser? Peut-être le changement de lieux, d'habitudes, la vue d'un nouveau ciel, le récit de cures inespérées, un peu d'eau puisée à la source dont on raconte tant de prodiges; que sais-je? enfin, ces liaisons improvisées, ces mutuels épanchements parviendront à soulager, ou feront plus encore, car nos arrêts ne sont pas sans appel. Non, le rôle du médecin n'est pas fini par cela seul que la science est impuissante. Il est de ces illusions que la nature entretient dans le cœur des malades comme suprême consolation, et qu'il ne faut détruire que quand les circonstances en font un pénible devoir. N'imitons jamais le triste courage de ces philanthropes qui ont gravé sur le frontispice des asiles ouverts à la maladie et à la vieillesse, ces désolantes paroles : INCURABLES. Plus rien, pas même l'espérance... Mais c'est l'inscription de l'enfer du Dante!

En résumé, on peut dire des eaux minérales qu'elles guérissent quelquefois, soulagent souvent et consolent toujours.

Les nombreux travaux dont elles ont été l'objet dans ces derniers temps ont rendu leur emploi bien plus méthodique. Cependant il s'en faut de beaucoup qu'on en retire aujourd'hui tout le parti qu'on a le droit d'en attendre. Un des principaux motifs, c'est, ainsi que l'a signalé M. Dumas, ancien ministre du commerce, dans sa lettre à M. Magendie, président du

Comité consultatif d'hygiène, l'incertitude qui règne parmi les médecins sur les vertus réelles des eaux, ainsi que la difficulté de se procurer, à cet égard, des notions positives. Chaque eau minérale a son action propre, son mode spécial d'administration. Les analyses, les comptes rendus, les statistiques fournissent, il est vrai, des indications générales, mais elles n'apprennent qu'imparfaitement à distinguer les nuances qui séparent entre elles les sources de la même classe. Or ce sont surtout ces nuances qui motivent votre choix et légitiment vos décisions. Pourquoi, si vous avez à prescrire des eaux ferrugineuses, alcalines ou sulfureuses, enverrez-vous certains malades plutôt à Forges qu'à Spa, plutôt à Ems qu'à Vichy, plutôt à Baréges qu'à Cauterets? Il faut une raison, et une raison scientifique. Malheureusement vous n'avez souvent d'autres documents à consulter que des prospectus intéressés ou de mensongères réclames.

C'est pour éviter ces incertitudes et même ces dangers, car une erreur ici pourrait être dangereuse, que M. Dumas aurait voulu qu'un certain nombre d'élèves fussent envoyés, tous les ans, à nos principaux établissements thermaux, pour y compléter leur éducation médicale. Je crois que c'eût été là une excellente mesure. Oserai-je apporter, à l'appui, mon témoignage personnel? J'ai visité les divers établissements de

France, de Belgique, d'Allemagne, de Suisse, de Savoie et d'Italie, notant avec soin mes observations, celles des malades, les renseignements fournis par les médecins, et les particularités de l'expérimentation que je faisais sur moi-même. Or partout j'ai reconnu, après avoir comparé mes notes aux impressions de mes lectures, combien les notions puisées uniquement dans les livres sont parfois incomplètes et infidèles.

Frappé de ces inconvénients, j'ai cru faire une chose utile aux malades et à mes confrères, en publiant de nouvelles études sur les eaux minérales, études ayant pour point de départ et pour base des remarques et des appréciations pratiques. L'événement a prouvé que je ne m'étais pas trompé. Aussi, pour cette seconde édition, ai-je dû conserver le plan général de l'ouvrage. Toutefois, afin que mon livre se maintînt toujours au niveau de la science hydrologique, je me suis adressé directement aux médecins inspecteurs, les priant de me communiquer tout ce qui serait de nature à intéresser leurs eaux et que je n'aurais pas consigné dans mon premier travail. L'empressement avec lequel ils ont bien voulu répondre à mon appel, empressement dont je ne saurais assez les remercier, m'a fourni de nombreux et de nouveaux documents que j'ai été heureux d'utiliser.

J'insisterai spécialement, comme je l'ai déjà fait,

sur la partie médicale et hygiénique, sans négliger non plus ce qui se rattache à l'aspect même des localités et aux agréments du séjour, car nous savons combien il faut tenir compte de ces diverses circonstances. Sous ce rapport, j'entrerai dans d'autant plus de détails que les sources me paraîtront être moins connues ou que les malades auxquels elles conviennent auront plus besoin qu'on s'occupe de leur moral. N'en est-il pas de certaines eaux comme de certains salons qu'on visite à cause de la société qu'on y rencontre!

Les eaux minérales sont loin d'avoir toutes une égale importance. Je me suis surtout attaché à décrire les plus célèbres, les mieux dirigées, celles qui ne doivent leur réputation qu'à elles-mêmes et à des succès que le temps a sanctionnés. C'est chose grave, pour un malade, de quitter sa famille, ses affaires, et d'entreprendre un voyage toujours dispendieux : ce ne saurait être à lui d'encourager par des tentatives les établissements naissants ou délaissés, et vous devez, autant que possible, l'adresser aux eaux minérales de premier ordre.

Non pas que je conteste l'utilité des sources secondaires ; elles rendent de précieux services à la thérapeutique ; et d'ailleurs elles ne sont reléguées souvent au second rang que parce que leurs propriétés, bien que très réelles, sont encore méconnues. Mais n'est-ce pas surtout aux médecins de la localité qu'il appartient de les faire connaître? Qu'ils se livrent à de nouvelles recherches, qu'ils publient de bonnes monographies, de bonnes études comparatives, qu'ils prouvent, en un mot, que leurs eaux guérissent aussi bien ou même mieux que celles qui ont la vogue, et bientôt ils les verront sortir d'un injuste oubli. Quant à nous, qui avons spécialement pour but de *guider* dans le choix d'une eau minérale, nous ne pouvons qu'être extrêmement circonspects et réservés. Accorder à chaque source une même mention, ce serait exposer les malades, souvent venus de loin, à ne trouver que des appareils incomplets ou des établissements insuffisants.

GUIDE PRATIQUE

AUX PRINCIPALES

EAUX MINÉRALES

D'EUROPE.

CONSIDÉRATIONS GÉNÉRALES.

On donne le nom d'eaux minérales à des sources qui sortent du sein de la terre, tenant en dissolution certains principes dont l'expérience a fait connaître les vertus médicinales. Il paraît prouvé qu'elles se chargent de ces principes en traversant des terrains remplis de minéraux, de sels et de substances pyriteuses.

Une particularité bien merveilleuse, c'est que, de tant de substances qu'elles rencontrent dans leur trajet souterrain, les eaux ne dissolvent guère que celles qui sont les plus salutaires au corps de l'homme. Elles ressemblent en cela à certains végétaux qui puisent dans le sol tels ou tels éléments qui nous conviennent, sans toucher à d'autres qui nous seraient contraires. Tant il est vrai que, là où nous n'allions voir qu'un simple fait géologique, il nous faut reconnaître une main tutélaire dont on ne saurait assez admirer la Providence !

DU BAIN

CHEZ LES ANCIENS ET CHEZ LES MODERNES.

A toutes les époques et chez tous les peuples, les bains ont été considérés comme un puissant moyen d'hygiène, et les eaux minérales comme le remède d'un grand nombre de maux. Aussi la plupart des sources étaient-elles consacrées à Hercule, le dieu de la force. Qui ne connaît les vertus mythologiques des fontaines de Jouvence et d'Hippocrène ? Peut-être aussi ne faut-il voir dans l'histoire d'Éson, rajeuni par les bains médicinaux de Médée, qu'une description allégorique de la propriété qu'ont les eaux d'entretenir et de fortifier la santé.

Les édifices somptueux élevés par les Romains partout où ils rencontraient des sources minérales, et jusqu'aux extrémités de leur immense empire, indiquent que, chez eux, le goût des bains allait jusqu'à la passion ; mais ils attestent aussi leur sollicitude pour la santé des armées. C'est en se plongeant dans les piscines que le soldat réparait ses fatigues et se fortifiait pour de nouveaux combats.

On se ferait difficilement une idée de ce qu'était un bain chez les Romains. Vitruve nous en a laissé une description complète. Si j'en juge par le plaisir que m'a causé son récit, j'espère qu'on ne lira pas sans intérêt les détails suivants.

Le baigneur déposait ses vêtements dans une espèce de vestiaire appelé *apodytère*; de là il se rendait à une autre pièce, l'*onctuaire*, où des esclaves l'enduisaient d'une huile parfumée. Il passait ensuite dans la salle du gymnase, ou *sphéristère*, et, après s'y être livré à divers exercices, il allait, le corps en sueur, se plonger dans une des vastes baignoires du *caldaire*, dont l'eau était maintenue à une température élevée. Là on le brossait assez rudement avec une lame de métal ou d'ivoire nommée *strigile*. A côté du bain chaud se trouvait l'étuve humide ou *tépidaire*, qu'il ne faisait en quelque sorte que traverser pour se rendre au *frigidaire*, immense bassin d'eau froide où l'on pouvait se livrer à la natation. Ce bain était précédé et suivi de plusieurs frictions. A sa sortie de l'eau, des esclaves enveloppaient le baigneur dans une couverture moelleuse appelée *sindon*, l'essuyaient bien soigneusement avec du linge et des éponges, le parfumaient d'essences précieuses, puis enfin le reportaient à l'*apodytère*, où il reprenait ses vêtements.

Voilà ce qu'on peut appeler un bain complet. Il est probable que, dans les établissements thermaux, on avait retranché plusieurs de ces évolutions. Cependant, à en juger par les monuments qui nous restent, il y régnait également une grande recherche et un grand luxe.

Si l'on veut retrouver aujourd'hui quelque chose qui rappelle ces sensualités de l'ancienne Rome, il faut aller dans les pays orientaux. Je comprends que Mahomet, qui était avant tout législateur, ait transformé en devoir religieux un conseil d'hygiène; mais je n'ai pas vérifié si le Coran prescrit tous les raffinements sur lesquels les femmes des harems se font un passe-temps de renchérir. Ainsi, au sortir du bain, elles se noircissent les paupières pour donner à l'œil plus d'éclat, s'allongent les sourcils avec une préparation d'étain brûlé et de noix de galle, nommé *cohel*, et se teignent les ongles avec le henné, arbuste qui leur communique une couleur aurore.

Comparez ces usages avec les nôtres. Quels contrastes! Sans doute des pratiques aussi efféminées ne seraient point compatibles avec nos habitudes sociales et la sévérité de nos mœurs ; mais, par un excès opposé, nous sommes tombés dans une parcimonie et une simplicité exagérées. Ainsi le bain n'a pas seulement cessé d'être pour nous un luxe : c'est à peine une jouissance.

Dans la plupart de nos établissements thermaux, l'aménagement des sources, leur mode de refroidissement ou de réchauffement, leur distribution, le choix et la disposition des appareils laissent beaucoup à désirer. Nous en parlerons en faisant l'histoire particulière de chaque localité. Quant aux diverses formes sous lesquelles on administre l'eau minérale, telles que douches, lotions, bains de vapeur, fumigations, piscines, etc., je suppose leur emploi connu, et je ne puis, pour les détails, que renvoyer aux traités élémentaires. Une seule méthode, l'hydrothérapie, emploie des procédés à part; mais, comme j'en ai fait l'objet d'un travail spécial (1), je n'aurai plus à y revenir.

(1) *Études sur l'hydrothérapie, ou traitement par l'eau froide, faites en Allemagne*, par le docteur Constantin James. 1 volume.

ACTION

DES EAUX MINÉRALES.

La plupart des eaux minérales agissent en déterminant une excitation plus ou moins forte qui a pour effet immédiat de réveiller la vitalité des tissus, et de produire, comme disait Bordeu, un *remontement général*. Elles font passer les organes de l'inertie à l'activité, en communiquant à la constitution une force qu'elle n'aurait pas suffisamment en elle-même pour ces transformations. Quelques unes exercent une stimulation plus vive et plus profonde. Au bout de peu de jours, les malades éprouvent de l'insomnie, de la tristesse, de l'abattement, de l'inappétence ; les douleurs actuelles s'exaspèrent, les anciennes se réveillent : c'est une véritable fièvre thermale. Conduite avec tact et avec habileté, cette fièvre se dissipera graduellement, emportant avec elle la maladie première.

Mais prenez garde de dépasser certaines limites. Les médications brusques ne conviennent pas aux maladies chroniques : celles-ci progressent lentement; elles doivent rétrocéder de même.

On comprend que les eaux ne sauraient être administrées dans la période aiguë d'une maladie, puisque déjà l'excitation est trop vive et que l'influence minérale ne ferait que l'exaspérer. Elles seront au contraire très utiles à la suite de ces états morbides qui ont épuisé la constitution et répandu une sorte de langueur dans l'organisme.

C'est ainsi qu'une affection ancienne guérira souvent mieux qu'une plus récente, son ancienneté étant un préservatif contre l'effet trop énergique des eaux.

On a comparé, avec quelque raison, l'action des eaux minérales à celle de l'azotate d'argent. Vous touchez avec la pierre la conjonctive engorgée : l'œil rougit, pleure, sa sensibilité augmente, puis il guérit. De même pour l'eau minérale : elle agit en déterminant une réaction substitutive. Mais que, au lieu d'un simple engorgement de la muqueuse, vous ayez une désorganisation de l'œil, la cautérisation ne fera que hâter les progrès du mal. Aussi devra-t-on soigneusement s'abstenir des eaux si la maladie est trop grave et la lésion très profonde. A un état chronique incurable on substituerait un état incurable aussi ; seulement il marcherait rapidement vers une terminaison fatale, tandis que le premier aurait pu ne pas compromettre de sitôt l'existence.

Pour les mêmes motifs, les eaux ne sauraient être conseillées aux personnes atteintes de maladies du cœur et des gros vaisseaux, à celles qui sont sujettes aux hémorrhagies ou menacées de congestions vers le cerveau. L'activité imprimée à la circulation pourrait avoir les conséquences les plus funestes.

Supposons que la nature de l'affection soit favorable à l'emploi des eaux, il faut encore que le malade ait en lui une somme de forces suffisante pour traverser la crise artificielle qui va se produire. Est-il trop faible, la réaction ne se fera pas, ou, si elle se fait, elle fatiguera inutilement les organes, au lieu de ranimer et de régulariser leur jeu.

Lorsque les eaux sont fort actives et la constitution impressionnable, la fièvre thermale devient quelquefois trop intense. Il faut alors diminuer la durée du bain, abaisser sa température, affaiblir l'eau minérale par un mélange d'eau simple, recourir, en un mot, à des moyens sédatifs. Souvent les émissions sanguines sont nécessaires. Enfin il n'est pas rare que le malade soit obligé de suspendre pendant quelque temps, ou même tout à fait, le traitement des eaux, celles-ci ne pouvant être supportées à quelque dose que ce soit.

Vous verrez au contraire des personnes sur lesquelles l'eau minérale n'a pour ainsi dire pas prise. Elles en font usage, sous toutes les formes, à l'intérieur et à l'extérieur, sans éprouver la moindre modification apparente.

Un des effets les plus constants des eaux minérales, c'est d'imprimer aux fonctions de la peau une nouvelle activité, en dirigeant les fluides du centre à la circonférence. Elles augmentent la transpiration, rétablissent d'anciens flux, d'anciennes éruptions, ou même provoquent un exanthème artificiel qui, par une dérivation salutaire, dégagera les organes plus profonds. Combien de maladies ne reconnaissent d'autre point de départ que la rétrocession d'un principe morbide, dont on ne soupçonnait pas l'existence, ou que masquaient d'autres symptômes! Rappeler ce principe au dehors est, sinon guérir le mal, du moins rendre souvent la guérison possible.

Nous raisonnons toujours ici dans l'hypothèse où les eaux ont une action primitivement stimulante. Ceci est vrai pour l'immense majorité des sources, mais ne peut s'appliquer à toutes également. Ainsi nous en verrons plusieurs qui jouissent du privilége de calmer d'emblée, sans provoquer les moindres symptômes de réaction. Il en est même quelques unes qui, bien loin de surexciter la force vitale, l'atténuent et la dépriment : ce sont des eaux hyposthénisantes. C'est donc en vain qu'on voudrait limiter dans une définition commune l'action des eaux minérales, ou en formuler l'emploi dans d'invariables prescriptions. D'ailleurs elles s'adressent à des individualités pathologiques qui se comparent et se résument. Essayez-vous de les additionner, vous n'arrivez qu'à une unité mensongère.

Les phénomènes généraux ne constituent pas seuls l'effet curatif des sources que nous aurons à étudier. Parmi celles-ci, il en est plusieurs qui, semblables en cela à quelques médicaments, exercent sur certains organes une action propre, déterminée, directe. Vichy modifiera surtout les appareils glanduleux, Louèche la peau, Bonnes et le Mont-d'Or la poitrine, Contrexeville les sécrétions urinaires. Nous verrons même qu'à cet égard il est peu de sources qui ne jouissent plus ou moins d'une espèce de spécificité.

Il est extrêmement difficile d'expliquer le mécanisme même de l'action des eaux minérales ; car cette action est très complexe, et elle est soumise aux influences les plus variées.

La composition de la source est la première chose dont on doive s'enquérir. En effet, les changements qu'éprouvent nos fluides, par suite de l'absorption des principes constituants des eaux, agissent tout à la fois sur la vitalité des tissus, sur la manière dont le sang les traverse, et sur le produit des sécrétions. L'économie, sous certains rapports, représente donc ici un vaste laboratoire où s'effectuent de nouvelles associations chimiques, que modifient sans doute les phénomènes vitaux, mais qui n'en exercent pas moins une influence très réelle sur la marche et l'issue des maladies. Ne voir dans l'action des eaux que de simples modifications de la vitalité, c'est n'envisager qu'un seul côté de la question.

Je sais que nos connaissances relatives à cette intervention de la chimie sont encore bien incomplètes; c'est un motif de plus pour multiplier et varier nos procédés d'investigation. Ce qui rend ces recherches difficiles, c'est la promptitude avec laquelle le sang se débarrasse, par les divers émonctoires, des substances minérales et autres que l'absorption y a fait pénétrer. En très peu de temps il revient au type primitif de son organisation. C'est ainsi que l'air atmosphérique, malgré toutes les causes qui tendent à modifier sa composition, offre presque toujours les mêmes éléments dans leur proportion normale.

La température de l'eau minérale joue aussi un rôle important. De là cette division classique des bains en chauds, tièdes ou froids, division parfaitement fondée, puisque nous verrons la même source produire des effets différents, ou même opposés, suivant la température du bain. En général, l'action des eaux est d'autant plus efficace qu'on les emploie à leur chaleur native et dans le point le plus rapproché de celui où elles jaillissent du sol.

Enfin la manière dont on combinera l'administration des eaux, tant à l'intérieur qu'à l'extérieur, réclame la plus scrupuleuse attention. Les malades, dans leur impatience de guérir, ont presque toujours de la tendance à outre-passer les ordonnances du médecin. Les uns boivent avec excès, persuadés que leur soulagement futur doit se mesurer à la quantité d'eau minérale qu'ils absorbent; d'autres feront abus de la douche, prendront des bains trop prolongés, ou les répéteront trop souvent. Que de fois de semblables imprudences ont amené les plus fâcheux résultats! Il faut de la part du médecin une surveillance de chaque jour, le mode d'administration des eaux devant être dirigé suivant la susceptibilité du malade, la nature de l'affection et l'intensité plus ou moins grande de la fièvre thermale.

L'action des eaux minérales ne réside donc pas tout entière dans l'eau minérale elle-même; elle réside également dans l'artifice et les combinaisons si variées de son emploi.

Quelques médecins sont dans l'usage d'employer, concurremment avec les eaux, un certain nombre de médicaments destinés à en favoriser les effets. C'est là une méthode dont je suis très peu partisan, excepté dans les cas où les spécifiques sont rigoureusement indiqués. La plupart des malades n'ont-ils pas déjà passé par toutes les épreuves de la matière médicale! Quelquefois même l'état d'épuisement et de profonde atonie où ils sont tombés appartient autant à l'abus des remèdes qu'aux ravages du mal. Laissez-les donc essayer enfin des prescriptions de la nature, puisqu'ils ont vainement épuisé jusqu'alors toutes les formules pharmaceutiques.

Il est d'observation que les eaux, au bout d'un certain temps que l'on en fait usage, ont produit tout ce qu'on devait attendre d'elles. Il faut alors s'arrêter, sans quoi on verrait se développer dans l'économie des phénomènes de saturation qui pourraient compromettre le succès. La période pendant laquelle on peut prendre les eaux avec le plus d'avantage a reçu le nom de *saison*.

Une saison se compose en général de vingt à trente jours; cependant il est impossible d'établir à cet égard rien de précis, car une multitude de circonstances peuvent en modifier la durée.

Certains malades, après un repos de quelques semaines, devront recommencer une seconde saison, qui, complétant la première, achèvera la cure.

Souvent les malades, au moment où ils quittent les eaux, sont encore sous l'influence de l'action minérale, et il faut un certain temps pour que l'équilibre et l'harmonie se rétablissent dans le jeu des organes. Ainsi, de ce qu'on n'aura pas recouvré la santé par l'action immédiate des eaux, on n'en devra pas toujours conclure que celles-ci ont été impuissantes. Avant de savoir à quoi s'en tenir sur les résultats du traitement, il faut attendre que l'excitation thermale soit calmée.

Cette action consécutive des eaux, qu'on invoque aussi quelquefois, j'en conviens, pour dissimuler des insuccès, exige de la part du médecin beaucoup de soins, de ménagements, et, pour un certain temps, elle exclut, comme intempestive, l'intervention de tous médicaments énergiques.

J'en ai dit assez pour faire comprendre comment agissent les eaux minérales. Quand nous serons arrivés à l'histoire particulière de chaque source, j'aurai soin de revenir sur la plupart de ces questions ; car, formulées ainsi en termes généraux, elles ont toujours quelque chose de vague ou de trop absolu.

DE L'ANALYSE CHIMIQUE
DES EAUX MINÉRALES.

Les médecins de l'antiquité ne nous ont transmis que très peu de documents sur les eaux minérales. Privés des lumières de la chimie, ils ne savaient à quel agent mystérieux attribuer le bienfait des eaux, et, comme s'ils eussent voulu constater leur propre impuissance, ils reproduisent gravement les futiles inscriptions des fontaines, les ex-voto, et les invocations poétiques au dieu d'Épidaure.

Il nous faut arriver jusqu'à notre époque pour obtenir des notions réellement scientifiques. Mais, si nous avons raison de ne plus croire aux Nymphes et aux Naïades, évitons de tomber dans un autre excès en accordant une trop grande confiance aux révélations fournies par l'analyse chimique. Sans doute la chimie nous apprend à caractériser certaines sources. Elle en indique les principes dominants, fait pressentir quelques unes de leurs propriétés, et souvent donne la clef de phénomènes qui sans elles resteraient inexpliqués. Mais elle ne saurait dispenser de l'observation clinique.

D'ailleurs, la méthode suivie pour les analyses ne permet pas toujours d'en faire des applications rigoureuses. Ainsi on est dans l'usage de puiser l'eau à l'endroit même où elle s'échappe du sol. Sans doute c'est le meilleur moyen d'obtenir tous ses principes constituants; mais on n'a pas ainsi, dans tous les cas, la composition de l'eau telle qu'elle sert aux usages médicaux. Nombre de sources ont, au griffon, une température trop élevée pour qu'elles puissent être utilisées immédiatement. Il faut les laisser refroidir : or ce refroidissement, lors même qu'on y apporte les précautions convenables, fait perdre à l'eau quelque chose de son activité, par la précipitation de certains sels et l'évaporation de certains gaz. Ainsi, une source, réputée très forte, pourra devenir comparativement plus faible qu'une source moins minéralisée, par cela seul que la température de celle-ci permettra son emploi immédiat, tandis que la première aura été soumise à un refroidissement préalable. Il faudrait donc, pour avoir des renseignements plus fidèles, analyser l'eau puisée dans le bain lui-même.

Une autre cause d'erreur, c'est de se représenter les eaux minérales comme de simples dissolutions salines, semblables à celles qu'on obtiendrait dans un laboratoire. Non : c'est un breuvage qui a ses éléments, sa saveur, son arome, que la nature elle-même a fabriqué par une sorte de chimie souterraine, et que nous ne pouvons ni reproduire, ni imiter, ni même définir. Il faudrait, qu'on me pardonne l'expression, en connaître la recette, et il resterait encore la difficulté de l'appliquer. Ces différents sels que l'analyse y découvre n'agissent pas chacun isolément. Ils sont entre eux dans des combinaisons déterminées, et, de leur action réciproque, doivent nécessairement résulter des effets qu'on n'aurait pu pressentir en additionnant leurs forces respectives. Aussi tous les médecins ont-ils signalé le désaccord qui existe le plus souvent entre l'action thérapeutique des eaux et ce qu'on sait de leurs principes minéralisateurs.

C'est que, avec nos instruments d'analyse, quelque parfaits qu'ils soient, nous saisissons seulement ce qui se mesure, se compte ou se pèse. Or, de même que dans la salive de l'hydrophobe nous ne pouvons isoler le virus rabique, de même aussi peut-être l'élément actif de beaucoup de sources est-il tellement subtil, ou en quantité si minime, qu'il échappe à nos manipulations les plus délicates. Je citerai, comme exemple, l'arsenic.

Il y a quelques années encore, l'existence de l'arsenic dans les eaux minérales était un fait complétement inconnu. Dès 1839, M. Tripier en avait signalé des traces dans des dépôts recueillis aux sources d'Hammam-Meskoutine, en Algérie. Mais c'est surtout aux travaux publiés, en 1846, par M. Walchner, sur les sources de Wiesbaden, qu'on doit la constatation de ce principe dans les eaux minérales et l'impulsion communiquée aux recherches actuelles. Or il en est résulté que l'arsenic, bien loin d'être un élément accidentel, se trouve dans la plupart des sources, dans celles précisément qui rendent le plus de services à la thérapeutique. La liste s'en accroît même tous les jours (1).

Ainsi voilà un principe nouveau qui vient prendre place parmi les éléments constitutifs des eaux minérales. La parfaite innocuité de celles-ci, constatée depuis des siècles, prouve que l'arsenic qu'elles tiennent en dissolution ne saurait leur communiquer aucune propriété vénéneuse. On peut même plutôt se demander s'il entre pour quelque chose dans leur action thérapeutique. Sans doute c'est très probable ; mais comme nous ne pourrions à cet égard que faire des suppositions ou des hypothèses, mieux vaut nous abstenir et attendre.

D'ailleurs, qui pourrait affirmer aujourd'hui que la science a dit son dernier mot, et que nous ne trouverons pas, un jour, dans les eaux minérales, cette inconnue, cet autre *quid divinum*, que la chimie ni l'observation médicale n'ont pu encore isoler ? Faisons donc nos réserves, et, tout en mettant à profit les analyses, ne compromettons pas, par des explications prématurées, les découvertes de l'avenir.

CLASSIFICATION DES EAUX MINÉRALES
D'APRÈS LEUR COMPOSITION CHIMIQUE.

Il y a longtemps qu'on a reconnu la nécessité d'une classification des eaux minérales, de manière à isoler celles dont les propriétés diffèrent, et à rapprocher,

---

(1) Voyez dans le *Journal de chimie médicale* le travail de MM. Chevallier et Schaeufele.

au contraire, les sources qui offrent entre elles de l'analogie. Nul doute qu'une semblable méthode ne doive faciliter l'étude et reposer l'esprit. On embrasse ainsi d'un coup d'œil l'ensemble des eaux, et l'on reconnaît, en quelque sorte, la valeur de chacune à l'étiquette du groupe auquel elle appartient. Mais sur quelle base établir cette classification?

Lorsque la chimie eut pénétré en partie le secret de la composition des eaux minérales, qu'elle eut appris que les unes contiennent du soufre, les autres du fer, celles-ci des gaz, d'autres des sels alcalins, on rangea les sources d'après les principes prédominants de chacune. C'est la classification que tous nos traités spéciaux ont adoptée. C'est aussi celle que nous allons exposer, nous réservant d'examiner ensuite jusqu'à quel point elle répond aux besoins de la science et à la facilité des descriptions.

On peut diviser en six grandes classes les sources minérales, savoir : les *eaux sulfureuses, ferrugineuses, alcalines, gazeuses, salines* et *bromo-iodurées*.

PREMIÈRE CLASSE.

EAUX SULFUREUSES.

Les eaux minérales sulfureuses sont surtout reconnaissables à l'odeur de gaz hydrogène sulfuré qui s'en dégage. Prenant pour base les diverses combinaisons que forme le soufre en dissolution dans ces eaux, nous admettrons trois espèces d'eaux sulfureuses : les *naturelles*, les *accidentelles* et les *dégénérées*.

Eaux sulfureuses naturelles. — M. Fontan appelle

naturelles les sources qui se chargent de leurs principes sulfureux à l'instant où elles se minéralisent, pour les distinguer des accidentelles qui, n'étant pas primitivement sulfureuses, ne le deviennent que par suite des décompositions qui s'y opèrent pendant leur trajet souterrain. Voici les caractères différentiels et particuliers que ce savant observateur assigne à chacune d'elles.

Les eaux sulfureuses naturelles naissent des terrains primitifs. Elles ont rarement des sources salines dans leur voisinage. Le gaz qui s'en échappe est de l'azote pur. Elles contiennent à peine des traces de sels calcaires, et le soufre s'y trouve en général à l'état de sulfure de sodium. Presque toutes sont thermales. Leur saveur est franchement sulfureuse. Enfin elles tiennent en dissolution des quantités notables d'une substance gélatineuse et azotée qu'on appelle glairine ou barégine.

Eaux sulfureuses accidentelles. — Les eaux sulfureuses accidentelles naissent, au contraire, des terrains de transition, ou des terrains secondaires ou tertiaires. Elles sont toujours placées à côté de sources salines. Elles laissent dégager de l'acide carbonique, mêlé de gaz sulfhydrique ; à peine de l'azote. Les sels calcaires y abondent, et le soufre s'y rencontre habituellement combiné avec la chaux. La plupart sont froides. Leur saveur a quelque chose d'âcre et de marécageux. Enfin elles renferment seulement des traces de barégine ou plutôt de la sulfuraire.

Par quel mécanisme des eaux, salines dans la première partie de leur trajet, deviennent-elles accidentellement sulfureuses? M. Fontan l'attribue à la décomposition des sulfates par les débris végétaux que renferment les terrains que ces eaux traversent.

Comme type des eaux naturelles, nous citerons les sources sulfureuses des Pyrénées, et, comme type des accidentelles, les eaux d'Aix-la-Chapelle, de Schinznach et d'Enghien.

Eaux sulfureuses dégénérées. — Anglada appelle sulfureuses dégénérées les sources qui ont perdu leur principe sulfureux, au moment où elles s'échappent du sol. C'est un fait digne d'attention que la facilité avec laquelle ce principe se décompose. Ainsi il arrive souvent qu'un courant d'eau, que l'on a reconnu sulfureux dans une portion donnée de son trajet, ne l'est déjà plus d'une manière sensible, si on l'explore quelques mètres plus loin. Et pourtant il porte encore le cachet de sa première origine : ce sont les mêmes sels, les mêmes gaz, le même résidu onctueux; il ne manque que le soufre. De là le précepte d'employer l'eau le plus près possible du griffon, et aussitôt qu'elle est puisée (1), afin de prévenir l'action décomposante de l'air atmosphérique.

La source Bruzaud, à Cauterets, offre un exemple remarquable de cette dégénérescence du principe sulfureux.

Principales eaux sulfureuses.

Acqui. — Aix en Savoie. — Aix-la-Chapelle. — Allevard. — Amélie-les-Bains. — Ax. — Bade (Autriche). — Bade (Suisse).

(1) Quò propius aqua bibitur a fonte, eò efficacior; quò remotius, eò fit languidior.   (HOFFMANN.)

— Bagnères-de-Luchon. — Bagnoles. — Bagnols. — Baréges. — Bonnes. — Caldaniccia. — Castera-Verduzan. — Cauterets. — Eaux-Chaudes. — Enghien. — Escaldas. — Gazost. — Gréoulx. — Guagno. — Guitera. — Labasserre. — Lavey. — Molitg. — Orezza. — Penticouse. — Pierrefonds. — Pietrapola. — Preste (la). — Puzzichello. — Saint-Amand. — Saint-Christau. — Saint-Gervais. — Saint-Honoré. — Saint-Sauveur. — Schinznach. — Uriage. — Vernet. — Vinça. — Weilbach.

DEUXIÈME CLASSE.

EAUX FERRUGINEUSES.

Les eaux ferrugineuses sont les plus répandues de toutes les eaux minérales. Limpides à leur point d'émergence, sans odeur appréciable, elles impriment au goût une sensation styptique qui rappelle assez celle de l'encre. Par le contact de l'air ou de la lumière, elles s'altèrent facilement; aussi beaucoup de ces eaux, transportées au loin, arrivent-elles dépouillées de leurs principes ferrugineux.

La plupart sont froides. Le fer y est tenu en dissolution par trois agents principaux, l'acide carbonique, l'acide crénique et l'acide sulfurique. De là cette division, généralement admise, des eaux ferrugineuses en *carbonatées*, *crénatées* et *sulfatées*.

Eaux ferrugineuses carbonatées. — Ces eaux sont mousseuses et petillantes, par suite de l'excès d'acide carbonique qui sert à dissoudre le carbonate de fer. Exposées à l'air, elles forment très promptement un précipité de sesquioxyde ferrique. C'est à peine s'il reste un peu de carbonate en dissolution.

Ces caractères sont surtout bien tranchés dans les eaux de Bussang et de Spa.

Eaux ferrugineuses crénatées. — C'est à Berzelius qu'on doit la découverte de l'acide crénique et de ses composés, dont il constata pour la première fois l'existence dans les eaux de Porla (Suède). Depuis, on l'a rencontré dans un grand nombre de sources ferrugineuses, mais principalement à Forges. Cette substance organique ne paraît être autre chose qu'une dissolution de la partie soluble de l'humus, entraînée par les eaux.

Le dépôt que forme l'eau crénatée est soyeux, rougeâtre, extrêmement léger. On l'avait confondu jusqu'ici avec le carbonate de fer.

Eaux ferrugineuses sulfatées. — Ces eaux renferment en général beaucoup plus de principes ferrugineux que les précédentes, ce qui leur donne une saveur fortement styptique ; l'action de l'air leur enlève leur transparence. Le dépôt est un sous-sulfate ferrique insoluble. Nous citerons, comme exemple des sources de cette classe, celles de Passy et d'Auteuil, près Paris.

Les eaux de Cransac, qui sont également ferrugineuses sulfatées, contiennent de plus des quantités notables de manganèse.

Principales eaux ferrugineuses.

Audinac.—Auteuil.—Bagnères-de-Bigorre.—Bourdeille (la). — Cransac. — Eger. — Forges. — Jonas. — Kronthal. — Passy. — Pyrmont. — Royat-Saint-Mart. — Schwalbach. — Spa. — Sylvanès.

TROISIÈME CLASSE.

EAUX ALCALINES.

La plupart des sources alcalines les plus célèbres, Vichy, Ems, doivent leur alcalinité aux sels de soude. D'autres sont principalement minéralisées par des carbonates de chaux et de magnésie : telles sont les sources de Contrexeville et de Pougues.

Ces eaux sont en général saturées de gaz acide carbonique ; aussi les range-t-on habituellement parmi les sources *acidules gazeuses*. C'est un tort, selon moi, et elles méritent d'occuper une classe spéciale ; car elles agissent moins par le gaz qu'elles contiennent que par le principe alcalin qui, chez quelques unes, existe en quantité très notable.

L'évaporation, au contact de l'air, d'une portion du gaz, fait passer les bicarbonates à l'état de carbonates neutres insolubles, qui se précipitent sous forme de cristaux imperceptibles. Telle est en partie l'origine de ces incrustations brillantes qu'on admire à certaines sources et que l'industrie est parvenue à façonner d'une manière si gracieuse.

Principales eaux alcalines.

Aix en Provence. — Bains. — Bourboule (la). — Bussang. — Châteauneuf. — Cusset. — Ems. — Evian. — Hauterive. — Luxeuil. — Plombières. — Pougues. — Saint-Allyre. — Saint-Nectaire. — Schlangenbad. — Tœplitz. — Vals. — Vichy. — Wilbad.

QUATRIÈME CLASSE.

EAUX GAZEUSES.

Les eaux minérales gazeuses sont caractérisées par la prédominance du gaz acide carbonique. Ce gaz, qu'on rencontre en si grande abondance dans certains terrains, sature, sous l'influence de pressions naturelles, les eaux qui les traversent, et leur communique une saveur fraîche, aigrelette et piquante.

Il n'y a pas, à vrai dire, d'eaux simplement gazeuses, puisque toutes renferment en même temps des principes salins. Aussi ne rangerons-nous dans cette classe que les sources contenant trop peu de sels pour que ceux-ci exercent sur nos organes une action énergique ou seulement appréciable.

Ces eaux sont ordinairement froides et d'une grande limpidité. Des bulles d'acide carbonique viennent éclater à leur surface, ce qui leur donne souvent l'apparence d'une véritable ébullition.

Principales eaux gazeuses.

Chateldon. — Fachingen. — Rieumajou. — Rippoldsau. — Saint-Alban. — Saint-Galmier. — Saint-Pardoux. — Seltz.

CINQUIÈME CLASSE.

EAUX SALINES.

Les sources qu'on est convenu de ranger dans cette classe contiennent, comme caractère essentiel, certains sels, variables par leur nombre et leurs doses, auxquels elles doivent leurs propriétés. Quant à la nature de ces sels, elle est extrêmement différente. Les eaux salines ne forment donc pas une famille reconnaissable à des éléments chimiques particuliers et distincts : ce sont pour la plupart des sources complexes, qu'on ne sait à quelle classe rattacher, et pour lesquelles il a fallu créer, par voie d'exclusion, une catégorie à part. Ainsi vous pouvez y trouver de l'acide carbonique, des sels alcalins, du fer et même du soufre, mais en proportion trop faible pour qu'on puisse les ranger convenablement avec les eaux gazeuses, alcalines, ferrugineuses ou sulfureuses.

Parmi ces sources, il en est plusieurs, cependant, qui mériteraient une mention à part : ce sont celles dont le chlorure de sodium constitue la base, et que j'appellerai salines-muriatiques. Elles sont reconnaissables à leur saveur salée et amère, ainsi qu'à leur action, presque toujours purgative. Je citerai, comme type de ces dernières, les eaux de la Motte, Balaruc, Soden et Hombourg.

Principales eaux salines.

Avène. — Baden-Baden. — Bagnoli. — Balaruc. — Barbazan. — Bath. — Bilin. — Birmenstorf. — Bourbon-Lancy. — Bourbon-l'Archambault. — Bourbonne. — Buxton. — Capvern. — Carlsbad. — Chaudes-Aigues. — Chaufontaine. — Encausse. — Epsom. — Gastein. — Hombourg. — Ischia. — Ischl. — Kissingen. — La Motte. — Louèche. — Marienbad. — Matlock. — Mont-Dore. — Néris. — Niederbrunn. — Pfeffers. — Pullna. — Siradan. — Sedlitz. — Seidschutz. — Soden. — Ussat. — Vésuvienne-Nunziante. — Wiesbaden.

SIXIÈME CLASSE.

EAUX BROMO-IODURÉES.

L'iode et le brome n'ont été découverts dans les eaux minérales que fort tard. C'est seulement à la fin de 1824 que MM. Angelini et Cantu reconnurent l'existence de l'iode dans certaines eaux sulfureuses. Quant au brome, il fut signalé pour la première fois en 1826 par M. Vogel dans une eau minérale de la Bavière.

Les analyses les plus récentes permettent d'établir que là où existent des iodures se trouvent également des bromures, et que, par conséquent, ces composés si analogues émanent d'un foyer commun.

Nous n'avons pas en France de sources contenant une assez notable proportion de brome et d'iode pour être rangées dans cette classe. C'est surtout en Suisse et en Allemagne qu'on les a rencontrées.

Ces eaux sont généralement froides. Leur saveur est amère et désagréable. Dans plusieurs on distingue assez bien l'arrière-goût de l'iode et du brome.

Tout le monde sait l'immense parti que la médecine tire aujourd'hui des préparations d'iode, surtout dans les affections scrofuleuses et syphilitiques. Les savantes recherches de M. Chatin viennent d'ajouter encore à l'importance de leur emploi. Aussi serait-il à désirer que les eaux qui tiennent ce principe en dissolution fussent mieux connues et plus fréquemment employées.

Principales eaux bromo-iodurées.

Challes. — Hall (Autriche). — Heilbrunn. — Iwoniez (Galicie). — Kreutznach. — Nauheim. — Wildegg.

APPRÉCIATION

DE LA CLASSIFICATION PRÉCÉDENTE.

Cette classification des eaux minérales a le mérite incontestable de grouper les sources en un certain nombre de familles, reconnaissables à des caractères chimiques assez distincts. Guidé par les analyses, on ne marche plus au hasard ni sur un terrain complétement étranger.

Mais prenons garde. Il est rare que la nature se plie aussi complaisamment à nos divisions scolastiques, et souvent ce qui séduit, comme généralité, offrira dans l'application de graves difficultés. Voyons donc ce qu'on peut, avec le plus de raison, reprocher à la classification précédente.

D'abord nous trouvons réunies dans la même catégorie des sources qui, malgré l'identité de leurs principes minéralisateurs, déterminent quelquefois des effets physiologiques tout à fait différents. Ainsi le même bain qui est excitant à Luchon sera calmant à Saint-Sauveur ; tel malade boira avec avantage les eaux de Cauterets, qui serait incommodé par celles des Eaux-Bonnes. Et cependant les sources sulfureuses des Pyrénées, auxquelles ces eaux appartiennent, forment la famille la plus naturelle de toutes. Que serait-ce si, au lieu de les opposer l'une à l'autre, je les comparais à celles de Gréoulx, de Saint-Gervais ou de Weilbach, dont le soufre fait également la base?

Une disposition inverse de la précédente, mais tout aussi défectueuse, devra également se rencontrer. En effet, par cela seul qu'elles ne renferment pas les mêmes éléments chimiques, vous rangez dans des catégories différentes des sources qui conviennent quelquefois pour les mêmes maladies. Certains rhumatismes guériront aussi bien à Aix-la-Chapelle qu'à Wiesbaden, certaines gastralgies aussi bien à Schwalbach qu'à Évian, certains ulcères aussi bien à Baréges qu'à Bourbonne.

Mais le principal défaut de cette classification c'est d'être insuffisante, et de rendre impossible l'admission dans ses cadres d'un grand nombre de sources importantes. Tantôt celles-ci, trop peu minéralisées, ne présentent point à l'analyse de sels prédominants en quantité assez notable pour permettre leur classement : telles sont, par exemple, les eaux du Mont-d'Or, d'Ussat, de Néris, de Louèche, de Pfeffers, de Gastein. Tantôt, au contraire, les principes minéralisateurs sont si abondants et ont une telle énergie, qu'on ne sait lequel choisir pour servir de point de rappel : je citerai en première ligne les eaux d'Uriage et de Carlsbad. Aussi qu'en résulte-t-il? C'est que souvent, pour éviter des lacunes, on s'expose à créer des rapprochements forcés et arbitraires.

Reste, il est vrai, la classe des eaux salines. C'est là, nous venons de le voir, que se donnent rendez-vous toutes les sources qui n'ont pu être admises dans les autres divisions. Or, parcourez la liste de ces sources : quel bizarre assemblage! C'est un pêle-mêle d'eaux stimulantes, laxatives, constipantes, diurétiques, bonnes les unes pour la poitrine, les autres pour l'estomac, calmant les nerfs ou les excitant, n'offrant, en un mot, au lieu d'analogies, que des contrastes. Il faut bien le reconnaître, dire qu'une source appartient aux eaux salines, c'est ne dire absolument rien, ou plutôt c'est avouer son impuissance à lui assigner une place légitime, d'autant plus qu'à la rigueur toutes les eaux sont salines, puisque c'est au sel qu'elles tiennent en dissolution qu'elles doivent leurs propriétés principales.

J'ai donc eu raison de prendre mes réserves en parlant de la classification des eaux minérales d'après leur composition chimique. Voyons maintenant si cette classification est compatible avec l'ordre à suivre pour la description des sources.

Si les caractères assignés à chacune des divisions qui précèdent devaient exclusivement nous servir de guide pour l'ordre de description des différentes sources, il nous faudrait réunir dans autant de groupes que nous avons admis de séries les eaux ferrugineuses, alcalines, sulfureuses, etc., qui se trouvent disséminées dans les divers points de l'Europe. Cette manière de procéder, bien qu'elle soit généralement adoptée, me paraît offrir de grands inconvénients. D'abord nous avons vu qu'il est un certain nombre de sources qu'on ne saurait ainsi à quelle classe rattacher. Ensuite, au lieu d'avoir un itinéraire régulier, on passe, à tout instant, d'un royaume à un autre royaume, sans pouvoir jamais se fixer nulle part. S'agit-il, par exemple, des eaux sulfureuses ? Vous sautez des Pyrénées à Aix-la-Chapelle, de là à Schinznach, puis à Aix en Savoie, puis à la source Sainte-Lucie de Naples, puis enfin à Bade en Autriche. Même remarque pour les eaux alcalines : il vous faudra parcourir dans le même chapitre la France, l'Italie, la Suisse et la Bohême. Ainsi des autres sources. On comprend que de semblables pérégrinations, bien loin de soulager la mémoire, finissent par fatiguer et par étourdir.

ORDRE
SUIVI DANS LA DESCRIPTION DES SOURCES.

La marche que j'ai cru devoir préférer consiste à étudier ensemble les diverses eaux minérales de la même localité, d'après leur situation géographique, et quelles que soient les analogies ou les différences de leur composition. Seulement je signalerai en même temps les caractères fournis par l'analyse, afin de rattacher, *autant que possible*, chacune de ces sources à la division à laquelle elle doit chimiquement appartenir. De cette manière, nous aurons concilié tout à la fois les exigences de la science et l'ordre des descriptions. J'y vois de plus l'avantage de donner une idée nette et précise des richesses de chaque contrée en eaux minérales.

Nous passerons ainsi successivement en revue la France, la Belgique, l'Allemagne, la Suisse, la Savoie et l'Italie. Une notice spéciale sera consacrée à chacun des principaux établissements thermaux.

J'aurai soin également d'indiquer les eaux qu'on peut expédier, les modifications que le transport leur fait subir (1), ainsi que les indications nouvelles qui en résultent pour leur mode d'emploi. Aucun travail n'a encore été publié sur cette matière, et cependant beaucoup d'eaux minérales sont employées avec succès loin de la source; leur nombre augmente même tous les jours, et, sous cette forme, elles rendent d'importants services à la thérapeutique.

Enfin, après être entré dans quelques détails sur les étuves, les bains de gaz et les bains de mer, et avoir dit un mot des sources minérales de l'Angleterre, je résumerai dans un tableau analytique les diverses affections pour lesquelles on conseille les eaux, mettant en regard la désignation des thermes les mieux appropriés au traitement. De cette manière, le nom seul de la maladie indiquera tout d'abord un groupe de sources spéciales parmi lesquelles le médecin n'aura plus qu'à faire un choix, en s'éclairant, bien entendu, de toutes les circonstances relatives au malade et à l'eau minérale elle-même.

(1) Je dois des remercîments à M. Guitel pour l'obligeance avec laquelle il a mis à ma disposition, pour mes remarques et mes analyses, son dépôt d'eaux minérales de la rue J.-J.-Rousseau.

EAUX MINÉRALES
DE
LA FRANCE.

La France est le pays le plus riche de l'Europe en eaux minérales, tant par le nombre des sources et la variété de leur composition, que par la puissance de leurs effets thérapeutiques. Mais ces sources sont loin d'avoir toutes la même importance, et, par suite, on n'a pas adopté les mêmes mesures relativement à la surveillance de leur emploi.

Les principaux établissements thermaux sont dirigés par des médecins inspecteurs que le gouvernement choisit lui-même, et auxquels il confie la mission spéciale de présider à l'administration des eaux, ainsi qu'à l'ordonnance du service. En effet, une eau minérale est un médicament, souvent même un médicament fort actif : on ne saurait donc en laisser l'usage sans direction et sans contrôle. Mais ce titre d'inspecteur, tout en offrant une garantie à l'étranger qui arrive et qui ne sait à qui s'adresser, ne crée aucun privilége exclusif, encore moins un monopole. Tout médecin a le droit de venir exercer dans une localité thermale, et tout baigneur a également le droit de choisir le médecin qui lui inspire le plus de confiance.

Il est à regretter que la difficulté des transports et les dépenses du séjour rendent la plupart de nos thermes inaccessibles aux malades indigents. Je ne puis à cet égard appeler trop vivement l'attention sur les idées généreuses émises par M. Jules François dans son travail sur l'assistance publique (1).

Les eaux minérales sont réparties sur presque tous les points de notre territoire ; mais c'est surtout dans les Pyrénées, dans les départements du Centre et dans ceux de l'Est, que se trouvent les sources les plus renommées. Elles forment là trois grandes familles dont nous allons d'abord nous occuper. Nous compléterons ensuite notre description par l'étude des principales sources qui surgissent dans les autres parties de la France et en Corse.

Commençons par les Pyrénées.

§ I.

EAUX MINÉRALES DES PYRÉNÉES.

Les eaux minérales des Pyrénées sont presque toutes des eaux sulfureuses. Celles-ci sont invariablement liées de position avec le granit, et jaillissent soit à la limite, soit près de la limite de la roche primordiale. Il est probable qu'elles proviennent d'un réservoir

(1) *Des eaux minérales dans leurs rapports avec l'assistance publique*, par Jules François, ingénieur des mines. Brochure in-8.

commun, placé au centre des montagnes, où elles se chargent à peu près des mêmes principes minéralisateurs. Quant à la différence de la température, on l'explique par le trajet plus ou moins long que l'eau parcourt avant de s'échapper à la surface du sol.

Il n'existe pas dans les Pyrénées de sources sulfureuses qui contiennent assez d'acide carbonique libre pour être réputées gazeuses. Ce qu'on avait pris pour de l'acide carbonique est de l'azote plus ou moins mélangé d'oxygène, quelquefois même de l'azote pur.

Les eaux sulfureuses des Pyrénées sont à peu près toutes des sources naturelles. Nous avons dit dans nos généralités quel sens il fallait attacher à ce mot. Elles paraissent douées, dans le traitement des maladies, d'une efficacité beaucoup plus grande que les eaux sulfureuses accidentelles.

Tous les chimistes qui avaient écrit sur les eaux sulfureuses des Pyrénées, antérieurement aux travaux de M. Fontan, avaient attribué l'activité de ces eaux au monosulfure de sodium ou à l'acide sulfhydrique. M. Fontan, le premier, considéra ces eaux comme contenant un sulfhydrate de sulfure. Or, il résulte d'expériences nombreuses faites sur les lieux mêmes par un chimiste éminent, M. Filhol, que le sulfure simple de sodium est le seul principe minéralisateur sulfuré de ces eaux.

Les eaux sulfureuses des Pyrénées sont en même temps alcalines. Cette alcalinité doit-elle être attribuée en entier au sulfure qu'elles contiennent, ou bien à l'existence simultanée de sels alcalins?

Il est hors de doute que plusieurs sources sulfureuses renferment, à côté du sulfure de sodium, une proportion assez forte de silicate de soude, associé à un peu de carbonate; mais les analyses de M. Filhol ont mis hors de doute également que ces sels n'existaient pas primitivement dans l'eau sulfureuse. Ils sont le produit de la décomposition du sulfure alcalin par la silice en dissolution dans l'eau minérale, d'où résulte un dégagement d'acide sulfhydrique et la formation du silicate de soude. C'est donc le sulfure simple de sodium qui est la seule cause efficace de l'alcalinité de ces eaux.

De la présence de ces silicates dans l'eau sulfureuse, suivant qu'ils s'y trouvent à l'état acide, neutre ou alcalin, découlent des faits pratiques d'une haute importance que M. Filhol a judicieusement signalés.

Ainsi les eaux qui renferment des sur-silicates sont très rapidement altérables (anciennes sources de Luchon, Ax, Amélie-les-Bains).

Celles qui renferment des silicates neutres s'altèrent moins que les premières (Cauterets, les Eaux-Chaudes, les sources du sud de Luchon).

Enfin les eaux qui ne contiennent pas un excès de silice ou sont avec excès de base, sont celles qui se conservent le mieux (Baréges, Saint-Sauveur, Gazost, Labasserre, les Eaux-Bonnes, la Preste).

La température élevée de l'eau minérale favorise l'altération du principe sulfureux : il en est de même de certaines conditions atmosphériques. Aussi l'eau qui est destinée à l'exportation devra-t-elle être préalablement refroidie par serpentinage. Il faudra également choisir, pour la mettre en bouteille, le moment où la marche du baromètre est ascendante, car alors l'eau est moins chargée d'air, moins altérable et plus sulfureuse. On laissera le moins d'intervalle possible entre le bouchon et l'eau, et l'on puisera celle-ci au griffon, afin de prévenir l'introduction de l'oxygène atmosphérique.

L'action plus ou moins excitante des eaux des Pyrénées paraît être en rapport direct avec leur altérabilité. Ainsi les eaux qui dégagent la plus forte odeur de gaz sulfhydrique et qui se troublent le plus, étant celles qui se décomposent le plus rapidement, il en résulte qu'on se méprend tous les jours sur le degré de force de ces eaux prises en bain. Tel bain qu'on regarde comme plus sulfureux, parce que le soufre est devenu appréciable à la vue et à l'odorat, est précisément celui qui l'est le moins, puisque ce soufre, au lieu de rester dissous, s'est dégagé dans l'air ou précipité dans la baignoire.

Mais si, dans ces circonstances, la peau se trouve en contact avec une eau moins sulfureuse, en revanche les malades respirent un air plus chargé de gaz sulfhydrique, et par suite le poumon absorbe une quantité de soufre plus considérable. Par conséquent, aux modifications d'action résultant, dans le bain, des différents états de combinaison du soufre, vient s'ajouter l'influence de l'absorption pulmonaire.

Tel est le phénomène complexe d'après lequel M. Filhol a établi la relation qui existe entre l'action excitante et l'altérabilité de certaines eaux sulfureuses des Pyrénées. Il pense avec raison que le médecin doit, dès aujourd'hui, porter toute son attention sur l'ensemble de ces faits, en vue de tirer tout le parti possible des modifications successives que subit le principe sulfureux et des différents agents auxquels il donne naissance. Par exemple, vous choisirez pour les cures d'inhalation les eaux dont le principe sulfureux est le plus vaporisable, tandis que vous préférerez pour le bain celles où il a le plus de fixité. Ainsi des autres applications.

M. Filhol s'est occupé également de l'analyse de l'air que respirent les malades dans les piscines, dans les salles de douches et dans les étuves humides. Cet air est moins riche en oxygène que l'air extérieur, ce qui se comprend, puisque le sulfure de sodium ne peut rester en contact avec l'atmosphère, sans en absorber de l'oxygène pour former du gaz sulfhydrique, et que le gaz sulfhydrique devient à son tour une cause d'altération de ce fluide.

C'est pour prévenir cette décomposition du sulfure par l'oxygène de l'air que MM. Filhol, Jules François et Chambert ont proposé de maintenir dans une atmosphère d'azote les réservoirs d'eau sulfureuse clos hermétiquement. Un gazomètre, à cet usage, a été imaginé par M. l'ingénieur Jules François dont le savant et intelligent concours a été si utile à M. Filhol, pour l'exécution de ses nombreux travaux. Au moyen de cet appareil, l'air du gazomètre et celui du réservoir, communiquant ensemble, sont bientôt dépouillés d'oxygène et transformés en azote, lequel forme à la surface de l'eau minérale une atmosphère tout à fait préservatrice.

La quantité de sulfure contenue dans les eaux des

Pyrénées est, de même que la température de ces eaux, sujette à varier d'un jour à l'autre. Il résulte des travaux de MM. Filhol et Jules François que la plupart des sources sont plus sulfureuses en hiver qu'au printemps ou en été, et que le maximum de richesse correspond aux temps les plus froids de l'année. De là, sans doute, ces différences dans le résultat des diverses analyses, suivant l'époque et les circonstances où le puisement a été opéré.

Indépendamment du sulfure de sodium, ces eaux contiennent du sel marin en proportion assez considérable : elles renferment également des traces d'iodure. En général, on peut établir que les eaux les plus sulfureuses d'un même groupe sont aussi les plus chlorurées et les plus riches en silice.

La réunion des principes sulfureux, de la silice simple ou combinée et des différents sels, presque tous à base de soude, rend l'action de ces eaux extrêmement complexe. Elle explique en partie leur extrême activité, ainsi que la multiplicité des cas pathologiques dans lesquels elles conviennent.

On rencontre dans toutes, quelle que soit leur température, une notable quantité de barégine. Cette substance azotée, qu'il est impossible d'isoler de manière à l'avoir parfaitement pure, communique aux eaux sulfureuses naturelles leur onctuosité. Elle se dépose au fond des réservoirs sous la forme d'une masse limpide, incolore, tremblante comme de la gelée, et offrant de la ressemblance avec le corps vitré de l'œil. On n'y reconnaît aucune trace d'organisation. Elle se putréfie très facilement. Soumise à l'action d'une chaleur intense, elle se carbonise à la manière des matières animales, et dégage des vapeurs ammoniacales empyreumatiques. Il est difficile d'indiquer au juste quelle est la nature intime de cette substance que la gélatine ne saurait remplacer dans nos bains artificiels.

On a longtemps confondu la barégine véritable avec la *sulfuraire*.

M. Fontan a donné le nom de sulfuraire à une substance filamenteuse, douce au toucher, qui tapisse, comme un gazon soyeux et blanchâtre, les conduits par lesquels passent certaines eaux sulfureuses. La sulfuraire est une sorte de conferve, qui m'a paru offrir quelque ressemblance avec les nostocs, les oscillaires et les anabaines.

Il existe aux Pyrénées un grand nombre de sources minérales des plus importantes. Elles étaient, pour la plupart, connues des Romains, qui y ont laissé, comme partout, des monuments de leur passage (1). Nous n'allons décrire que celles qui, par leur juste célébrité et la faveur méritée dont elles jouissent, intéressent le plus les médecins et les malades.

J'ai été très secondé dans cette partie de mon travail par MM. Filhol et François, qui ont eu l'extrême obligeance de mettre à ma disposition tous les documents relatifs à la composition et à l'aménagement des eaux des Pyrénées. Qu'ils veuillent bien agréer ici l'expression de ma vive gratitude.

(1) Aquæ emicant benigne passimque in plurimis terris, alibi frigidæ, alibi calidæ, alibi junctæ, sicut in tarbellis, Aquitania gente, et in *Pyreneis montibus*, tenui intervallo discernente.

(PLINE, *Hist. nat.*, livre XXX.)

EAUX-BONNES
(Basses-Pyrénées).

Les Eaux-Bonnes sont situées dans la vallée d'Ossau, au pied du pic de Ger, près du village d'Aas, à quatre kilomètres de Laruns, et à quarante de Pau. Un chemin magnifique y conduit (1) ; seulement il faut, pour y arriver, gravir une côte longue et rapide. Cette disposition sur une hauteur est une circonstance heureuse comme salubrité ; car, bien que resserré dans une gorge étroite, l'air circule et se renouvelle facilement, et il y a moins d'humidité que dans les bas-fonds.

Le village est formé d'une seule rue que bordent des maisons peu nombreuses, destinées surtout à loger les étrangers. Il n'y a pas de bâtiment spécial pour les réunions : chaque hôtel a son salon particulier.

A l'extrémité du village se trouve l'établissement thermal, petit édifice d'un aspect modeste. C'est là qu'est la buvette, entretenue par un mince filet d'eau qui s'échappe d'un robinet de cuivre, ouvert seulement pendant quelques heures de la journée. Comme on se baigne très peu aux Eaux-Bonnes, il n'y a que sept ou huit cabinets de bains.

La buvette et les bains sont alimentés par la

(1) Autrefois, pour parvenir aux Eaux-Bonnes, on suivait, le long du ravin, un sentier tellement dangereux, qu'on était dans l'usage, avant de s'y aventurer, de faire son testament, ainsi que l'attestent des actes conservés à Laruns.

Source-Vieille. C'est à cette source que les Eaux-Bonnes doivent leur réputation. Il y a bien encore d'autres petites sources sulfureuses, mais elles sont à peu près sans emploi ou elles ne servent qu'aux bains. J'en excepterai toutefois la source Froide, située près du ruisseau de la Sonde, et dont on fait usage dans certaines affections atoniques des voies digestives.

Tout ce que nous dirons des Eaux-Bonnes se rapporte donc exclusivement à la Source-Vieille.

A sa sortie du sol, l'eau est claire, limpide et onctueuse au toucher. Elle répand une odeur d'œufs couvis bien prononcée. Sa saveur est douceâtre et très peu désagréable ; c'est à peine si elle laisse un arrière-goût hépatique : aussi les malades la boivent-ils sans aucune répugnance. Sa température est de 32 degrés centigrades environ, et sa minéralisation de $0^{gr},0214$ de sulfure de sodium par litre.

L'extrême activité de ces eaux exige qu'on commence leur usage intérieur par des quantités médiocres. On les prescrit d'abord à la dose d'un demi-verre, puis on arrive graduellement jusqu'à quatre à cinq verres par jour ; le plus ordinairement c'est trois verres, deux avant le déjeuner et un avant le dîner. Mais il est des malades tellement impressionnables à l'action de ces eaux, qu'ils ne peuvent les supporter d'abord que par cuillerées à bouche. A peine, pour ainsi dire, ils en ont approché les lèvres, qu'ils ressentent déjà la plupart de leurs effets. Aussi, personne ne serait tenté aujourd'hui d'imiter la conduite de Bordeu, qui faisait prendre chaque jour cinq à six livres d'Eaux-Bonnes à ses malades et même les prescrivait aux repas comme boisson ordinaire.

Ces eaux exercent, surtout dans les premiers jours de la cure, une action puissamment stimulante. Il survient de l'agitation, de l'insomnie, une sorte d'exaltation de tout le système nerveux, comme par les effets du café : la force musculaire semble accrue. Le pouls est plein, le visage coloré, l'appétit impérieux ; il y a en même temps de la constipation. Cependant vous rencontrez aussi des malades qui accusent des pincements d'entrailles et des coliques sourdes, accompagnés parfois de dévoiement.

Mais c'est sur l'appareil respiratoire que l'action des Eaux-Bonnes se porte d'une manière toute spéciale. Les symptômes existant de ce côté s'aggravent momentanément; ceux qui avaient disparu se réveillent plus intenses. Ainsi, sensation de chaleur dans l'arrière-gorge, avec injection des amygdales, du voile du palais et de la luette, altération de la voix, quelquefois même aphonie ; douleurs vagues derrière le sternum et entre les deux épaules. En même temps la toux augmente, et elle s'accompagne d'une expectoration muqueuse, offrant tous les caractères de la bronchite aiguë. Ces phénomènes d'exacerbation durent un certain nombre de jours; puis, quand la crise doit se terminer heureusement, on voit peu à peu tous ces accidents diminuer, et enfin disparaître avec la maladie elle-même.

Il semblerait donc que l'influence des Eaux-Bonnes sur les organes respiratoires est presque aussi directe que celle des cantharides sur la vessie et de la digitale sur le cœur.

Est-ce seulement à la faible dose de sulfure de sodium que ces eaux contiennent qu'il faut attribuer leur spécificité d'action? Il y a certainement là quelque chose qui nous échappe. Sans cela, comment expliquer que d'autres sources des Pyrénées, quoique beaucoup plus sulfureuses, produisent cependant des effets bien moindres sur l'appareil pulmonaire? Peut-être aussi faut-il faire figurer comme principe essentiel de ces eaux le sel marin, qu'elles renferment en assez grande abondance : la dose en est de $0^{gr},2271$ par litre.

Les Eaux-Bonnes n'agissent pas sur toutes les organisations d'une manière aussi énergique. J'ai vu des malades guérir sans secousse, sans crise, sans fièvre, en un mot sans éprouver d'autres effets que la disparition graduelle et insensible de leurs souffrances. Ces cas heureux sont rares; le plus souvent, au contraire, la réaction est trop vive, et il faut diminuer ou interrompre momentanément les eaux, souvent même recourir aux révulsifs cutanés et aux émissions sanguines.

On ne va aujourd'hui aux Eaux-Bonnes que pour les maladies de larynx et de la poitrine, mais toutes ne réclament pas également l'intervention de ces eaux. Il faut, par un diagnostic très sévère, distinguer avec soin celles que les eaux sont susceptibles de guérir de celles qu'elles ne feraient qu'exaspérer. Entrons à cet égard dans quelques développements (1).

S'il s'agit d'une simple affection catarrhale, fût-elle

(1) Consulter le remarquable travail de M. Andrieux sur les Eaux-Bonnes.

même puriforme, les Eaux-Bonnes, par leur vertu éminemment *béchique,* allégent le poumon en rendant l'expectoration plus facile et plus abondante : elles mûrissent le rhume, comme on dit. En même temps, elles redonnent du ton à la muqueuse bronchique, ramènent peu à peu sa sécrétion à des conditions normales, et, par une médication substitutive, transforment ainsi une affection des plus graves en une phlegmasie simple. La condition essentielle, avant de recourir aux eaux, c'est qu'il y ait apyrexie. On comprend qu'elles réussiront surtout chez les personnes d'un tempérament lymphatique, à fibre molle, pas trop irritables, dont la nutrition imparfaite et la vitalité languissante entretiennent une sorte d'engorgement passif des bronches.

Mais si l'affection, au lieu d'être catarrhale, est tuberculeuse, dans quelles circonstances et suivant quelles limites les Eaux-Bonnes pourront-elles être utilement employées?

Trois cas principaux peuvent se présenter. Ou bien le tubercule, encore semi-liquide, est disséminé dans le tissu pulmonaire ; ou bien il forme des concrétions soit isolées, soit réunies en masse, appréciables à l'auscultation ; ou bien enfin la matière tuberculeuse est déjà ramollie, et elle constitue, au sein même du poumon, des ulcérations, peut-être même de véritables cavernes. Nous allons examiner chacune de ces trois conditions.

Si le tubercule n'est encore qu'à l'état de sécrétion, le raisonnement et l'observation semblent prouver que la phthisie sera curable. Rappelons-nous que les Eaux-

Bonnes provoquent dans le poumon une sorte de travail éliminatoire que Bordeu compare à celui du kermès. Qu'y a-t-il d'impossible à ce que la matière tuberculeuse se trouve détachée et entraînée par la toux et l'expectoration ? On peut admettre également qu'elle est résorbée en partie par le fait de l'activité plus grande imprimée à la circulation pulmonaire. Toujours est-il qu'on voit des personnes faibles, pâles, étiolées, offrant tous les prodromes de l'invasion tuberculeuse, recouvrer en peu de temps, aux Eaux-Bonnes, les forces et l'embonpoint, et dans la suite ne rien éprouver du côté de la poitrine. Quel que soit ici le procédé suivi par la nature, il faut bien admettre que le poumon s'est trouvé dégagé.

Nous supposons maintenant que le tubercule est formé. Il est très douteux que les Eaux-Bonnes le fassent disparaître, mais pourtant elles seront utiles en combattant les complications que sa présence détermine. On sait que les concrétions tuberculeuses, surtout quand elles ont acquis un certain volume, sont la cause de mouvements fluxionnaires dont la résorption incomplète entraîne l'infiltration et l'engorgement des tissus environnants. L'eau minérale aura pour effet de les isoler et de rendre au parenchyme pulmonaire sa perméabilité : le tubercule restera enchatonné dans le poumon comme certains projectiles dans les chairs. C'est ainsi que vous trouvez quelquefois, sur le cadavre, des corps étrangers ou même des produits accidentels dont aucun phénomène n'indiquait l'existence pendant la vie. Mais à cette période de la maladie, on ne saurait procéder avec trop de réserve, de timidité même, dans l'emploi des eaux. Leur action trop continue, une stimulation trop intense, amèneraient la fonte des tubercules, et par suite l'aggravation de tous les symptômes.

Quant au troisième degré de la phthisie, dont il nous reste à parler, nous n'avons que peu de choses à en dire. Quel bénéfice attendre des eaux, alors que le tissu pulmonaire est désorganisé, que la plupart des canaux sanguins et bronchiques ne sont plus perméables, et que les sommets sont réduits en une sorte de putrilage, ou creusés d'excavations ulcéreuses? Je sais que Bordeu rapporte des cas de guérison dans lesquels il y avait fièvre hectique, crachats purulents, sueurs nocturnes, émaciation, aridité de la peau et diarrhée colliquative : mais cela prouve seulement que la gravité des symptômes ne donne pas toujours la mesure exacte de la gravité même du mal. Aujourd'hui que l'auscultation permet mieux de distinguer un catarrhe bronchique d'une phthisie pulmonaire, on ne voit plus de semblables miracles, ou plutôt l'expérience démontre qu'en pareil cas les Eaux-Bonnes ont presque toujours le triste privilége de précipiter la catastrophe.

En résumé donc ces eaux pourront être utiles dans le premier degré de la phthisie, quelquefois aussi dans le second, mais elles seraient fatales dans le troisième. Et ce que je dis ici de la phthisie pulmonaire s'applique également à la phthisie laryngée, qui n'en est presque toujours qu'une complication.

Certaines formes de l'asthme, surtout celles qu'on peut attribuer au défaut d'élasticité des capillaires et à l'atonie de la muqueuse bronchique, sans complication du côté du cœur, ont été fréquemment soulagées par les Eaux-Bonnes.

Mais qu'on prenne bien garde à l'état de la circulation générale : l'hémoptysie est un accident à redouter, surtout chez les individus pléthoriques, sujets aux épistaxis, aux points de côté ou aux congestions actives vers le poumon. Or l'hémoptysie, lors même qu'on peut l'attribuer à une exhalation passive, plutôt qu'à l'érosion des vaisseaux pulmonaires, réclame les plus grands ménagements et peut devenir une contre-indication positive de l'emploi ultérieur des eaux.

Les bains sont un moyen très utile pour combattre cette tendance du sang à se porter vers les organes pulmonaires : en stimulant la peau, qui est presque toujours aride, ils provoquent une puissante révulsion, et appellent les fluides du centre à la périphérie. Malheureusement, ainsi que nous l'avons dit, on prend à peine des bains aux Eaux-Bonnes, à cause de l'insuffisance des sources. D'ailleurs, il faut élever artificiellement la température de l'eau minérale, ce qui altère d'autant plus ses principes qu'on se contente de la faire bouillir dans une chaudière découverte. Sous ce rapport, comme sous quelques autres que nous indiquerons en parlant de Cauterets, la source de la Raillière offre certains avantages qui, dans quelques cas, doivent la faire préférer à celle des Eaux-Bonnes.

Une saison aux Eaux-Bonnes dure habituellement d'un mois à six semaines.

Comme la plupart des malades sont atteints des

mêmes affections, lesquelles ne diffèrent entre elles que par leur degré d'intensité, le genre de vie des eaux est à peu près le même pour tout le monde.

Le matin, vers huit heures, on se rend à la source, où des gens de service remplissent les verres et distribuent l'eau minérale afin d'éviter l'encombrement. A dix heures, le déjeuner. Comme il est d'usage de manger aux tables d'hôte, on règle, pendant le repas, les promenades et les distractions de la journée. Dès midi le village est désert : tout ce qui est un peu valide se répand dans les environs, au kiosque, aux cascades, dans les délicieux sentiers de Grammont et de Jacqueminot ; les plus robustes tentent les grandes excursions. On rencontre à tout instant des cavalcades dont l'allure, animée ou tranquille, indique assez l'état sanitaire du cavalier. L'exercice du cheval est très en faveur aux Eaux-Bonnes, et c'est avec raison ; le léger ébranlement qu'il communique aux poumons devant rendre plus facile et plus libre le cours du sang dans leur parenchyme. Vers quatre heures, tout le monde est de retour, car il faut de nouveau aller boire à la source : on dîne à cinq. Les malades déploient, comme au déjeuner, un formidable appétit qu'ils ne se font aucun scrupule de satisfaire. C'est un tort ; en occupant moins l'estomac, on activerait la résorption des engorgements bronchiques et pulmonaires, et l'action bienfaisante des eaux se concentrerait davantage sur l'organe malade. Après le dîner, l'habitude est de se rendre à la promenade horizontale.

Cette ravissante promenade, qui domine la vallée

de Laruns, longe horizontalement le flanc de la montagne et se dirige vers les Eaux-Chaudes, dont elle n'a pas encore atteint la nouvelle route. Elle offre aux malades, trop faibles pour gravir les rampes un peu roides, un sentier sablé, des bancs pour s'asseoir, et un vaste horizon que l'œil parcourt et où l'air circule avec plus de liberté. Comme elle n'est point plantée d'arbres, l'absence d'ombrages en éloigne les malades pendant le jour : aussi est-ce la promenade favorite du soir; mais à peine la fraîcheur de la nuit commence-t-elle à se faire sentir, que toute cette population, bien que munie de vêtements chauds, disparaît comme par enchantement. C'est que l'action des eaux rend la peau halitueuse, et que le moindre refroidissement pourrait avoir les plus graves conséquences. Chacun rentre chez soi ou va passer la soirée aux salons de réunion : ces salons offrent bien plus de gaieté et d'animation que ne semblerait l'indiquer un semblable personnel. Mais ne sait-on pas qu'un des caractères des affections de poitrine est d'inspirer aux malades de la sécurité et de l'insouciance ?

On se rend aux Eaux-Bonnes de toutes les parties de la France et même de l'étranger : c'est que, chaque année, il s'y opère de bien admirables cures. Celles-ci seraient plus nombreuses encore, peut-être même n'aurait-on pas de victimes à déplorer, si, trop souvent, on ne réclamait le bénéfice des eaux que quand il est déjà trop tard. Que les médecins, que les malades le sachent bien, c'est spécialement comme *médication préventive* que les Eaux-Bonnes jouissent d'une efficacité incontestable. Il ne faut donc pas attendre, pour y avoir recours, que le tubercule ait déjà imprimé aux organes sa fatale empreinte : souvent, au contraire, il suffira, pour qu'on les conseille, que les craintes soient éveillées par quelque symptôme avant-coureur, ou même qu'il existe le soupçon d'une prédisposition héréditaire.

M. Darralde, le médecin inspecteur, dont les malades se disputent avec tant d'empressement les trop courts instants et les excellents conseils, prescrit fréquemment les bains de mer comme complément de la cure. Ces bains sont, dans beaucoup de cas, fort utiles par la dérivation qu'ils produisent vers la peau dont ils activent et fortifient les fonctions. Les bains de Biaritz sont ceux qu'on préfère, à cause de leur proximité des Eaux-Bonnes et de l'heureuse disposition de la plage.

Beaucoup de malades passent l'hiver à Pau, dont le climat doux et tempéré, moins cependant que celui d'Hyères, paraît très convenable pour l'hygiène des affections de poitrine.

Le régime alimentaire qu'on devra suivre après le traitement des eaux sera substantiel et fortifiant. Le lait, les viandes blanches et les farineux, qu'on recommande trop souvent, ont l'inconvénient d'affaiblir l'estomac et de fournir à la nutrition des matériaux insuffisants.

TRANSPORT. (*Source-Vieille.*) — Bouteilles de trois quarts de litre, de demi-litre et d'un quart de litre, capsulées.

Bordeu disait : « Nos eaux sont comme les habitants de nos montagnes; elles ne quittent pas volontiers leur patrie; quand cela leur arrive, elles changent bientôt de caractère. » Il est bien vrai que, loin de la source, leur efficacité est moindre; mais cependant on ne peut nier que, grâce à leur bonne conservation, elles ne rendent encore d'importants services à la thérapeutique. On les emploie à la dose d'un ou deux verres, le matin, pures ou coupées avec du lait. Il faut les faire tiédir au bain-marie, ou mieux les réchauffer avec le lait qu'on y ajoute.

Les Eaux-Bonnes, transportées, sont très utiles dans le traitement des bronchites et des laryngites chroniques. Elles favorisent l'expectoration, détergent la muqueuse et ramènent la vitalité des tissus à des conditions meilleures, sans toutefois provoquer ces grandes modifications que nous avons signalées en décrivant leurs effets à la source.

EAUX-CHAUDES
(Basses-Pyrénées).

Il y a environ six kilomètres des Eaux-Bonnes aux Eaux-Chaudes. Il fallait autrefois, pour y arriver, passer par Laruns, puis gravir une montagne escarpée, le Hourat, au sommet de laquelle on traversait un étroit défilé, taillé à vif dans le roc, pour redescendre ensuite par une pente très rapide. Mais aujourd'hui une nouvelle route d'un travail réellement merveilleux longe le gave, diminue la distance entre les deux établissements, et fournit aux malades une promenade sans fatigue (1).

(1) Un service d'omnibus a été établi depuis peu entre les Eaux-Bonnes et les Eaux-Chaudes.

Le village des Eaux-Chaudes occupe le prolongement de la vallée d'Ossau qui, dans cet endroit, forme une gorge sombre et d'un aspect très sauvage. Les maisons sont adossées à la montagne; sur les bords du gave s'élève l'établissement thermal.

Les sources, toutes sulfureuses et au nombre de six, sont :

		Gram.	
Baudot,	27° cent.	0,0072	sulf. de sodium.
L'Aressecq,	25°	0,0098	
Mainvielle,	11°	0,0021	
Le Clot,	36°	0,0092	
L'Esquirette,	34°	0,0093	
Le Rey,	33°	0,0062	

Ces sources, bien qu'on les appelle *eaux chaudes*, ont une température beaucoup moins élevée que la plupart des autres sources des Pyrénées : seulement, à l'exception de la source Mainvielle, elles sont plus chaudes que celles des Eaux-Bonnes, ce qui permet de les administrer en bains, sans avoir besoin de les soumettre à un réchauffement préalable. Elles sont également beaucoup plus abondantes.

Remarquons que la plus sulfureuse de ces sources contient à peine le tiers du sulfure qui se trouve dans les Eaux-Bonnes.

Trois sources, Baudot, l'Aressecq et Mainvielle, jaillissent hors de l'établissement et ne sont soumises à aucun aménagement spécial; on ne les emploie qu'à l'intérieur. Les trois autres sources, que leur température permet d'utiliser pour la boisson, les bains et les douches, sont reçues et distribuées de la manière la plus heureuse dans l'établissement thermal qui vient d'être récemment achevé.

Ce magnifique établissement, tout de marbre extrait des carrières de Gabas, qui ne sont distantes que de quelques kilomètres, forme un carré d'environ trente-deux mètres de côté, dont l'ensemble présente une gracieuse architecture. Trois bâtiments demi-circulaires contiennent les réservoirs et les cabinets de bains et de douches. L'hémicycle de l'est est occupé par la source du Rey; celui du nord, par le Clot; celui de l'ouest, par la source de l'Esquirette. Ces trois sources alimentent ensemble trente-quatre cabinets de bains ou de douches, et une piscine quadrilatère qui peut recevoir de vingt à trente malades; chaque source a également une buvette de marbre blanc. Le trop-plein des sources se rend dans un réservoir particulier où l'eau est chauffée pour l'usage de certaines douches; enfin, des appareils spéciaux pour bains froids, russes ou écossais, complètent l'arsenal thérapeutique de ce beau monument.

Singulière destinée! à l'époque où les princes de Navarre, suivis d'une cour brillante, fréquentaient les Eaux-Chaudes et en faisaient, chaque année, un rendez-vous de distractions et de plaisirs, il n'y avait, pour édifice thermal, que de misérables masures, et, pour chemins, que des sentiers escarpés et dangereux. Aujourd'hui, que l'accès en est si facile et qu'on y trouve le luxe des bâtiments, ces mêmes eaux sont presque entièrement délaissées; cependant leurs propriétés sont les mêmes.

Sans doute ces eaux ne peuvent rivaliser avec certaines sources des Pyrénées qui modifient bien plus profondément nos tissus, mais il n'est pas toujours nécessaire de provoquer des effets aussi puissants. Dans beaucoup de circonstances, il faut éviter toute espèce de surexcitation et s'attacher d'emblée à calmer et à adoucir; c'est alors que les Eaux-Chaudes peuvent être extrêmement avantageuses.

On les emploie avec succès contre certains rhumatismes, plutôt musculaires qu'articulaires, caractérisés par une grande irritabilité, et chez lesquels l'élément nerveux joue un grand rôle; elles exposent moins à réveiller les phénomènes fébriles. On les a beaucoup vantées également contre cette nombreuse classe de névralgies et de névroses dont il est souvent aussi difficile de définir la nature que de préciser le siége. Comme la température de ces eaux se rapproche de celle du sang, et que leur sulfuration est très légère, on comprend qu'elles doivent exercer une action principalement sédative. Je ne sais pourquoi Bordeu les appelle *fortes et fougueuses;* elles ne le deviennent que quand on les prend avec excès, et elles ont cela de commun avec la plupart des sources minérales.

L'Esquirette et le Rey conviennent surtout pour les douleurs nerveuses; le Clot, dont les eaux sont plus chaudes et renferment plus de soufre, est spécialement approprié au traitement des rhumatismes.

J'ai vu des malades se trouver très bien des douches ascendantes du Clot ou de l'Esquirette, dans certaines affections utérines que caractérisaient une vive sensibilité du col et une menstruation habituellement douloureuse.

On se baigne aux Eaux-Chaudes beaucoup plus qu'on n'y boit; cependant ces eaux peuvent être utiles à l'intérieur. Ainsi les jeunes personnes à tempérament lymphatique, chez lesquelles les règles ont de la peine à s'établir, se trouvent bien de la source de l'Esquirette. Dans certaines gastralgies, la source Baudot réussit parfaitement. On emploie aussi la source Mainvielle, mais il faut se défier de sa température : l'ingestion dans l'estomac d'une eau aussi froide, alors que l'atmosphère est brûlante et le corps en sueur, a plus d'une fois déterminé des accidents fort graves qu'on attribuait à tort à la composition de l'eau elle-même.

On a beaucoup vanté la source Baudot dans le traitement des affections pulmonaires, et l'on a voulu qu'elle pût remplacer les Eaux-Bonnes; c'est une prétention qui ne me paraît aucunement justifiée. Le voisinage des Eaux-Bonnes et des Eaux-Chaudes est une disposition favorable pour les deux établissements, à la condition que ces sources se prêteront un mutuel concours, sans empiéter sur leurs propriétés respectives. Ainsi les sources des Eaux-Chaudes, par leur abondance, leur activité moindre, la facilité des bains à leur température native, pourront, dans beaucoup de circonstances, mitiger et seconder l'action des Eaux-Bonnes; mais, utiles auxiliaires, elles seraient d'impuissantes rivales.

A peu de distance des Eaux-Chaudes se trouve la fameuse grotte de ce nom, qui passe à juste titre pour une des curiosités les plus merveilleuses de la chaîne des Pyrénées.

PENTICOUSE
(Espagne).

Penticouse est un village espagnol situé dans le haut Aragon, à quelques milles de la frontière française, et célèbre par ses eaux minérales. Il ne saurait entrer dans mon sujet d'en donner une histoire détaillée, puisque je ne parlerai point des établissements thermaux de l'Espagne. Cependant l'importance de ces sources, la quantité de malades qui s'y rendent chaque année, me paraissent des motifs suffisants pour y faire une simple excursion, que légitimera, je l'espère, son caractère médical.

Pour aller des Eaux-Chaudes à Penticouse, vous ne mettrez pas moins de dix heures, car il faut ménager les chevaux (1). On passe par Gabas, la Case de Broussette, et l'on franchit la frontière par l'endroit appelé le port d'Anéou, au delà duquel vous ne tardez pas à rencontrer la douane espagnole qui vous soumet, vous et vos montures, aux formalités les plus minutieuses. Bientôt vous traversez Salient, joli petit bourg dont l'aspect offre un cachet tout particulier; puis enfin vous arrivez à Penticouse.

Mais les eaux minérales ne se trouvent pas au village même : c'est à une lieue et demie plus loin. Jusque-là le chemin dans la montagne était plutôt monotone que pénible. A partir du village, il vous faut suivre des sentiers non frayés, à travers une gorge

(1) On ne saurait trop se défier des guides qui donnent souvent, sur la longueur et les fatigues du chemin, les renseignements les plus inexacts, de peur d'effrayer les voyageurs.

affreuse, appelée à juste titre l'*escalier* (*el escalar*), sur les bords d'un gave effrayant, et au milieu d'une nature aussi tourmentée que le Chaos de Gavarnie. Brisé de fatigue, vous cherchez vainement quelques traces d'êtres vivants, lorsque tout à coup, au détour d'un rocher, la scène change comme par la baguette d'un enchanteur. Est-ce une illusion? Voici un cirque spacieux, un lac, des cascades, quelques maisons, toute une population sur pied.... Vous êtes aux bains de Penticouse.

L'hôtel où l'on descend d'habitude est un grand bâtiment assez bien tenu et nouvellement construit.

Il y a trois sources principales, qu'on appelle *sources du Foie, des Dartres* et *de l'Estomac*, dénominations très vicieuses, puisqu'elles semblent indiquer une spécialité d'action sur certains organes qui n'existe aucunement. Les deux premières sont salines; la troisième est sulfureuse : ces trois sources ont leur point d'émergence dans le terrain de transition.

Source du Foie. — C'est la source principale; c'est même presque exclusivement à cause d'elle qu'on vient à Penticouse; on ne l'emploie qu'en boisson. Au-dessus du petit bâtiment où elle jaillit, on lit cette inscription : *Templete de la salud*. Cette eau est claire, limpide, sans saveur ni odeur : température, 26 degrés centigrades. Elle contient très peu de principes minéralisateurs, seulement quelques traces de sulfate et de carbonate de chaux. Recueillie dans un verre, l'eau est transparente; puis elle se trouble légèrement, pétille; des bulles nombreuses la traversent avec effervescence et viennent éclater à sa surface : elle reprend ensuite sa limpidité première. Le gaz qui s'échappe ainsi est de l'azote pur.

La source du Foie est principalement employée dans les maladies des organes respiratoires ; son action est sédative, ce qu'il faut en partie attribuer aux quantités considérables d'azote qu'elle tient en dissolution. On la prescrit avec succès dans les phthisies commençantes, les catarrhes bronchiques et pulmonaires, certaines hémoptysies, surtout quand il existe des signes de pléthore et de congestion active vers la poitrine. Sous ce rapport, elle réussit dans les circonstances mêmes où les Eaux-Bonnes et celles de la Raillère seraient contre-indiquées.

On emploie encore cette eau avec avantage contre certains engorgements des viscères abdominaux ; elle passe pour être essentiellement fondante et diurétique.

Une propriété toute particulière à l'eau du Foie, c'est la merveilleuse facilité avec laquelle l'estomac la supporte : j'en bus sept à huit verres dans l'espace d'une heure, sans éprouver la moindre pesanteur ni le moindre sentiment de satiété. Les malades la prennent habituellement à la dose de vingt-cinq à trente verres par jour. On comprend qu'une aussi grande quantité d'eau passant dans la circulation doit modifier la composition du sang, et par suite faciliter le cours de ce fluide à travers les capillaires engorgés. Comme elle est très peu minéralisée, elle agit moins par ses sels que par ses principes aqueux.

J'insiste de nouveau sur cette particularité de l'eau du Foie, d'être calmante d'emblée, sans produire aucune réaction fébrile : elle ne saurait donc convenir dans les maladies où l'indication principale est de réveiller la vitalité des organes.

Source des Dartres. — Située à quelques pas de la source précédente, elle est reçue dans un édifice assez élégant, où elle alimente huit baignoires et deux douches. On en fait rarement usage en boisson. Cette eau contient les mêmes sels, mais dans une proportion un peu plus forte que la source du Foie ; elle n'a, comme elle, ni saveur ni odeur ; seulement elle n'est pas gazeuse. Température, 26 degrés.

On la conseille surtout contre les affections cutanées, encore dans la période subaiguë, pour lesquelles les eaux sulfureuses seraient trop excitantes. Elle calme l'irritabilité de la peau, et rend cette membrane plus souple et plus onctueuse. Souvent quelques bains suffisent pour faire disparaître certains prurits des plus opiniâtres.

Source de l'Estomac. — Le pavillon où elle est recueillie renferme une demi-douzaine de baignoires de bois, et domine Penticouse comme une petite citadelle. Son odeur, sa saveur et sa température rappellent la source Vieille des Eaux-Bonnes ; mais elle est bien moins sulfureuse, car elle ne contient que $0^{gr},0049$ de sulfure par litre.

Cette source jouissait autrefois d'une grande vogue que lui a enlevée la source sulfureuse récemment découverte près de Saragosse. On comprend que les Espagnols aiment beaucoup mieux aller à cette dernière eau minérale que d'entreprendre, à travers les montagnes, un voyage qui dure deux jours et demi, et qui est infiniment plus pénible encore que du côté de la France. C'est au point que la plupart préfèrent se rendre à Bayonne, et de là à Laruns, pour suivre ensuite par les Eaux-Chaudes et Gabas l'itinéraire que nous avons indiqué. Du reste, la source de l'Estomac n'offre aucun avantage sur les autres eaux sulfureuses des Pyrénées.

C'est donc seulement à cause de la fontaine du Foie que nous enverrons, dans quelques cas rares, des malades à Penticouse.

Quant aux touristes des Eaux-Bonnes et des Eaux-Chaudes, le voyage de Penticouse continuera d'être l'excursion de rigueur, surtout avec le retour à Cauterets par le Mercadau. Que leur importent les fatigues, les dangers et les ennuis de la route! On ne saurait acheter trop cher la jouissance de fouler la terre d'Espagne et de s'élever à 8,500 pieds au-dessus du niveau de la mer (1). D'ailleurs, avec un peu d'imagination, Salient deviendra Grenade, Penticouse l'Alhambra, et la population en guenilles une fière tribu des derniers Abencerrages.

SAINT-CHRISTAU
(Basses-Pyrénées).

L'établissement thermal de Saint-Christau est situé au pied du mont Binet, à l'entrée de la vallée d'Aspe, et à égale distance à peu près de Pau et des Eaux-Bonnes. Ces eaux n'ont guère été fréquentées jusqu'ici

---

(1) On lit sur l'établissement thermal : *Fondo a* 8,500 *pies sobro et nivel del mar.*

que par des personnes de l'endroit ; mais, depuis quelques années, des travaux d'amélioration y ont été exécutés, et y ont attiré des étrangers.

Les sources de Saint-Christau sont au nombre de cinq : toutes sont froides, excepté une qui est légèrement tiède. C'est au sulfure de sodium qu'elles doivent leurs principales propriétés thérapeutiques, mais une analyse exacte des sources est encore à faire.

On les emploie dans la plupart des cas où les eaux sulfureuses sont indiquées, spécialement dans les maladies cutanées et l'engorgement des viscères abdominaux.

GAZOST
(Hautes-Pyrénées).

Deux sources, l'une dite source de Nabéas, l'autre, source Burgade : température, 12 degrés centigrades. Elles jaillissent dans l'arrondissement d'Argelès, près de Lourdes.

Leur sulfuration est de $0^{gr.},0396$. Ce sont les eaux les plus riches des Pyrénées en chlorure de sodium; elles en contiennent $0^{gr.},3157$. Ce sont également les plus iodurées : ainsi, d'après M. Filhol, la présence de l'iodure de sodium s'observe facilement dans un litre de cette eau, tandis qu'il en faut de 20 à 30 litres pour constater cette présence dans les autres sources sulfureuses de la chaîne.

C'est sans doute à cette composition tout à fait remarquable que les eaux de Gazost doivent leurs qualités si éminemment détersives. Quelques lotions sur les ulcères, les plaies, surtout à la suite de contusions, suffisent en général pour modifier les surfaces et cicatriser les chairs. Aussi ces eaux sont-elles d'un usage journalier de la part des propriétaires et des paysans de la vallée.

Le moment n'est pas loin où les eaux de Gazost prendront place parmi les premières sources des Pyrénées. Comme elles se conservent parfaitement en bouteilles, je ne doute pas non plus qu'elles ne soient bientôt utilisées pour l'exportation.

CAUTERETS
(Hautes-Pyrénées).

On peut se rendre des Eaux-Bonnes à Cauterets à travers la montagne, en passant par le col de Torte : c'est une excursion pleine d'intérêt, mais qu'un malade se gardera bien d'entreprendre, car elle est fatigante et rude ; mieux vaut revenir sur ses pas pour aller rejoindre la grande route de Pau. Celle-ci est magnifique dans toute sa longueur, et offre, surtout dans la vallée d'Argelès, les plus ravissantes perspectives. Mais, à Pierrefitte, la vallée se change en une gorge escarpée, d'où partent, dans des directions opposées, deux défilés, tous les deux praticables aux voitures : vous prenez celui de droite pour venir à Cauterets.

La route, depuis Pierrefitte, longe le gave, qu'on entend gronder à une immense profondeur. Malgré la beauté des arbres dont elle est ombragée, et la variété des sites qu'elle traverse, elle m'a paru un peu monotone.

Cauterets est une assez jolie petite ville située dans

une vallée longue, étroite, sinueuse, qui se dirige du nord au midi, et que domine au levant et au couchant une double chaîne de montagnes. Il y pleut souvent, et les brouillards y sont le matin d'une extrême fréquence : aussi le climat de Cauterets est-il moins favorable que celui des Eaux-Bonnes aux personnes malades de la poitrine.

Les sources thermales de Cauterets sont au nombre de treize. Leur chaleur varie depuis 30 jusqu'à 55 degrés centigrades, et leur sulfuration depuis $0^{gr.},0055$ jusqu'à $0^{gr.},0308$ de sulfure de sodium. Cette extrême diversité dans les propriétés physiques et chimiques des eaux leur communique des vertus différentes, et par conséquent fournit au médecin des ressources thérapeutiques infiniment variées. Mais à côté de ces avantages existe un grand inconvénient : c'est qu'aucune de ces sources ne jaillit à Cauterets même ; elles sont disséminées dans les environs, et quelques unes à d'assez grandes distances de la ville.

Nous diviserons en deux groupes les sources qui se trouvent à l'est, et celles qui se trouvent au midi de Cauterets. Cette division n'est pas seulement topographique, elle est fondée également sur certains caractères bien tranchés. Ainsi les sources de l'est sont en général plus sulfureuses et moins thermales que celles du midi : nous verrons également que leurs propriétés offrent quelques différences.

Sources de l'Est.

Au nombre de sept. Ce sont : César, les Espagnols,

Pauce-Vieux, Pauce-Neuf, César-Vieux, Bruzaud et Rieumizet.

César, les Espagnols. — Ces sources ont leur griffon sur un point assez élevé de la montagne appelée pic du Bain, et de là elles sont conduites par un aqueduc de 300 mètres, construit à fleur de terre, jusqu'à l'établissement thermal. L'aménagement de ces sources est assez convenable : dans un aussi long trajet, elles conservent à peu près intactes leurs qualités physiques et chimiques. A la buvette, César (1) marque 42 degrés centigrades ; les Espagnols, 43.

Les thermes de la ville forment un beau bâtiment, bien distribué, tout neuf, d'une gracieuse architecture, qui contient quatre douches et vingt cabinets de bain, répartis également entre les deux sources ; seulement aux Espagnols il y a, de plus qu'à César, une douche écossaise. Les cabinets, au lieu d'être précédés d'un simple corridor, communiquent avec une grande salle couverte, où l'air se renouvelle sans que les malades, au sortir du bain, soient exposés au froid. On a voulu, par cette disposition, donner issue au gaz qui s'échappe de l'eau sulfureuse, et empêcher qu'il vicie l'atmosphère, en s'accumulant dans la pièce où est le baigneur. Les douches sont alimentées par le grand réservoir placé dans les mansardes de l'établissement : comme la hauteur de ce réservoir est de dix mètres, on peut donner à la chute d'eau une force considérable.

---

(1) Cette source, dite *de César*, n'est pas la vieille et célèbre source du même nom. Elle provient de diverses sources découvertes récemment près du griffon des Espagnols, et qu'on a réunies en une seule.

D'importantes améliorations dans l'aménagement des sources ont été indiquées par M. François, et quelques unes sont déjà en voie d'exécution. Ainsi, par exemple, on a remplacé par un appareil de serpentinage le refroidissement spontané des eaux qui se faisait auparavant dans le réservoir de ceinture, avec perte presque entière des principes sulfureux.

C'est la source des Espagnols qui fournit aux bains de pieds dont on fait à Cauterets un si fréquent usage.

La source de César et celle des Espagnols sont presque exclusivement réservées au traitement des rhumatismes, des dartres et des scrofules. Comme ce sont les plus actives de Cauterets, il ne faut les prescrire qu'aux personnes d'un tempérament peu irritable : on les prend en boisson et en bains. César, qui est un peu moins sulfureux que les Espagnols, car il contient $0^{gr.},0179$ de sulfure et les Espagnols $0^{gr.},0200$, est surtout employé en boisson.

Pauce-Vieux, Pauce-Nouveau. — Ces deux sources jaillissent au haut de la montagne, où elles sont reçues chacune dans un bâtiment spécial, avec douches et cabinets de bain : pour y arriver, il faut suivre un sentier tortueux et très roide, dont l'aspect indique la plus complète incurie. Les malades qui veulent s'y faire porter n'ont d'autres véhicules que de petites baraques mal fermées, qui livrent passage à l'air et exposent aux regards des curieux. On ne comprend pas qu'une ville telle que Cauterets, qui doit toute sa richesse à l'affluence des étrangers, fasse si peu, je ne dis pas pour leur agrément, mais seulement pour leur commodité.

Pauce-Nouveau a 46 degrés et contient $0^{gr.},0247$ de sulfure ; Pauce-Vieux a un degré de moins : sa sulfuration est de $0^{gr.},0279$.

Les deux Pauces sont à peu près employés dans les mêmes cas que César et les Espagnols ; seulement leur action est plus douce. Ce sont les sources auxquelles on donne la préférence dans le traitement des affections syphilitiques constitutionnelles.

Quant à *César-Vieux*, dont le griffon se trouve tout à côté, c'est peut-être la meilleure source de Cauterets. Les malades vont y boire, mais on ne s'y baigne pas : cette source a 49 degrés et $0^{gr.},0308$ de sulfure. Elle est surtout conseillée contre le catarrhe chronique des vieillards et certaines formes de l'asthme. On peut même dire que le traitement de l'asthme constitue sa spécialité, à la condition, bien entendu, que cette affection soit indépendante de toute maladie organique du cœur ou des gros vaisseaux.

Bruzaud. — L'eau minérale, qui est à son point d'émergence presque aussi sulfureuse que celle de César-Vieux, la plus forte de toutes, est conduite à quelques pas des thermes de la ville, dans un petit bâtiment qui contient une douzaine de cabinets de bain et des douches. Elle parcourt ainsi un trajet de 180 mètres, mais son aménagement est si mal ordonné qu'elle n'est plus sulfureuse à son arrivée dans les baignoires : l'air, en pénétrant dans les aqueducs, a décomposé le sulfure de sodium. Cette altération du principe sulfureux, par cela même qu'elle fait prédominer le principe alcalin, rend utile l'emploi de cette source dans divers cas où les eaux franchement sulfureuses eussent été trop excitantes. C'est ainsi qu'on la prescrit avec succès contre certains embarras de la circulation abdominale, surtout à la suite des fièvres intermittentes, et contre certains engorgements du col de l'utérus.

On l'administre en bains et spécialement en douches ascendantes. Température, 36 degrés.

Rieumizet. — Source assez insignifiante, et sans action thérapeutique sensible. Treize baignoires; pas de douches. Ce n'est, comme Bruzaud, qu'une eau sulfureuse dégénérée, mais plus faible, car, sa température n'étant que de 25 degrés, il faut chauffer l'eau du bain, ce qui altère encore ses principes minéralisateurs. On l'ordonne quelquefois au commencement de la cure, pour préparer aux bains sulfureux, ou dans le courant du traitement, quand ceux-ci ont une action trop active.

Sources du Midi.

Il y en a six, qui sont : la Raillère, le petit Saint-Sauveur, le Pré, Mahourat, les OEufs et le Bois.

La Raillère. — Cette source, la plus renommée de Cauterets et la rivale des Eaux-Bonnes, est située à vingt minutes de distance de la ville, dans un élégant bâtiment décoré d'un portique de marbre, contenant vingt-trois baignoires, une douche et une buvette : un chemin tout neuf et bien entretenu y conduit. C'est la première source sulfureuse qu'on rencontre en se dirigeant vers la partie méridionale. Tous les matins, une longue file de malades s'y rendent pour boire, se baigner et prendre de l'exercice.

L'eau de la Raillère est abondante, limpide, onctueuse au toucher, d'une saveur douceâtre : sa température est de 41 degrés au griffon, et de 39 à la buvette. Elle contient par litre $0^{gr.},0192$ de sulfure.

On la prescrit, comme les Eaux-Bonnes, dans les affections catarrhales et tuberculeuses des voies respiratoires, et elle exige dans son emploi les mêmes précautions et la même réserve. Je ne puis donc que renvoyer, pour les indications thérapeutiques, à ce que j'ai dit en parlant de la source Vieille (1); seulement je vais indiquer ici quelques uns des caractères différentiels de ces deux sources, afin que le médecin, appelé à faire un choix, ne confie rien au hasard et sache quels sont les cas où il devra préférer les Eaux-Bonnes à la Raillère, et *vice versâ*.

Les eaux de la Raillère sont beaucoup moins actives et moins excitantes que les Eaux-Bonnes : sous ce rapport, l'analyse chimique est d'accord avec l'observation, puisqu'elles renferment moins de principes sulfureux.

Les Eaux-Bonnes paraissent influencer d'une manière plus spéciale l'appareil pulmonaire ; celles de la Raillère, au contraire, ont une action plus diffuse, et, qu'on me pardonne l'expression, se rendent moins directement à leur adresse. Si donc le poumon est surtout entrepris, vous préférerez les premières, tandis que les secondes conviendront mieux si l'affection est moins localisée.

L'hémoptysie est un accident beaucoup plus fréquent aux Eaux-Bonnes qu'à la Raillère. Cela tient

(1) Page 49 et suivantes.

probablement à la différence d'activité des deux sources ; mais il faut peut-être aussi en chercher la cause dans le mode d'administration de l'eau minérale elle-même. Nous avons vu qu'aux Eaux-Bonnes on se baigne fort peu ; à la Raillère, la température de la source et son abondance permettent qu'on fasse un usage journalier des bains et des demi-bains. Pour ceux-ci, qui sont le plus fréquemment employés, le malade est assis dans la baignoire, la poitrine et les bras couverts de flanelle, l'eau arrivant jusqu'à l'ombilic. En appelant ainsi le sang à la peau et vers la région sous-diaphragmatique, on tempère le mouvement fluxionnaire que l'usage intérieur de l'eau minérale détermine du côté des organes pectoraux. Ce traitement révulsif est encore secondé par les bains de pieds qu'on va prendre aux Espagnols.

La Raillère est une précieuse ressource pour certains malades qui ne peuvent boire les Eaux-Bonnes, même réduites aux doses les plus minimes; mais, comme elle renferme plus de barégine, elle est quelquefois un peu plus lourde à l'estomac.

Nous avons dit, au début de ce travail, que la médecine vétérinaire offre souvent d'utiles renseignements à la médecine appliquée à l'homme, et, pour démontrer que les guérisons obtenues aux sources minérales ne sont pas dues seulement aux influences morales, nous avons parlé des bons résultats que les eaux de Cauterets produisent dans quelques maladies des chevaux. En effet, tous les ans, on y en amène un certain nombre qui sont atteints de bronchites chroniques très opiniâtres, avec inappétence, diarrhée, amaigrissement et spermatorrhée ruineuse. Ce sont surtout des étalons des haras de Tarbes et de Pau (1). Ces animaux boivent avec une grande avidité les eaux de la Raillère, et, au bout d'une huitaine de jours, les digestions s'améliorent, la toux se dissipe, les forces reviennent, l'embonpoint augmente et les pertes séminales elles-mêmes finissent par disparaître.

La source de la Raillère est moins exclusivement que les Eaux-Bonnes consacrée au traitement des maladies de poitrine ; cependant c'est là aussi sa spécialité.

Le petit Saint-Sauveur. — Pour s'y rendre, au sortir de la Raillère, on traverse une passerelle jetée sur le gave ; en face, est l'établissement renfermant quinze baignoires. C'est l'eau minérale la moins chaude et la moins sulfureuse de toutes celles de Cauterets ; elle contient beaucoup de barégine. Par ses propriétés adoucissantes, elle rappelle la source de la vallée de Luz dont elle a pris le nom. Cette eau est utile dans certaines affections nerveuses caractérisées par l'irritabilité, et certaines leucorrhées entretenues par un état subinflammatoire : on ne l'emploie qu'en bains et en douches.

Une particularité assez curieuse et tout à fait inexpliquée, c'est qu'en chauffant l'eau du petit Saint-Sauveur, le principe sulfureux semble augmenter. Ainsi la température naturelle de la source est de 29 degrés, et sa sulfuration de $0^{gr.},0099$. Portez cette

---

(1) Depuis 1849, l'administration a suspendu ces envois, afin d'éviter les frais de déplacement. Je doute que ce soit une économie bien entendue.

température à 60 degrés et analysez de nouveau, vous trouverez 0^{gr},0149 de sulfure.

Le Pré. — Située sur un point un peu plus élevé que Saint-Sauveur, cette source a 47 degrés et 0^{gr},0223 de sulfure. Peu usitée, et seulement contre quelques affections rhumatismales légères.

Mahourat. — En face de la cascade du même nom. C'est une petite chute d'eau très chaude (51 degrés) qu'on puise dans une crevasse de rochers, sur les bords mêmes du gave ; elle contient 0^{gr},0162 de sulfure. Sa spécialité pour les affections d'estomac est aussi célèbre dans le pays que celle de la Raillère pour les maladies de poitrine : c'est ce qui explique le nombre considérable de montagnards, même Espagnols, qu'on y rencontre à toutes les heures de la journée. Du reste, cette confiance populaire est justifiée par l'événement. J'ai vu plusieurs malades que cette source avait parfaitement guéris de gastralgies très opiniâtres, qu'entretenait une sorte d'inertie de la muqueuse intestinale. Quand les eaux de la Raillère ne sont que difficilement supportées, on leur associe celles du Mahourat qui en facilitent la digestion.

On n'en fait usage qu'en boisson, et il serait impossible d'y former un établissement; car, ainsi que l'indique son nom de *Mahourat,* elle jaillit dans un *mauvais trou.* C'est pourtant là qu'une consultation restée célèbre avait envoyé le doyen de la Faculté, M. Orfila, *pour qu'il y prît les bains!*

Les OEufs. — La source des OEufs est à quelques pas au-dessus de la cascade du Mahourat. Température, 55 degrés; sulfuration, 0^{gr},0191. C'est la plus chaude de Cauterets. Son nom lui vient du peu de temps qu'on présume qu'il faudrait pour y cuire un œuf; elle sourd dans le lit même du torrent, sous un rocher, où elle se perd dans le gave. Il est dangereux d'aller la visiter, les pierres qui l'entourent étant couvertes d'une couche de barégine qui rend leur surface très glissante.

Le Bois. — Très joli petit établissement, élevé sur le sommet d'un rocher qui domine la vallée. Il y a quatre cabinets de bain et deux piscines munies de douches : température, 42 degrés; sulfuration, $0^{gr},0161$. La source est éloignée de Cauterets de trois kilomètres, ce qui est d'autant plus fâcheux qu'on y traite surtout des rhumatisants. Ces eaux paraissent convenir pour les rhumatismes nerveux affectant les organes intérieurs par suite de métastases; plus que les autres sources, elles ont de la tendance à rappeler les douleurs vers leur siége primitif. On m'a cité de très belles cures obtenues ainsi à l'aide de bains prolongés de piscine, combinés avec la douche.

Elles sont fort utiles également contre certaines syphilides légères pour lesquelles des eaux plus sulfureuses seraient trop excitantes.

Telles sont les vertus spéciales attribuées par les médecins de la localité à chacune des sources de Cauterets. Malgré la confiance que m'inspire leur témoignage, je ne puis m'empêcher de croire qu'il y a un peu d'arbitraire dans ces distinctions, dont quelques unes vont jusqu'à la subtilité. Rarement les eaux d'une même espèce, et probablement d'une même origine, offrent des lignes de démarcation aussi nettes, aussi tranchées. Quoi qu'il en soit, ces sources devront suffire à un grand nombre d'indications thérapeutiques, d'autant plus qu'on peut les varier suivant les circonstances. Mais qu'on ne croie pas qu'elles puissent remplacer toujours les autres eaux minérales des Pyrénées; Luchon, Baréges, Bonnes ont, dans certains cas, un degré d'efficacité qu'aucune source de Cauterets ne saurait atteindre.

C'est surtout à Cauterets que j'ai vu faire usage de la douche écossaise : cette douche rend de grands services dans les faiblesses du rachis, quelquefois même dans la paraplégie commençante. Pour l'administrer, on fait arriver sur la colonne vertébrale et les membres une ondée d'eau minérale, alternativement chaude et froide, de manière à produire un vif saisissement. Parmi les cures les plus remarquables, on cite celle de Louis Bonaparte, ancien roi de Hollande, qui offrait déjà les symptômes d'une maladie de la moelle épinière. Le même moyen est employé avec succès contre certaines névroses du col de la vessie, mais alors on dirige spécialement la douche vers le périnée et la région hypogastrique.

Cauterets est un séjour fort peu animé. Il n'y a point d'endroit de réunion pour les baigneurs, car on ne peut donner ce nom aux deux modestes pièces dont se compose le cercle Dupont; chacun vit chez soi, et il n'y a réellement pas de société.

Les environs de Cauterets sont très intéressants. Qui n'a entendu parler du Pont d'Espagne, avec ses ravissantes cascades, et du lac de Gaube? Le site connu sous le nom de Grange de la Reine Hortense offre un charmant point de vue sur toute la vallée d'Argelès. Mais la plupart de ces excursions sont éloignées et fatigantes, ce qui oblige beaucoup de malades à se contenter de la grande route de Pierrefitte ou de ce qu'on appelle un peu ambitieusement la Promenade du Parc.

Transport (le *Vieux-César* et la *Raillère*). — Bouteilles de demi-litre et de quart de litre, capsulées.

Ces eaux se conservent bien. On les emploie à la dose d'un à deux verres, le matin ; le Vieux-César, dans les affections asthmatiques ; la Raillère, dans les maladies de poitrine. Mêmes précautions que pour les Eaux-Bonnes. La Raillère est préférable à cette dernière source quand on peut craindre l'hémoptysie.

SAINT-SAUVEUR
(Hautes-Pyrénées).

Des deux défilés qui partent de Pierrefitte, celui de droite, avons-nous dit, conduit à Cauterets ; c'est celui de gauche qu'il faut prendre pour aller aux eaux de Saint-Sauveur.

Je n'essaierai pas de décrire cette route audacieusement taillée dans le roc, qu'elle brise quand elle ne peut s'y appuyer, soutenue par des voûtes escarpées qui surplombent le torrent, passant sept fois d'une rive à l'autre, sur autant de ponts de marbre, pour trouver des pentes moins rebelles. Comme perspective, elle laisse seulement apercevoir, au milieu de cette affreuse gorge, un point étroit du firmament et le lit du gave qu'on entend mugir, alors que l'œil ne saurait en sonder la profondeur. Nulle habitation, nulle trace de culture; de toutes parts des montagnes arides, déchirées, schisteuses, dont la cime est blanche et ardue comme des glaciers.

C'est en 1732 que d'Etigny fit commencer cet admirable travail, qui fut terminé en 1746. On comprend qu'il suffirait d'un essieu brisé, d'une pierre oubliée sur la voie, d'un cheval qui s'emporterait, pour faire rouler les voitures dans l'abîme : cependant je ne sache pas qu'on ait eu jusqu'ici aucune catastrophe semblable à déplorer.

A mesure qu'on approche de Luz, le double rempart formé par les montagnes s'élargit, la végétation reparaît, les champs se peuplent et s'animent; bientôt enfin, comme au sortir d'un cauchemar, on se trouve transporté au milieu d'un ravissant paysage. C'est la vallée de Luz.

Pour aller à pied du petit hameau de Luz à celui de Saint-Sauveur, il faut environ vingt minutes. On traverse le gave sur un joli pont de marbre.

Saint-Sauveur est situé et en quelque sorte suspendu à mi-côte de la montagne de l'Aze. Ce n'est qu'en entamant le rocher avec la mine qu'on a pu creuser un emplacement suffisant pour y bâtir le village actuel. Dans la première partie de la rue unique qui le forme, il n'y a qu'une rangée de maisons encaissées dans les excavations de la montagne; plus loin, une seconde rangée a été construite sur les bords mêmes du gave de Gavarnie, très profond et très large en cet endroit, et elle s'étend parallèlement à la première, dont la vue se trouve ainsi masquée. Vers le milieu de cette seconde rangée est l'établissement thermal.

La source de Saint-Sauveur jaillit des fentes d'un rocher, de l'autre côté de la rue et en face de l'établissement où elle est portée par des conduits en marbre; elle est claire, limpide, onctueuse au goût et au toucher. Sa température au griffon est de 34 degrés; elle contient $0^{gr},0253$ de sulfure de sodium.

On est frappé de l'élégance à la fois simple et gracieuse de l'établissement minéral. C'est un péristyle disposé en rectangle, orné de colonnes corinthiennes et offrant un charmant coup d'œil sur le gave de Gavarnie : autour de la terrasse se trouvent seize cabinets de bains, deux douches ascendantes et une buvette. Il serait très facile de transformer cette terrasse en une sorte de salon d'attente qui mettrait les malades à l'abri des courants d'air auxquels ils sont exposés au sortir du bain.

Les eaux de Saint-Sauveur donnent à la peau la sensation d'une liqueur oléagineuse, tant est grande la quantité de barégine qu'elles tiennent en suspension. Elles conviennent surtout dans les affections nerveuses, qui sont l'apanage des personnes du monde, et que ne connaît pas l'ouvrier dont la sensibilité se fortifie ou s'émousse à de pénibles labeurs. Les bains amènent rapidement le bien-être et le calme; ils agissent tout à la fois par leurs principes onctueux et par leur température un peu basse, l'eau ayant perdu une partie de son calorique dans ses conduits et dans ses réservoirs.

On voit à Saint-Sauveur beaucoup de femmes atteintes de flueurs blanches et d'affections utérines, caractérisées surtout par le relâchement des ligaments et l'engorgement du col. Sous l'influence des bains et des injections vaginales, on obtient chaque année les cures les plus remarquables : aussi le médecin-inspecteur, M. Fabas, me disait-il que la plupart des malades laissent leur pessaire à Saint-Sauveur. On cite même des cas de guérison, alors qu'il existait déjà de légères excoriations au col de la matrice. Bien entendu cependant qu'il ne faudrait pas recourir aux eaux pour des dégénérescences organiques positives, car elles ne feraient qu'aggraver la maladie.

Les affections des voies urinaires se trouvent très bien également des eaux de Saint-Sauveur. On rapporte que l'abbé de Bézégua, professeur à l'Université de Pau, souffrait depuis longtemps dans la région des reins et de la vessie, lorsqu'il vint prendre ces eaux, qui n'étaient fréquentées encore que par les habitants de la vallée; guéri complétement et en très peu de temps, il écrivit un mémoire où il exalta les vertus de la source. Telle paraît avoir été l'origine de la réputation des eaux de Saint-Sauveur.

Ces eaux réussissent surtout dans les affections catarrhales de la vessie pour lesquelles les eaux salines seraient inefficaces ou même irritantes; elles rendent les urines plus douces, plus abondantes, et modifient la vitalité de la muqueuse, dont elles ramènent la sécrétion à ses conditions normales. Elles sont utiles encore pour favoriser la résolution de certains engorgements de la prostate.

C'est à tort qu'on a prétendu qu'elles étaient pesantes à l'estomac : elles sont au contraire assez facilement digérées, ce qu'il faut attribuer sans doute à la quantité de gaz azote qu'elles contiennent, et qu'on voit se dégager dans le verre en pétillant.

L'établissement thermal ne possède qu'une source. Vis-à-vis et à quelques minutes de distance, on trouve, en gravissant la côte, une autre source sulfureuse, dite de la Hontalade, qui n'a que 18 degrés. Employée avec avantage dans les gastralgies : elle ne sert, comme le Mahourat, qu'en boisson.

La nature a été si prodigue envers Saint-Sauveur, que les habitants ont cru ne devoir rien faire pour l'agrément des étrangers. Sans doute la promenade a ses charmes, surtout quand vous êtes au milieu d'une riche végétation, d'une atmosphère pure, et tout près des merveilles de Gavarnie : mais, lorsqu'arrive le soir, il est de ces délassements de société qui ont aussi leur valeur et qui deviennent quelquefois pour les personnes du monde un besoin véritable. A Saint-Sauveur il n'y a pas un seul endroit pour se réunir ! C'est d'autant plus fâcheux, que vous ne voyez là ni rhumatismes, ni dartres, ni ankyloses, mais beaucoup d'affections nerveuses; or, quand les nerfs sont malades, l'ennui est peut-être aussi à redouter que l'excès même des distractions.

BARÉGES
(Hautes-Pyrénées).

Baréges est situé à sept kilomètres de Luz, sur la rive gauche d'un gave impétueux, le Bastan, dans l'endroit le plus affreux et le plus sauvage qu'on puisse imaginer. Ce n'est ni un bourg ni un hameau, c'est plutôt un lieu de campement ; cependant les maisons ont assez bonne apparence. Mais vers le milieu de la longue rue qui constitue Baréges, elles sont remplacées par des baraques en bois, qu'on démonte, à la fin de chaque saison, pour les remonter de nouveau au printemps suivant. C'est que, pendant l'hiver, leur emplacement servira de lit aux avalanches, ainsi que l'indique la direction des ravins creusés profondément au flanc de la montagne qui domine Baréges. Le pic d'Ayré, recouvert de hêtres vigoureux, protége le reste du village contre la chute des neiges et des glaces. Aussi une ancienne loi punissait-elle de mort l'imprudent qui aurait osé porter la cognée dans ce bois sacré.

Baréges ne possède aucun monument ancien, aucune légende historique. Sa renommée est toute moderne : il la doit au voyage de madame de Maintenon, qui, en 1675, y conduisit le duc du Maine par les sentiers étroits et tortueux du Tourmalet (1). Le jeune prince était un peu lymphatique et avait un commencement de pied-bot. Les eaux fortifièrent sa constitution, sans guérir la difformité, mais elles furent surtout fort utiles à madame de Maintenon, puisque la grâce et le charme des *bulletins* qu'elle adressait à Louis XIV préparèrent les voies de son étonnante fortune.

Les eaux de Baréges sont limpides et douces au toucher ; leur saveur, franchement hépatique, laisse un

(1) Baréges n'était autrefois abordable que par le Tourmalet. Aujourd'hui l'accès en est très facile par la magnifique route de Luz, que Polard fit construire.

arrière-goût fade et nauséabond : elles exhalent une forte odeur d'hydrogène sulfuré.

C'est à Baréges que Longchamp a, pour la première fois, signalé et étudié la substance azotée que pour cette raison il appela *barégine*, et qu'on a retrouvée depuis dans toutes les eaux sulfureuses des Pyrénées.

Les sources de Baréges sont au nombre de neuf, dont huit jaillissent dans l'établissement. Quant à la neuvième, ou source Barzun, elle se trouve à 500 mètres du village, sur la droite du chemin qui mène à Luz.

Les huit sources de l'établissement sont, par ordre de température et en même temps de minéralisation :

	centigr.	gram.
La Chapelle.	31	0,0185 sulf.
Genecy.	32	0,0220 —
Dassieu.	35	0,0244 —
Le Fond	36	0,0250 —
Bain-Neuf	37	0,0345 —
Polard	38	0,0254 —
L'Entrée	40	0,0370 —
Le Tambour ou la Douche.	45	0,0436 —

Ces sources sont, avec celles de Luchon, les plus sulfureuses des Pyrénées.

Signalons dès maintenant un fait très important, savoir, que la chaleur de ces différentes sources est graduée de manière que, pour les employer en boisson ou en bains, il n'est nécessaire ni de les réchauffer, ni de les laisser refroidir : on les utilise immédiatement; par conséquent elles ne peuvent avoir subi la moindre altération. Notons encore qu'elles ont chacune un degré différent d'activité, et qu'on peut varier ainsi la force des bains sans toucher en rien à la composition de l'eau minérale.

Il existe entre la température de ces sources et leur degré de sulfuration, un rapport tel que les plus chaudes sont en même temps les plus sulfureuses. C'est probablement à cette double cause qu'il faut rattacher l'extrême activité de la principale source, celle du Tambour, qui opère chaque année tant de cures merveilleuses, et a fait à elle seule la renommée de Baréges.

Ce qui m'a le plus frappé de Baréges, c'est moins peut-être l'aspect sauvage de la contrée que l'extrême parcimonie qui a présidé à l'aménagement des sources. Comment! Au lieu d'un édifice thermal en rapport avec la juste célébrité des eaux et l'affluence des malades qui s'y rendent des pays les plus lointains, vous ne trouvez qu'un misérable bâtiment dont les étroits compartiments, disposés dans des espèces de caves, ont à peine de la lumière et de l'air! Il y a d'urgentes et indispensables améliorations à introduire. L'exiguïté du local oblige beaucoup de personnes à se baigner la nuit, et la communauté de certaines pièces établit de perpétuels contacts entre les malades civils et ceux de l'hôpital militaire : or on sait combien l'habitude du commandement et la susceptibilité de l'uniforme entraînent d'exigences.

On ne compte dans l'établissement que seize cabinets de bain, et quels cabinets! On ne peut se faire l'idée d'un pareil délabrement. Il y a également trois piscines, qui sont : la piscine militaire, la piscine civile et la piscine des pauvres.

Les deux premières sont alimentées presque en totalité par l'eau qui vient de servir aux bains de baignoires : la piscine militaire reçoit de plus l'eau de la grosse douche. Chacune peut contenir tout au plus de douze à quinze personnes. Leur température varie entre 35 et 40 degrés centigrades. L'eau n'y est point stagnante : elle est renouvelée, en partie pendant le bain, et complétement dans l'intervalle des baignées.

Pour quiconque a vu les magnifiques piscines de Sextius, d'Aix en Savoie, de Néris et de Luchon, l'aspect de celles de Baréges a quelque chose de réellement affligeant. Elles sont basses, incommodes, obscures : on y respire un air étouffant, que vicient tout à la fois les émanations des malades et les gaz qui s'échappent de l'eau minérale.

Que dire de la piscine des pauvres? Elle sert de déversoir aux deux autres, et par conséquent l'eau qu'elle reçoit en est à sa troisième édition.

La buvette est située dans un petit enfoncement, au-dessous du niveau du sol, de sorte que les malades infirmes ne pourraient que difficilement y puiser : aussi un petit pâtre se tient-il près de la source pour remplir les verres.

Quant aux douches, elles sont au nombre de deux. La grosse douche, qu'alimente la source du Tambour, est une nappe d'eau, assez volumineuse, qui s'échappe d'un robinet ouvert à hauteur de l'épaule et tombe continuellement dans une petite pièce, qu'elle transforme en une sorte d'étuve : il n'y a aucun ajutage spécial, pas même un tuyau ou un arrosoir. Le malade s'assied sous la douche et la reçoit sur les endroits affectés. Veut-il obtenir un choc plus fort, il est obligé de s'étendre tout de son long sur la dalle qui n'est recouverte que d'un peu de paille. Par l'évaporation de l'eau minérale, la chaleur le pénètre de toute part, sa peau ruisselle, et il respire un air très chargé d'éléments sulfureux. Comme la douche n'a pas plus d'un mètre d'élévation, son action, d'ailleurs si puissante, dépend beaucoup moins de la force de la chute que de la température de l'eau, de son volume et de ses principes minéralisateurs.

La petite douche, qui a un diamètre bien plus faible, est alimentée par la même source que la grosse douche ; elle est plus éloignée du griffon, de sorte que sa chaleur est moindre d'un degré.

Tout le monde se sert des mêmes douches. C'est un très grand inconvénient auquel on obvie le plus possible, en assignant des heures différentes aux militaires et aux *bourgeois*.

On comprend que, dans de semblables conditions, les malades qui se rendent à Baréges sont réellement des malades sérieux. Heureusement que les sources justifient, chaque année, par les guérisons les plus admirables, la célébrité dont elles jouissent, et qu'elles font pardonner ainsi le vice de leur aménagement, auquel, du reste, on va bientôt remédier. D'après le projet de M. François, qui vient d'être adopté, on pratiquera un système de dégagement des griffons, combiné avec une ceinture de pression hydrostatique extérieure. En outre, des galeries souterraines seront ouvertes au sud-est des thermes pour en rechercher et capter les eaux sulfureuses dont l'existence est maintenant révélée. Ce qui, en effet, manque surtout à Baréges, c'est un volume suffisant d'eau minérale, le débit des sources actuelles réunies ne s'élevant pas au delà de 150 à 160 mètres cubes par vingt-quatre heures. Enfin l'établissement thermal sera complétement reconstruit sur un plan tout à fait nouveau. L'avenir de Baréges est intéressé à la prompte exécution de ces travaux.

Les eaux de Baréges sont éminemment excitantes. Elles activent tous les systèmes, augmentent toutes les sécrétions, et, au bout de peu de jours, produisent un mouvement fébrile dont il faut, autant que possible, prévenir l'intensité en commençant par les sources les plus tempérées. Elles conviennent surtout aux constitutions lymphatiques et scrofuleuses. S'il existe des signes de pléthore, ne pas oublier que plus d'une fois elles ont paru porter leur action sur la circulation cérébrale. C'est ainsi que Bordeu, qui pourtant les connaissait très bien, mourut d'apoplexie (1) peu de temps après en avoir fait usage.

On traite avec succès, à ces eaux, un grand nombre de maladies qui se trouveraient également bien de celles de Cauterets, de Luchon, ou même des sources salines. Aussi ce qu'il nous importe surtout de connaître, c'est la classe particulière d'affections qui est plus directement du domaine de Baréges, que ses

(1) On le trouva, un matin, mort dans son lit, ce qui fit dire à madame du Deffant : « La mort avait tellement peur de Bordeu, qu'elle l'a frappé pendant son sommeil. »

eaux guérissent le mieux, celle qui, pour employer l'expression consacrée, constitue leur spécialité.

Les eaux de Baréges sont souveraines dans le traitement des vieilles blessures. Ce sont aujourd'hui les véritables eaux d'*Arquebusade* (nom qu'on donnait autrefois aux Eaux-Bonnes), et peu de corps étrangers, soit projectiles, soit séquestres, résistent à leur action expulsive. Le mécanisme par lequel s'opère cette élimination est des plus curieux. Sous l'influence des bains, les chairs fongueuses et blafardes, qui tapissent si souvent l'orifice des trajets fistuleux, se recouvrent d'une pellicule blanchâtre, extrêmement ténue, rappelant assez la cautérisation superficielle par l'azotate d'argent. Il est probable qu'ici le caustique n'est autre chose que la soude en dissolution dans l'eau sulfureuse. Cette pellicule se détache, et les tissus offrent déjà un aspect plus vivant : à chaque nouveau bain, le même phénomène se reproduit. Mais en même temps que la plaie extérieure s'améliore, les parois de la fistule se raffermissent, se rapprochent; elles pressent le corps étranger et le chassent peu à peu de sa cavité, jusqu'à ce que, complétement sorti, une cicatrice définitive recouvre la place qu'il occupait.

Il ne faut pas désespérer de l'action curative de ces eaux, par cela seul que le corps étranger paraîtra trop volumineux ou enchatonné trop profondément dans les chairs. M. Pagès, le médecin inspecteur, m'a cité des cas de guérison si extraordinaires qu'on ne saurait réellement quelle limite assigner à la puissance des sources de Baréges.

Et je ne parle pas seulement ici des blessures faites par des projectiles de guerre. Les accidents par cause externe, les chutes, les contusions, ayant amené des suppurations intarissables, l'exfoliation ou la carie des os, la dénudation des tendons, en obtiennent aussi d'excellents effets.

Pourquoi les blessures guérissent-elles mieux ici qu'à Luchon, dont les eaux si actives offrent tant d'analogie avec celles de Baréges? Il y a là quelque chose que nous ne saurions expliquer. Peut-être faut-il en chercher une des principales causes dans la manière différente dont jusqu'ici on administrait les bains. A Baréges, on se baignait plutôt dans les piscines ; à Luchon, c'était dans des baignoires. Quelque répugnance qu'inspirent tout d'abord les bains en commun, surtout quand ils sont aussi mal organisés, il est d'observation que, sous cette forme, l'eau sulfureuse a une efficacité plus grande. Demandez aux médecins en position de comparer les résultats, leur témoignage sera unanime. On comprend du reste qu'une plaie qui est arrosée par un courant sans cesse renouvelé se trouve dans des conditions plus favorables que celle qui subit simplement le contact d'un milieu toujours le même. En effet, les principes constituants de l'eau minérale devront, à raison de ce renouvellement continuel, s'y présenter en plus grande abondance, et par suite exciter la surface malade d'une manière plus soutenue. Mais faut-il admettre également, ainsi qu'on l'affirme très sérieusement à Baréges, que les piscines doivent une partie de leurs vertus à cette circonstance même que l'eau qui les alimente n'est plus précisément vierge? C'est, à mon avis, prendre trop bien les choses, et je ne vois pas quel grand bénéfice l'eau minérale peut retirer d'une semblable pérégrination dans les baignoires, ni l'avantage des emprunts qu'elle peut y faire.

Les eaux de Baréges rendent encore de grands services contre les vieilles entorses, les rétractions musculaires et tendineuses, les cicatrisations incomplètes, les roideurs articulaires et les engorgements consécutifs aux fractures et aux luxations.

Bon nombre de paraplégiques guérissent chaque année aux eaux de Baréges : bien entendu qu'il n'existait chez eux aucune altération organique de la moelle épinière ou de ses enveloppes.

Ces eaux jouissent aussi d'une réputation méritée dans le traitement des maladies syphilitiques invétérées et des intoxications par l'abus du mercure.

On voit à Baréges beaucoup de personnes atteintes d'ulcérations herpétiques et autres variétés de dermatoses, qui éprouvent un soulagement notable ou une guérison complète, du moins en apparence.

Mais les affections pulmonaires, catarrhales ou tuberculeuses, l'asthme, les maladies de l'encéphale et la nombreuse classe des névroses, ne s'amendent point ou plutôt elles s'aggravent par l'usage de ces eaux. Il en est de même de la goutte, dont elles réveillent et exaspèrent les accès. Quant aux rhumatismes, lorsqu'ils résident dans le tissu musculaire, l'eau minérale leur est utile; mais s'ils ont pour siége les articulations, il est à craindre que la stimulation devienne trop vive, et qu'elle ne puisse ensuite se calmer.

Les eaux de Baréges sont surtout employées sous forme de bain : cependant, depuis Bordeu, on en fait aussi usage à l'intérieur. Bues à la dose de trois ou quatre verres, elles sont facilement absorbées, et, par l'activité qu'elles impriment à la circulation, elles aident puissamment aux effets du bain. On leur associe très souvent un sirop amer dont le cochléaria forme la base. On boit en général de la source du Tambour, qui est celle qui alimente la buvette.

Les plus remarquables cures sont produites par la grande douche et les piscines. Il est d'usage que les malades aillent, en sortant du bain, se mettre au lit pendant trois quarts d'heure ou une heure, afin de donner à la transpiration le temps de se calmer.

Ces eaux sont tellement excitantes qu'on est souvent obligé de ne prendre les bains que tous les deux jours, ou même de suspendre de temps à autre le traitement. C'est ce qui explique pourquoi la durée moyenne d'une cure est de cinq à six semaines ; chez beaucoup de malades, elle est même de deux mois.

Il suffit de s'être baigné une fois à Baréges pour comprendre de combien de ménagements le médecin doit user dans l'administration de ces eaux. Un seul bain, même dans l'état de santé, rendra la tête lourde et embarrassée, le pouls plus fréquent, plus plein, et la peau, au lieu de s'assouplir, présentera pour le reste de la journée de la sécheresse et de l'aridité.

Cette action si puissante des eaux de Baréges s'explique par leur peu d'altérabilité. Ainsi, les plaies, les ulcères, les fistules sont constamment en contact avec l'élément sulfureux qui, pendant toute la durée du bain, ne subit que de faibles déperditions. A Luchon, au contraire, le titre de sulfuration baisse si rapidement, qu'il est de la dernière évidence que, au bout de quelques instants, une bonne partie du soufre s'est répandue dans l'atmosphère.

Je rappellerai, à cette occasion, combien est grande, au point de vue thérapeutique, la différence qui existe entre un bain sulfureux naturel et un bain sulfureux artificiel. Un bain de 250 litres, par exemple, préparé avec les sources Polard et Dassieu, renferme $9^{gr},750$ de sulfure, tandis que nos bains factices contiennent jusqu'à 150 grammes du même principe pour la même quantité d'eau. Or, bien que ces derniers soient quinze fois plus riches en soufre, leur action, comparée à celle des bains naturels, est tellement peu de chose, qu'elle paraît presque insignifiante.

Certaines constitutions sont si fortement éprouvées par les eaux de Baréges, qu'il y aurait imprudence à vouloir en continuer plus longtemps l'usage. C'est dans ces cas que M. Pagès m'a dit obtenir de très bons effets de la source située hors du village (source de Barzun), laquelle est beaucoup moins stimulante. Sa température est de 30 degrés centigrades, et sa sulfuration de $0^{gr},0297$. On y a construit un petit établissement thermal qui comprend neuf baignoires, deux douches, l'une descendante et l'autre ascendante, et une buvette.

Le séjour de Baréges est médiocrement divertissant. Dans une maison particulière est une espèce de cercle où l'on donne, il est vrai, assez souvent des bals; mais le personnel des baigneurs prête peu aux récréations de salon. Vous ne rencontrez dans les rues et sur les promenades que béquilles, écharpes, houppelandes, chaises à porteur; tristes préliminaires pour des réunions dansantes et animées.

A Baréges, l'époque pendant laquelle on peut prendre les eaux est plus courte que dans les autres établissements des Pyrénées, à cause des rigueurs du climat. Il faut même, pendant l'été, se tenir bien en garde contre les variations et les accidents atmosphériques; car souvent, à une chaleur étouffante, succédera brusquement, et dans la même journée, un froid glacial. Baréges, comme l'a dit M. Gasc, est la Sibérie de la France (1). Aussi, quand arrive l'automne, les habitants s'empressent-ils d'abandonner ce séjour inhospitalier, qui va bientôt être, en partie, enseveli sous les neiges, ravagé par les avalanches, et devenir le repaire des bêtes féroces. Ils emportent avec eux leurs meubles, leurs effets, et, de toute cette population, il ne reste plus que cinq à six gardiens chargés de veiller à la conservation des sources.

TRANSPORT (*Source de la Douche*). — Bouteilles de trois quarts de litre et de demi-litre, capsulées.

Ces eaux se conservent très bien. Peu usitées à l'intérieur, si ce n'est contre d'anciennes dartres ou syphilis; deux verres le matin. Utiles en lotion dans certaines maladies de la peau où il faut redonner du ton aux chairs et modifier les sécrétions.

(1) Baréges, élevé de 1241 mètres au-dessus du niveau de la mer, se trouve à 800 mètres seulement au-dessous du point où s'arrête la végétation.

— Il y a vers le pied de la chaîne des montagnes de la Haute-Garonne et des Hautes-Pyrénées un groupe de sources salines, à sels de soude, de magnésie et de chaux, dont l'importance va croissant. Je veux parler des eaux d'Encausse, de Barbazan, de Siradan, de Sainte-Marie et de Capvern ; ces eaux sont légèrement laxatives.

Encausse et Barbazan sont recherchés contre les fièvres intermittentes ; Sainte-Marie jouit de propriétés sédatives ; Capvern est fondant et diurétique. On emploie ces diverses eaux en boisson et en bains.

Les sources de Siradan, qui sont remarquablement riches en sels de magnésie, sont vantées surtout dans le traitement des maladies de la vessie, des affections hémorrhoïdales et de la sciatique. Elle sont actuellement, de la part de M. François, l'objet de travaux d'amélioration pour l'établissement d'un système de bains avec douches ordinaires, douches locales mobiles et douches d'injection.

BAGNÈRES-DE-LUCHON
(Haute-Garonne).

Pour se rendre de Paris à Bagnères-de-Luchon, on suit en général la voie de Bordeaux et de Toulouse. Le chemin dans toute sa longueur est superbe.

La ville de Luchon, appelée par les Romains *Aquæ Balneariæ Luxonienses*, est bâtie au milieu d'une des plus magnifiques vallées des Pyrénées. Le quartier neuf, appelé cours d'Etigny, représente une longue avenue plantée de tilleuls, et bordée, à la manière de nos boulevards, de maisons commodes et élégantes.

C'est là que logent d'habitude les étrangers. A l'extrémité de cette avenue et à droite se trouve l'établissement des bains. On sent, en arrivant à Luchon, que c'est une ville de distractions et de bien-être, où l'homme a su, avec intelligence, tirer parti des merveilles que la nature a prodiguées autour de lui.

La population de ces contrées est en général remarquablement belle. Mais, comme pour rendre le contraste plus frappant, vous rencontrez quelquefois dans la vallée ces espèces de monstres appelés cagots, qui rappellent tout à fait les crétins de la Suisse. Leur aspect inspire un sentiment de pitié mêlé d'horreur. Ce front fuyant, ce visage large et aplati, ces mâchoires entr'ouvertes, ces yeux hébétés et sans concordance, ce cri guttural, enfin cet abominable goître qui, chez plusieurs, descend jusqu'au milieu de la poitrine, tout annonce une dégradation profonde du physique et du moral. Heureusement que la race en diminue chaque jour, et qu'elle finira probablement par s'éteindre.

C'est au pied de la montagne de Super-Bagnères que jaillissent les sources de Luchon. Avant 1831, on n'en connaissait que huit : comme leur captage avait été mal fait, des infiltrations d'eau douce venaient, à chaque instant, se mêler à l'eau minérale dont elles altéraient la température et la composition. Aujourd'hui ces inconvénients n'existent plus. D'habiles et ingénieux travaux, exécutés sous la direction de M. J. François, en même temps qu'ils ont isolé les sources anciennes, en font chaque jour découvrir de nouvelles, de sorte que leur nombre s'élève déjà à plus de quarante. Voici le tableau de celles qui paraissent mériter une description à part :

NOMS DES SOURCES.	TEMPÉRATURE MOYENNE.	SULFURATION MOYENNE.
	AUX GRIFFONS.	
	degrés centigrades.	grammes.
Bayen.	68	0,0773 sulf.
Reine.	57	0,0539
Azémar (ancien chauffoir).	54	0,0523
Richard supérieure.	51	0,0518
Grotte supérieure.	56	0,0405
Enceinte.	48	0,0638
Blanche.	47	0,0349
Richard tempérée, n° 1.	38	0,0330
Idem. n° 2.	32	0,0155
Ferras supérieure, n° 1.	29	0,0030
Idem. n° 2.	34	0,0125
Eligny n° 1.	49	0,0423
Idem n° 2.	31	0,0098
Richard inférieure, n° 1.	35	0,0330
Idem. n°s 2 à n° 5.	49	0,0534
Grotte inférieure.	56	0,0638
Source des Romains.	51	0,0584
Terras inférieure, n° 1.	35	0,0020
Idem. n° 2.	38	0,0522
Lachapelle.	36	0,0389
Bosquet.	39	0,0381
Sengez.	32	0,0276
Bordeu. n° 1.	33	0,0320
Idem. n°s 2 et 5.	47	0,0645
Pré n° 1.	59	0,0721
Idem. n° 2.	54	0,0708
Ferrugineuses de Richard.	26	0 »
Idem. du Pré.	16	0 »
Saline du Pré.	21	0 traces.
Froide saline des bains.	16	0 »

Tels sont les différents degrés de température et de sulfuration que présentent ces sources. Cependant il semble résulter des dernières analyses de M. Filhol que l'eau minérale éprouve, surtout au moment de la fonte des neiges, d'assez nombreuses variations dans sa chaleur et la quantité de soufre qu'elle renferme. Il paraît aussi qu'elle contient, indépendamment des sels qu'on y avait déjà constatés, un peu d'iode et des traces de phosphate.

Toutes ces sources proviennent soit des atterrissements modifiés, soit du granit, soit du schiste micacé. Le volume de l'eau qu'elles fournissent en vingt-quatre heures est de 476,000 litres. Elles sont renfermées dans trente-quatre galeries bien solides, bien voûtées, qui représentent une longueur de près de 1,000 mètres. Quand on y pénètre, on voit fuir de toutes parts des quantités de couleuvres que la chaleur y avait attirées, mais qui ne sont aucunement dangereuses (1).

A côté des galeries s'élèvent les nouveaux thermes de Luchon, construits sur l'emplacement d'anciens bains romains. Ces thermes, qui seront d'une extrême magnificence, se composent de huit pavillons dont sept renferment dix et douze cabinets de bains chacun, et le huitième une vaste piscine natatoire. En outre, dans les parties intermédiaires aux pavillons, se trouvent quatre vastes piscines, cinq cabinets de grandes douches, et neuf cabinets avec douches spéciales et variées.

Les pavillons 1 et 2 sont alimentés par les groupes des sources d'Étigny et de Ferras, et par les sources Bordeu et le Bosquet. Ce sont les eaux les plus calmantes de Luchon. Vingt cabinets de bain.

(1) Les enfants s'amusent à faire avaler ces couleuvres les unes par les autres, de telle manière que la même couleuvre qui a pénétré dans l'estomac de sa camarade, en ressort presque immédiatement par la même voie, puis l'avale à son tour. C'est un petit échantillon de ce qu'on raconte de la dilatabilité du gosier et de la puissance de déglutition de certains reptiles.

Le pavillon n° 3 reçoit les eaux de la Grotte, de la Reine, de la Blanche et de la Froide. Ces sources sont plus actives que les précédentes. Douze cabinets de bain.

Le pavillon n° 4 contient la même quantité de baignoires, munies chacune de trois robinets qui versent l'eau de la Blanche, de la Reine et de la Froide, que nous avons dit se distribuer également au pavillon précédent.

Les pavillons 5, 6 et 7 contiendront chacun dix et douze baignoires alimentées par les sources Richard, anciennes et nouvelles, le Chauffoir, la Blanche et la Froide.

Enfin, sur la ligne des douches, il y aura des étuves à vapeurs sulfureuses et salines, facultativement naturelles ou artificielles, ainsi que des bains russes avec tous leurs accessoires.

L'eau des sources est apportée aux buvettes et aux réservoirs par des tuyaux en porcelaine, pour les sources les plus rapprochées, et, pour les autres, par des caniveaux hermétiques en bois injecté au chlorure acide de zinc et au sulfure de sodium. Ces conduits, d'une construction nouvelle qui appartient à M. J. François, sont à joints obliques à 45 degrés, qui permettent d'enlever à volonté un tuyau intermédiaire sans toucher aux tuyaux contigus. L'eau minérale à laquelle ils livrent passage conserve à peu près intacts ses principes sulfureux et sa température.

Il importe d'autant plus ici d'éviter le contact de l'atmosphère, que l'élément sulfureux de ces eaux se décompose avec une facilité extrême : elles perdent rapidement leur limpidité et prennent une teinte verdâtre d'abord, puis lactescente. Ce phénomène, connu sous le nom de *blanchiment*, peut être produit à volonté par les expériences suivantes :

Versez dans une baignoire de l'eau de la Reine et ajoutez-y une certaine proportion de la Blanche : le mélange offrira une teinte jaune verdâtre qui ne tardera pas à blanchir. Même résultat si, au lieu de la Blanche, vous expérimentez avec la Froide.

L'eau devenue laiteuse, il suffira d'y ajouter une moitié ou même un quart de l'eau de la Grotte inférieure, pour qu'aussitôt la transparence du mélange soit rétablie, comme par l'effet d'un réactif.

Le phénomène du blanchiment est dû, suivant M. Filhol, à l'action de la silice en excès que contient l'eau minérale, d'où résulte un dégagement de gaz sulfhydrique, lequel, en présence d'une atmosphère limitée, se décompose et précipite du soufre en nature. C'est ce soufre, à l'état naissant, qui communique à l'eau son apparence laiteuse. Il n'est pas absolument pur; presque toujours il est associé à un peu de silice.

On n'observe qu'à un faible degré le blanchiment dans les sources du sud, notamment dans celles des groupes de Bordeu et du Pré. Ces dernières sources paraissent être les plus riches en barégine.

Ce changement de couleur des eaux minérales n'appartient pas seulement aux sources de Luchon. Ainsi, par exemple, aux eaux d'Ax, il y a *bleuissement*, à Cadéac *lactescence*, à Molitg *louchissement* : l'eau de Baréges prend de même dans les piscines une teinte jaunâtre bien prononcée. Ces diverses nuances de coloration paraissent le plus souvent dépendre d'une cause analogue, la décomposition du principe sulfureux. Aussi faut-il en tenir compte dans l'appréciation de l'activité comparative des sources. Citons une preuve :

Autrefois, à Luchon, on faisait d'abord baigner les malades dans l'eau de Richard, que nous avons dit être moins sulfureuse, pour arriver ensuite à ce qu'on appelait les grands bains qu'on préparait avec l'eau de la Reine, qui l'est davantage. On voulait, de cette manière, passer graduellement d'une source moins forte à une source plus forte. Mais qu'advenait-il ? Comme l'eau de Richard et celle de la Reine ont à peu près la même température, il fallait, pour les refroidir au degré convenable, ajouter à chacune une égale quantité d'eau froide. Or la Reine, en blanchissant, perdait presque entièrement ses éléments sulfureux, tandis que Richard, qui n'éprouve pas le même phénomène, conservait les siens à peu près intacts. Ainsi les grands bains, bien que préparés avec une eau primitivement plus sulfureuse, se trouvaient, par le fait du blanchiment, moins forts que ceux qui leur avaient servi d'introduction.

Cette obligation où l'on est de refroidir artificiellement les eaux de Luchon, est sans doute un inconvénient, puisqu'il en résulte toujours quelque altération du principe sulfureux. Toutefois, depuis qu'on a adopté le serpentinage comme mode de refroidissement des eaux, cette altération est bien moins sensible. Elle ne le devient que dans la baignoire, par le fait du contact de l'air et de l'obligation où l'on se trouve quelquefois d'ajouter de l'eau froide pour ramener le bain à une température convenable. Ainsi la quantité de sulfure d'un bain de Luchon est au-dessous de 5 à 6 grammes pour les sources chaudes anciennes, et au-dessus de 8 à 10 grammes pour les nouvelles sources du sud, dans lesquelles le rapport de la sulfuration à la température est plus élevé, et qui sont moins altérables.

Les eaux de Luchon sont extrêmement riches en soufre : la source Bayen en contient environ deux fois plus que les sources les plus chargées de Baréges; seulement nous avons vu que celles-ci conservent beaucoup mieux dans le bain leur titre sulfuré.

Pour avoir une idée de la quantité de soufre renfermée dans ces eaux, il suffit de soulever le couvercle d'un des puisards où jaillissent les sources : vous en retirez des masses considérables. C'est surtout à la source de la Reine que s'opère le plus en grand cette sublimation.

Lorsque l'eau de ces différentes sources paraît être trop fortement sulfureuse, on a recours quelquefois avec avantage aux bains Soulerat. On désigne ainsi un petit établissement particulier où se trouvent deux sources qui jaillissent l'une et l'autre dans deux puits différents. Aujourd'hui on leur préfère avec raison les bains d'Etigny.

Enfin, il existe à Luchon plusieurs sources ferrugineuses assez remarquables. Celle qui jaillit dans les galeries mêmes des eaux sulfureuses est fournie par des infiltrations qui, agissant sur une roche schisteuse très riche en fer, la désagrégent et dissolvent une proportion notable de ce métal. Cette source contient une énorme quantité de silice, et le fer paraît s'y trouver à l'état de silicate.

Les détails dans lesquels nous venons d'entrer indiquent déjà comment agissent les sources sulfureuses et quelles précautions réclame leur emploi : ce sont des eaux actives par excellence. On en fait usage en bains, demi-bains, douches, étuves, lotions et injections. On les boit à la dose de trois ou quatre verres, le plus souvent coupées avec du lait. Mais il faut bien prendre garde de dépasser la limite d'excitation qu'on se propose d'atteindre.

Les eaux de Luchon ont une notable analogie avec celles de Baréges, et elles conviennent dans la plupart des cas où ces dernières sont indiquées. Ainsi on les ordonne contre les affections rhumatismales chroniques, les engorgements glanduleux, les ulcères, les fistules, les rétractions tendineuses et les diverses maladies du tissu osseux. Beaucoup de paraplégies sont améliorées ou même guéries par l'action de ces eaux. Enfin, en combinant ces sources de manière à les mitiger et à leur enlever leur trop grande activité, on traite encore avec succès un certain nombre d'affections qui, par leur nature, sembleraient plutôt être du domaine de sources moins énergiques.

Nous avons dit que Baréges jouit d'une sorte de spécificité dans le traitement des vieilles blessures. Les sources de Luchon ont-elles également une vertu spéciale qui doive, pour quelques cas, les faire préférer aux autres sources des Pyrénées? Je n'hésite pas à répondre affirmativement. Ainsi il me paraît hors de doute que certaines dermatoses, certains accidents syphilitiques guérissent beaucoup mieux à Luchon que partout ailleurs. Comme ce sont là des questions d'une haute gravité, consacrons-leur quelques développements.

L'emploi du soufre contre les affections cutanées est une pratique tellement répandue qu'elle en est devenue en quelque sorte populaire. Cependant il n'est pas rare d'observer des affections de ce genre qui, après avoir résisté à la médication sulfureuse, se trouvent notablement amendées par les préparations alcalines en lotions et en bains. Or, par une association des plus heureuses, les sources de Luchon sont tout à la fois les eaux les plus sulfureuses et les plus alcalines des Pyrénées. Aussi les maladies cutanées les plus rebelles, et, en première ligne, les eczémas chroniques, locaux ou généraux, les lichens, les impétigo, les formes si nombreuses et si variées de ce qu'on appelle communément *dartres*, disparaissent-elles quelquefois, comme par enchantement, sous l'influence de ces puissantes eaux. M. Seux, dans son intéressant travail sur les sources des Pyrénées, rapporte un cas de guérison d'éléphantiasis des Grecs. Enfin, M. Fontan m'a dit les avoir employées avec succès dans la lèpre tuberculeuse au premier degré.

Nous avons établi que la plupart des maladies chroniques ne guérissent, par l'effet des eaux, qu'à la condition d'être ramenées momentanément à un état aigu. Cette action est surtout remarquable pour les affections cutanées où l'on peut suivre et analyser le mécanisme de cette espèce de substitution minérale. Vous voyez les surfaces ulcéreuses passer par toutes les périodes d'un travail phlegmasique et, de pâles et blafardes qu'elles étaient, devenir rouges et animées. Arrive même un moment où tout semble annoncer que l'état du malade s'est sensiblement aggravé; puis, au bout d'un certain temps, ces accidents se calment, la plaie se déterge, les bourgeons s'organisent, et bientôt une cicatrice résistante recouvre la place où siégeait l'ulcération.

Je n'ai pas parlé encore de cette variété des affections cutanées qu'on désigne sous le nom de *syphilides*. C'est qu'elles ne sont que le symptôme d'une diathèse générale, et que, par conséquent, leur traitement rentre dans ce qui me reste à dire de l'action des eaux sur la maladie vénérienne.

Et d'abord il ne saurait être question ici des accidents primitifs de la syphilis. Comme ceux-ci sont toujours liés à un état inflammatoire, les eaux ne feraient que les exaspérer. Nous ne devons donc nous occuper que des accidents secondaires ou tertiaires, tels que les ulcérations du voile du palais, les tumeurs osseuses, les périostoses, les douleurs ostéocopes, les tubercules de la peau et des muqueuses, les caries, etc., tout le cortége, en un mot, de cette épouvantable maladie et de ses transformations.

Etablissons tout de suite une distinction des plus importantes qui va nous donner la clef de toute la médication. J'admets deux cas principaux.

Un premier cas est celui où le virus syphilitique a été détruit par les traitements antérieurs, de telle sorte qu'il n'en reste plus le moindre germe au sein de l'économie ; seulement des accidents persistent encore, comme conséquence de la maladie même. Ici les eaux peuvent guérir par leur seule vertu intrinsèque, et sans le concours d'aucune substance pharmaceutique.

Dans un second cas, au contraire, nous supposons que le virus n'a pas été préalablement neutralisé. Les accidents actuels indiquent, non plus son passage, mais sa présence dans l'organisme. L'eau minérale sera-t-elle encore ici l'unique agent thérapeutique ? Non. Vous verriez promptement, sous son influence, les accidents syphilitiques s'exaspérer, et peut-être même en surgirait-il de nouveaux qui viendraient ajouter à la gravité des premiers. La guérison ne sera possible qu'à la condition que vous associerez une médication spécifique à l'emploi des eaux sulfureuses.

Cette propriété qu'ont les eaux sulfureuses de surexciter le virus syphilitique a plus d'une fois servi à déceler l'existence de ce virus chez des malades qu'on croyait complétement guéris, ou dont les symptômes, obscurs et insidieux, avaient été attribués à une tout autre cause. Sous ce rapport, les eaux doivent être regardées comme une sorte de pierre de touche qui peut au besoin fournir les plus précieux renseignements.

Ces principes posés, arrivons aux applications pratiques qui en découlent.

Voici une personne chez laquelle, par le fait de l'intervention des eaux, la présence du virus syphilitique a été constatée. Pour détruire ce virus, modifier les phénomènes qui en sont l'expression, et prévenir des accidents ultérieurs, vous prescrirez, concurremment avec les eaux sulfureuses, les spécifiques dont l'expérience a sanctionné l'efficacité. Or, chose bien remarquable ! ces mêmes eaux de Luchon, qui, employées seules, auraient été un breuvage dangereux, deviendront, par leur association avec le mercure ou l'iodure de potassium, d'utiles et puissants auxiliaires du traitement pharmaceutique. Peu importe même que le malade ait déjà fait inutilement usage de ces médicaments, car il est d'observation que, combinés aux eaux sulfureuses, ils produisent des résultats bien meilleurs que si on les administre isolément.

Un fait très précieux, sur lequel M. Fontan a justement insisté, c'est la complète innocuité du mercure sur la muqueuse buccale, lorsqu'on le donne, même à doses considérables, conjointement avec l'eau sulfureuse. On ne sait trop à quelle cause attribuer ce résultat. Dirons-nous que le mercure se combine avec le soufre pour former un sulfure insoluble et, par conséquent, inerte sur nos organes ? Faut-il au contraire admettre que le métal s'échappe et se vaporise avec la transpiration produite par la température élevée des douches et des bains ? Quelle que soit l'explication, le fait n'en est pas moins important à noter. Il y a plus, les malades qui arrivent aux eaux, la bouche attaquée par l'usage antérieur du mercure, ne tardent pas à voir les gencives et les dents se raffermir, bien qu'ils prennent de nouveau, en même temps que les eaux, les préparations hydrargyriques à des doses supérieures à celles qui avaient déjà causé des accidents.

Je n'entrerai pas ici dans de plus grands détails sur le mode de curabilité de la syphilis par les eaux sulfureuses, car j'ai traité cette question, avec tous ses développements, dans un travail à part (1). Du reste, ce que je viens de dire des sources du Luchon est applicable à toutes les eaux minérales, sulfureuses ou autres : aucune n'a prise sur le virus lui-même ; mais elles aident puissamment à sa destruction, en ce qu'elles donnent l'éveil et qu'elles accroissent l'énergie de la médication spéciale dont le concours est indispensable pour que la guérison soit complète.

Dans les affections syphilitiques légères, je préfère les eaux de Cauterets, spécialement la source du Bois, comme étant beaucoup moins stimulantes que celles de Luchon.

Certains accidents, que je pourrais appeler *pseudovénériens*, car ils sont, en quelque sorte, le résidu d'anciennes syphilis actuellement guéries, cèdent à merveille à l'action des eaux de Luchon. Telle est, en particulier, la pharyngite granuleuse. M. Barrié, le médecin inspecteur, m'a dit avoir, chaque année, à traiter bon nombre de malades atteints de cette affection, et, chez tous, la guérison s'obtient facilement par l'emploi de l'eau sulfureuse.

L'extrême activité de ces eaux oblige beaucoup de malades à remplacer de temps en temps l'eau sulfureuse par ce qu'on appelle les *bains émollients*. Ces bains sont préparés avec une forte décoction de

(1) *De l'emploi des eaux minérales dans le traitement des accidents consécutifs de la syphilis*, par le docteur Constantin James. 1 brochure in-8°.

plantes et racines grasses qui croissent en abondance dans les montagnes. Bien que leur action calmante soit très simple, on leur attribue communément des propriétés si admirables, qu'on les met presque sur la même ligne que l'eau minérale elle-même.

Quant au séjour de Luchon, c'est un des plus agréables des Pyrénées. Il offre aux personnes moins valides de belles et tranquilles promenades, aux plus robustes les magnifiques excursions au lac d'Oo, à la vallée du Lys et au port de Vénasque. Enfin, quand arrive le soir, Luchon n'est plus une ville de malades ; c'est un centre de réunions et de fêtes où chacun oublie un instant ses souffrances, en attendant que les eaux les guérissent.

AX
(Ariége).

La petite ville d'Ax est assise sur un bassin granitique, au confluent de l'Ariége et de la rivière d'Ascou. De tous les points du sol sur lequel elle repose, sourdent ou jaillissent des eaux sulfureuses dont la plupart ont une température très élevée : ainsi les Canons et le Rossignol marquent près de 78 degrés ; ces sources renferment $0^{gr},0422$ de sulfure par litre.

Il y a trois établissements thermaux : l'un sur la rive droite, l'autre sur la rive gauche de l'Ariége, le troisième sur la rive droite de la rivière d'Ascou. En outre, des sources chaudes alimentent des étuves au voisinage de l'hospice civil.

Les sources d'Ax sont très nombreuses et très diverses en température et en sulfuration, ce qui permet de varier leur emploi. Leur sulfuration moyenne se rapproche sensiblement de celle de Cauterets. On les administre en bains, en douches et en étuves : la piscine, qui serait si facilement réalisable, y manque absolument. Les eaux d'Ax se classent parmi les eaux sulfureuses à excès de silice libre, et par conséquent altérables, surtout au contact de l'air.

Malgré cette extrême richesse en eaux minérales, vous ne trouverez point à Ax cette heureuse aisance, ce luxe intelligent qui indiquent une clientèle opulente. C'est que ces eaux sont fréquentées spécialement par les gens du pays. Que la mode les prenne un jour sous son puissant patronage, et elles pourront rivaliser, dans le traitement des maladies de la peau et du rhumatisme, avec les sources les plus utiles des Pyrénées !

Les Pyrénées-Orientales sont extrêmement riches en eaux sulfureuses dont la composition, la variété, l'abondance et les vertus médicinales paraissent le céder à peine aux sources que nous venons de décrire. Elles jaillissent comme elles dans le terrain primitif ou sur les limites de ce terrain et de celui de transition. Il est à remarquer que la chaîne du Canigou, plus récente que celle des Pyrénées, donne des eaux généralement plus chargées de carbonates.

Ces sources, malgré les importants travaux d'Anglada, sont rarement prescrites ; quelques unes même sont à peine connues. Parmi les nombreux établisse-

-ments thermaux de ces contrées, je signalerai ceux qui me paraissent avoir le plus d'importance actuelle ou le plus d'avenir.

VERNET
(Pyrénées-Orientales).

Le Vernet est un petit village situé au pied du Canigou, à quatre kilomètres de Villefranche et à huit de Prades. Les voitures, après avoir parcouru depuis Perpignan une route fort belle, s'arrêtent devant le bâtiment des Commandants (1), lequel ne se trouve pas dans le village même, mais à une petite distance, dans un endroit où jaillissent des sources assez nombreuses. Les trois principales sont :

La source des anciens Thermes. C'est la plus importante; elle contient $0^{gr},0261$ de sulfure de sodium : température, 58 degrés.

La source Elisa. Moins forte que la précédente : elle n'a que 33 degrés et $0^{gr},0105$ de sulfure.

La source de la Comtesse : la plus faible des trois. Son goût agréable, son extrême fraîcheur (elle a 8 degrés seulement), ses vertus digestives, la font beaucoup rechercher. Souvent on la boit aux repas.

L'établissement des Commandants est très bien distribué pour l'aménagement des eaux et la commodité des malades. Il se compose de trois corps de logis qui peuvent recevoir environ une centaine de personnes : il y a vingt-six baignoires, vingt-quatre douches de différentes espèces et un vaporarium. Les apparte-

(1) Il est ainsi désigné parce que ses deux propriétaires ont l'un et l'autre commandé la petite place de Villefranche.

ments sont convenables; quelques uns même sont meublés avec luxe. Tel est surtout celui qu'occupait Ibrahim-Pacha.

Mais ce qui distingue le Vernet, c'est que tout y a été disposé pour que les malades puissent y prendre les eaux pendant la saison rigoureuse. Profitant de la hauteur à laquelle les sources sortent du rocher, on maintient les chambres à une température de 15 à 18 degrés, en les faisant traverser par des conduits que parcourt l'eau thermale. Un certain nombre de phthisiques viennent ainsi, chaque année, passer l'hiver au Vernet, et ils se trouvent également bien du climat et de l'effet des eaux.

Un peu avant d'arriver à l'établissement des Commandants, où descendent d'habitude les étrangers, on trouve celui de M. Mercader, qui se compose de deux grands bâtiments pouvant recevoir et loger près de soixante personnes. Il y a cinq sources, bien aménagées, d'une température qui varie de 33 à 42 degrés; elles alimentent plusieurs baignoires, des douches et un vaporarium.

AMÉLIE-LES-BAINS
(Pyrénées-Orientales).

Village situé sur la rive droite du Tech, à trois kilomètres d'Arles, à trente-deux de Perpignan, et à 236 mètres au-dessus du niveau de la mer. Ce village est le même que celui qui est désigné par tous les anciens auteurs et par Anglada sous le nom de Bains-près-Arles. Pourquoi ces changements de nom?

Les sources sulfureuses thermales y sont très nombreuses. Voici, d'après MM. J. François et Juge, la température et la sulfuration des principales :

	Centig.	Grammes.
Source des bains Hermabessière, au griffon.	64°	0,0160
Source Arago, aux bains Pujade, *id.*	60°	0,0160
Source Amélie, au griffon	47°	0,0088
Piscine de natation	40°	»
Grand Escaldadou, au griffon	61°	0,0157
Petit Escaldadou, *id.*	64°	»
Source Maujolet, à la buvette	43°	0,0135
Source du Gourg-Nègre, à la buvette	44°	0,0124

Les eaux d'Amélie-les-Bains, comme la plupart des eaux sulfureuses du massif du Canigou, présentent cette particularité à l'analyse, qu'elles précipitent très sensiblement par l'eau de chaux : ce caractère ne se manifeste pas dans la plupart des autres sources des Pyrénées.

Toutes ces sources, excepté le Grand-Escaldadou, dont l'État a fait l'acquisition, appartiennent à des particuliers, et sont aménagées dans les deux établissements des docteurs Pujade et Hermabessière. Leur action thérapeutique ne le cède en rien aux autres sources des Pyrénées. Elles sont employées avec avantage contre les affections dartreuses, les rhumatismes, les tumeurs scrofuleuses et les ulcères.

Mais ce qui constitue la spécialité de ces eaux, c'est le traitement des maladies de poitrine, et la possibilité de suivre, comme au Vernet, la médication sulfureuse pendant l'hiver.

Visitez l'établissement du docteur Pujade. C'est un arsenal balnéaire au grand complet : douches de toute espèce, bains, piscines, étuves, rien n'y manque. On y respire dans les galeries, les corridors et les escaliers, le gaz sulfureux à l'état vierge, c'est-à-dire venant directement des griffons : ce gaz est fourni par les grandes sources et les réservoirs des bains. Le calorique des eaux, devenu libre, entretient dans les appartements une température constante, d'où résulte une atmosphère sulfureuse, douce, tempérée, légèrement humide. On comprend tout le parti que la médecine peut retirer de semblables conditions hygiéniques. Les malades se trouvent ainsi transportés dans une sorte de climat artificiel où de chauds effluves répandent dans l'air des vapeurs qui exercent sur les organes affectés la plus heureuse influence. Or qui ne sait que c'est pendant les temps froids, à variations brusques, que la phthisie sévit le plus cruellement, et que ses progrès sont le plus à redouter? Ajoutons que ces cures d'inhalation sont puissamment secondées par l'eau sulfureuse bue à la dose d'un ou deux verres le matin.

Galien envoyait ses phthisiques en Sicile pour y respirer les émanations sulfureuses des volcans. Pourquoi n'enverrions-nous pas les nôtres à Amélie-les-Bains, où tout a été si parfaitement disposé pour faire suivre en toute saison le traitement des eaux?

En outre des deux établissements particuliers, l'administration de la guerre fait construire, sur les plans de M. l'ingénieur François, des thermes importants, destinés aux besoins du service militaire. Ils seront alimentés par la source du Grand-Escaldadou, qui fournit 551,000 litres par vingt-quatre heures. Ces thermes renfermeront une vaste piscine de natation, deux piscines simples, vingt cabinets de bains, de nombreuses douches, et des bains russes.

OLETTE
(Pyrénées-Orientales).

Les eaux d'Olette sont agréablement situées entre Prades et Montlouis, sur la magnifique route qui met en communication la France avec l'Espagne par Puycerda. Ces eaux, dont M. Bouis a donné une excellente histoire, appartiennent à la classe des eaux sulfureuses. Leur température varie de 30 à 78 degrés centigrades ; leur sulfuration de $0^{gr},0012$ à $0^{gr},0450$ de sulfure de sodium. Quant à leur abondance, elle est telle que toutes ces sources réunies fournissent en vingt-quatre heures un volume de 1,772 mètres cubes : c'est une véritable rivière minérale. Elles sont également très riches en barégine.

Les sources d'Olette ont été divisées en trois groupes : 1° le groupe de Saint-André, comprenant les sources inférieures, voisines de la grande source de ce nom ; 2° le groupe de l'Exalada, qui réunit les sources supérieures à l'est ; 3° enfin le groupe de la Cascade, formé de l'agglomération des sources de l'ouest, dont la grande source de la Cascade est le type.

Cette dernière source, dont la température est de 78 degrés, est la plus chaude des sources sulfureuses alcalines connues.

Les vertus curatives des eaux d'Olette rappellent celles des sources des Pyrénées les plus célèbres : elles sont constatées par la tradition et par l'expérience journalière des habitants de la contrée. Malheureusement il n'y a encore d'établissement thermal qu'en projet.

— Je mentionnerai seulement :

Escaldas. — Dans la Cerdagne française. Trois sources dont la température est de 23 à 42 degrés : utiles dans les affections cutanées.

Molitg. — A neuf kilomètres du Vernet, sur la rive gauche de la Tet. Plusieurs sources, dont la plus importante alimente les thermes Llupia. Ces eaux, par leur abondance en barégine, leur basse température et leurs propriétés éminemment adoucissantes, rappellent celles de Saint-Sauveur. Employées contre les mêmes maladies.

Vinca. — Deux sources. Leur température est à peine de 24 degrés. Employées particulièrement en boisson dans les affections chroniques de la poitrine. Anglada les compare aux Eaux-Bonnes.

La Preste. — Ce sont des eaux spéciales contre la maladie des reins et de la vessie. Elles favorisent singulièrement la sortie des graviers et ramènent la muqueuse à sa sécrétion normale. La source principale est appelée source d'Apollon : température, 44 degrés ; elle contient peu de soufre et agit plutôt par ses principes alcalins.

Toutes les sources que je viens de décrire sont sulfureuses. Il en existe aussi dans les Pyrénées quelques unes de simplement salines qui ont aussi leur valeur : elles sont invariablement liées de position, et sans doute d'origine, aux roches feldspathiques, amphiboliques et pyroxéniques, les lignes d'affleurement de ces roches se confondant toujours avec celles d'émergence des eaux salines plus ou moins thermales ou acidulées.

Nous trouvons parmi ces eaux :

Audinac (Ariége). — Petit établissement situé à deux lieues de Saint-Girons, dans une espèce de jardin anglais qu'entoure une vallée assez fraîche : ses eaux sont thermales et ferrugineuses. Leurs propriétés, tout à la fois toniques et laxatives, les rendent utiles contre la plupart des affections où le fer est indiqué. Il y a vingt bains et deux buvettes.

Aulus (Ariége). — Ce sont des eaux ferrugineuses et magnésifères. Elles sont en voie d'accroissement, en raison de leurs qualités à la fois purgatives et détersives, et surtout de l'énergie avec laquelle elles attaquent les anciennes affections syphilitiques, pour lesquelles Baréges et Luchon ne conviendraient pas. Il y a deux sources exploitées en boisson et en bains.

C'est par la description des sources salines d'Ussat et de Bagnères-de-Bigorre que je terminerai ce qui se rattache à l'histoire des eaux minérales des Pyrénées.

USSAT
(Ariége).

Les eaux minérales d'Ussat sont situées à quelques lieues de Foix, au pied d'un immense escarpement de rochers et sur les bords de l'Ariége. Les sources jaillissent dans un terrain meuble et perméable qui a nécessité des travaux fort importants pour les protéger contre les infiltrations et les envahissements du fleuve (1). Tous ces travaux ont été conçus et dirigés par M. l'ingénieur François avec autant de talent que de succès.

Il y a peu d'années encore, les bains consistaient en des espèces de cuves immergées dans le sol à la manière des puisards d'arrosage de nos jardins. Leurs côtés étaient simplement formés de quatre pans d'ardoises ; leur fond, toujours vaseux, renouvelé très rarement et habité par de petits reptiles inoffensifs, recevait l'eau minérale qui suintait au-dessous des détritus d'alluvion. C'est dans ce bourbier fétide qu'il fallait se plonger pour le bain.

Mais aujourd'hui combien les choses sont changées ! Aux cuves grossières on a substitué de magnifiques baignoires de marbre de Carrare, renfermées dans des cabinets très bien disposés. Les sources, captées au griffon, se réunissent dans une rigole qui règne tout le long du bâtiment des bains : de cette rigole partent des conduits qui alimentent et renouvellent sans cesse l'eau de la baignoire. Il en résulte un courant continu, et, par suite, le maintien toujours égal de la limpidité de l'eau et de la chaleur du bain.

L'établissement thermal, qui ne se compose que d'un rez-de-chaussée, contient quarante baignoires, deux piscines et deux douches (d'autres douches sont en construction). Il est adossé à la montagne et présente un développement de plus de 100 mètres. Comme les cabinets sont rangés à la suite les uns des autres et qu'il n'y a qu'un canal de distribution, l'eau miné-

---

(1) Le mode d'aménagement des eaux d'Ussat a été obtenu par la pression hydrostatique des eaux froides.

rale, perdant successivement de son calorique dans ce long parcours, arrive moins chaude aux baignoires les plus éloignées. De là une échelle décroissante qui permet d'administrer les bains à des températures différentes, depuis 40 jusqu'à 32 degrés centigrades.

Les eaux d'Ussat sont limpides, onctueuses au toucher, sans saveur et sans odeur aucune. Elles dégagent dans le bain de petites bulles gazeuses (azote, oxygène) qui recouvrent tout le corps. Ces eaux contiennent, par litre, de 1^{gr},30 environ de matières fixes minérales dans lesquelles dominent les chlorures, les sulfates et les carbonates de soude et de magnésie, avec un peu de sels de chaux.

Elles sont surtout employées en bains. L'action de ces bains est adoucissante et sédative.

On les conseille principalement aux femmes contre certaines perturbations nerveuses dont il est difficile de préciser le siége et d'analyser le caractère. Aujourd'hui on les appelle névroses ; autrefois, c'étaient des vapeurs. Quels que soient les noms par lesquels on les désigne, leur existence n'est pas toujours le produit de l'imagination : souvent elles constituent des maladies très réelles qui réclament une intervention sérieuse et méritent toutes nos sympathies.

M. Vergé, le médecin inspecteur, emploie ces eaux avec le plus grands succès contre certains engorgements de la matrice, qu'accompagne quelquefois une assez vive sensibilité. Elles réussissent très bien aussi à provoquer le retour des menstrues et à le régulariser.

Enfin, les personnes qui se livrent aux travaux de

cabinet, celles que des études prolongées ou une contention d'esprit trop habituelle ont jetées dans une sorte de surexcitation nerveuse, se trouvent également bien des bains d'Ussat.

Les malades logent dans les hôtels et les maisons particulières. La promenade constitue une de leurs principales distractions, et peu de contrées sont aussi riches en curiosités géologiques. Qui n'a entendu parler des fameuses grottes naturelles d'Ussat, avec leurs voûtes gothiques, leurs arabesques et leurs stalactites admirables qui semblent figurer tant d'objets divers ! Comme on ne peut pas toujours se promener, beaucoup de dames, en tenue champêtre, travaillent en plein air, assises devant leurs portes, comme au bon temps des mœurs pastorales ; mais, quand arrive le soir, l'animation des salons indique que la civilisation a passé par là et que les maladies nerveuses sont parfois fort accommodantes.

BAGNÈRES-DE-BIGORRE
(Hautes-Pyrénées).

Bagnères-de-Bigorre est une charmante ville, située au pied du revers occidental de la première chaîne des Pyrénées, dans un des endroits les plus délicieux qu'on puisse imaginer. Ce n'est plus la montagne avec ses vallées étroites et ses pics escarpés, c'est presque la plaine. Aussi semble-t-il, en arrivant à Bagnères, que l'air est plus léger, plus vif, et que la poitrine se dilate plus librement.

Cette ville peut être nommée la métropole des eaux minérales des Pyrénées, car les sources y sont si nombreuses et si abondantes, que l'eau chaude coule à pleins ruisseaux dans les rues. Mais est-il vrai, ainsi qu'on le répète sans cesse, qu'elles n'aient par elles-mêmes aucune vertu curative ? Est-il vrai que les guérisons doivent être beaucoup moins attribuées au bénéfice des eaux qu'aux distractions de ce ravissant séjour? Sans doute, il arrive à Bagnères bien des personnes dont l'opulence et l'oisiveté constituent la maladie principale : nous verrons cependant que ces eaux, loin d'être insignifiantes, offrent souvent d'utiles ressources à la thérapeutique.

Établissons d'abord ce fait, que les sources de Bagnères ne sont aucunement sulfureuses. Les habitants comprennent très mal leurs intérêts en prétendant, malgré l'évidence, qu'elles renferment du soufre ; car, si elles en contenaient, ce serait en bien trop faible quantité pour qu'elles pussent lutter avec les établissements voisins. Aujourd'hui, au contraire, elles n'ont rien à leur envier, puisqu'elles conviennent dans des affections différentes de celles qu'on traite par l'eau sulfureuse. Ainsi, par exemple, Baréges et Luchon doivent leur renommée à l'action très fortement stimulante de leurs sources, tandis que le mérite de celles de Bigorre est d'avoir une bien moindre énergie et même d'être pour la plupart sédatives et adoucissantes.

On décrit d'habitude les eaux de Bagnères-de-Bigorre comme ne renfermant que des sels neutres et terreux : c'est une erreur. Quand on goûte ces eaux, ce qui frappe le plus, c'est leur saveur ferrugineuse. Examinez les réservoirs où elles séjournent, les canaux qu'elles parcourent, vous trouverez à peu près partout d'abondants dépôts de carbonate de fer. A l'analyse, vous constatez également la présence du même sel à des doses qui, par comparaison avec les sources ferrugineuses les plus célèbres, sont très significatives. En effet, la quantité est de $0^{gr},1140$ pour la source du Dauphin, de $0^{gr},0980$ pour celle de Cazaux, de $0^{gr},0880$ pour celle de Théas, enfin de $0^{gr},0800$ pour celle de la Reine : l'avantage serait donc pour les sources de Bagnères. Il est vrai que celles-ci se trouvent peu à peu dépouillées de leur principe ferrugineux à mesure que, par le refroidissement, le gaz acide carbonique se dégage. Cependant je partage tout à fait l'opinion de M. Lemonnier, qui les range dans la classe des eaux ferrugineuses.

Indépendamment du fer, elles contiennent différents sels à base de soude, de magnésie et de chaux dans une notable proportion, la somme de ces substances s'élevant à près de quatre grammes par litre. Bien qu'elles semblent provenir d'un réservoir commun, nous verrons que ces sources n'ont point tout à fait les mêmes propriétés.

Afin de mettre un peu d'ordre dans leur description, je les diviserai, à l'exemple de M. Lemonnier, en trois classes principales, ayant soin en même temps d'indiquer la température de chaque source.

1° *Sources légères excitantes.*

Dauphin, 49 degrés centigr.; Cazaux, 51 ; Théas, 50 ; Reine, 46 ; Petit-Bain, 47 ; Saint-Roch, 41 ; Mora, 49 ;

Roc-de-Lannes, 45; Pinac, n°ˢ 1 et 2, 42; Salies, 51; Laguthière, 41; Lassère, 48.

Ces sources portent leur action stimulante principalement sur le système circulatoire et sur les organes sécréteurs dont elles modifient les produits, suivant les quantités relatives de fer et de sels neutres qu'elles renferment.

2° *Sources de force moyenne.*

Fontaine-Nouvelle, 36 degrés centigr.; Pinac, n°ˢ 4, 5 et 6, 35; Grand-Pré, 34; Versailles, 35; Pinac, n° 3, 33.

Ces sources sont fortifiantes; elles donnent du ton au système musculaire, et par suite diminuent l'éréthisme du système nerveux.

3° *Sources sédatives.*

Yeux, 29 degrés centigr.; Salut, 32; Santé, 31; Petit-Baréges, 33; Carrère-Lanne, 34; Foulon, 35.

Ces sources exercent une action asthénisante sur le système nerveux et sur le système circulatoire.

L'eau de toutes ces sources est limpide et transparente. Mais expliquons-nous tout de suite au sujet de la dénomination des groupes dans lesquels nous les avons rangées. Quand, par exemple, nous disons : *eau excitante,* il est évident que nous ne faisons allusion qu'à l'activité relative de ces sources comparées entre elles, car celle qui nous paraît la plus forte serait, en réalité, bien faible à côté de la plupart des autres sources des Pyrénées. Il ne faut donc pas attacher à ces désignations une valeur absolue qu'elles ne sauraient avoir.

Il y a vingt établissements thermaux. Les deux plus remarquables, après les Thermes de la ville, sont Frascati et le Salut.

Thermes de la ville. — Magnifique édifice, tout de marbre, élevé sur les débris d'anciennes piscines romaines, et isolé de manière à faire ressortir sa gracieuse et coquette architecture. Il renferme vingt-huit cabinets de bains, parfaitement aérés, presque tous précédés d'un vestiaire. Le premier étage, consacré en entier à l'exploitation de la source de la Reine, excite surtout l'admiration des étrangers par la variété et la richesse des marbres qu'on y a employés. Quatre cabinets de douches, dont trois descendantes et une ascendante, une étuve fumigatoire, deux buvettes alimentées par l'eau de la Reine, complètent la distribution intérieure du bâtiment.

Six sources, la plupart d'une extrême abondance, sont amenées par des canaux pour alimenter les Thermes. Ce sont : le Dauphin, la Reine, Roc-de-Lannes, Saint-Roch, le Foulon, les Yeux.

Derrière l'établissement et aux étages supérieurs, sont de grands réservoirs à ciel ouvert, pour laisser refroidir l'eau destinée aux bains : ce mode de refroidissement est tout à fait vicieux, car les gaz, en s'évaporant, déterminent la précipitation de presque tous les sels. Mais de grands projets d'amélioration, d'après les plans de M. François, sont déjà en voie d'exécution, et bientôt les thermes de Bagnères ne laisseront rien à désirer pour l'aménagement des eaux et leur emploi thérapeutique.

Les sources ne peuvent être administrées indistinctement l'une pour l'autre aux malades. Celle du Foulon, qui est la moins minéralisée des six, et même de toutes les autres, se distingue surtout par l'absence presque absolue du sulfate de chaux et du carbonate de fer, d'où résulte une douceur de contact qui tranche avec les qualités styptiques et âpres des eaux de la Reine, du Dauphin et des Yeux. Sa faible minéralisation, jointe à sa température agréable, en fait une eau calmante par excellence. Aussi est-elle beaucoup recherchée et l'emploie-t-on avec le plus grand succès dans les névralgies rhumatismales et dans certaines affections de la peau pour lesquelles les eaux sulfureuses seraient trop actives. Il est à regretter qu'elle soit si peu abondante, les malades se disputant en quelque sorte les quatre baignoires auxquelles elle se distribue.

La source des Yeux a des propriétés tout opposées. Comme elle est éminemment styptique et constrictive, elle réussit très bien contre certaines hémorrhagies passives et certains flux chroniques, entretenus par l'atonie des membranes.

Quant aux sources du Dauphin, de la Reine, de Roc-de-Lannes et de Saint-Roch, ce sont probablement les filets d'une même eau. Nous avons dit que ces sources exercent une action stimulante. Il faut surtout avoir égard, dans leur emploi respectif, aux différences de température, car leur minéralisation et leurs effets thérapeutiques sont à peu près les mêmes.

Frascati. — Cet établissement, connu aussi sous le nom de *la Guthière*, est réellement un lieu de délices. C'est dans ses splendides salons que se réunissent les baigneurs et qu'on donne les bals, les fêtes et les concerts. Les personnes qui préfèrent le calme et la lecture y trouvent également de paisibles réduits, ainsi que les délassements d'une bibliothèque choisie.

La source de la Guthière est en grande réputation dans le pays pour guérir les paralysies. Il m'a paru en effet qu'elle était utile contre certains affaiblissements musculaires, qui se rattachent à d'anciens rhumatismes, ou à l'appauvrissement du sang et des humeurs.

Salut. — Cet établissement, le plus considérable après les thermes de la ville, est situé à l'extrémité d'une charmante avenue : deux kilomètres le séparent de Bagnères. Pour la plupart des malades c'est une promenade à la fois utile et agréable.

Les eaux du Salut sont employées en boisson et en bains. Il est facile de reconnaître à leur saveur qu'elles contiennent beaucoup moins de sels que l'eau de la buvette du grand établissement, car elles ne donnent au palais qu'une sensation légèrement fade. Ces eaux fournissent seulement à dix baignoires, nombre tout à fait insuffisant, bien qu'on y administre des bains même pendant la nuit.

C'est que le Salut est, avec le Foulon, la source la plus en vogue : or, notez que ces deux sources sont justement les moins chaudes et les moins minéralisées. On ne saurait donc reprocher aux eaux de Bagnères de ne pas être assez actives, puisque, par la nature des affections qu'on y traite, ce sont précisément celles qui le sont le moins qu'on emploie de préférence. Une des causes de l'efficacité de ces succès doit être cherchée également dans la fixité de leur température. L'eau arrivant dans les baignoires à sa sortie même du griffon, les malades ne peuvent ni refroidir ni réchauffer le bain au gré de leur caprice : c'est un grand avantage. Quand on est placé, comme ici, sur les limites d'une température froide, quelques degrés en plus ou en moins ne sont pas indifférents.

Les eaux du Salut conviennent dans les mêmes cas que celles du Foulon ; mais elles ont un effet diurétique plus prononcé ; aussi les conseille-t-on souvent contre les affections chroniques de la vessie et des reins. On leur attribue encore des propriétés sédatives dans la plupart des névralgies et certains troubles fonctionnels de l'utérus, surtout chez les personnes irritables.

Une source dont on a fait également grand usage est celle de Lasserre : cinq ou six verres de cette eau déterminent une action assez franchement purgative, qui paraît devoir être attribuée au sulfate de magnésie qu'elle tient en dissolution. Elle réussit très-bien aux personnes dont les organes digestifs fonctionnent avec lenteur et paresse. Dans quelques cas, on l'associe aux autres sources, soit pour prévenir la constipation qu'elles provoquent, soit pour déterminer une révulsion légère vers l'intestin.

Telles sont les principales eaux thermales pour lesquelles on se rend à Bagnères-de-Bigorre. Je n'ai point parlé des établissements de Belle-Vue, Fontaine-Nouvelle, Cazaux, Mora, Pinac, Théas et de bien d'autres encore que leurs propriétaires exploitent et célèbrent à l'envi, car c'eût été m'exposer à d'inutiles redites. Théas, surtout, grâce aux soins de M. François, renferme, indépendamment de la buvette de Labasserre, un aménagement thermal assez complet. On pourra, du reste, pour tous ces renseignements, consulter l'ouvrage de M. Lemonnier, auquel j'ai déjà fait de fréquents emprunts.

Je dirai seulement quelques mots de deux autres sources, l'une appelée fontaine d'Angoulême et l'autre source de Labasserre.

Fontaine d'Angoulême. — Cette source jaillit sur le penchant oriental du mont Olivet, au milieu de terrains contenant des quantités assez notables d'amphibole et de feldspath. Elle est ferrugineuse et tout à fait froide : d'après M. Fontan, le fer s'y trouve surtout à l'état de crénate. Mêmes usages que pour les eaux ferrugineuses ordinaires.

Tout à côté jaillissent deux autres sources de même nature et qui ne diffèrent de la source d'Angoulême qu'en ce qu'elles ne contiennent point d'arsenic.

Le médecin inspecteur, M. Subervie, m'a dit avoir retiré d'excellents effets de ces différentes sources ferrugineuses dans le traitement des accidents consécutifs aux fièvres paludéennes.

Source de Labasserre. — Cette source, qui a été, dans ces derniers temps, l'objet d'importantes études, ne jaillit point à Bagnères-de-Bigorre même, mais à environ quinze kilomètres de la ville, sur une des hauteurs du Mont-Aigu. Comme l'accès en est difficile et qu'il n'y a point d'établissement thermal, on ne l'emploie que transportée. Une buvette à cet usage a été, ainsi que nous l'avons dit, établie aux bains de Théas.

L'eau de Labasserre appartient à la classe des eaux sulfureuses naturelles. Elle renferme 0^{gr},0427 de sulfate de sodium. C'est donc une des eaux les plus sulfureuses des Pyrénées ; c'est également celle qui, après les sources de Gazost et des Eaux-Bonnes, contient le plus de chlorure de sodium : environ 0^{gr},2080 par litre.

Il paraît résulter des analyses de MM. Filhol et Poggiale, que l'eau de Labasserre supporte l'embouteillage et le transport sans s'altérer, ce qu'il faut, sans doute, attribuer à l'absence d'un excès de silice libre, ainsi qu'à la faible température de la source à son point d'émergence (12 degrés à 13 degrés centigrades). Du reste, rien n'a été négligé à la buvette de Théas pour mettre le principe sulfureux à l'abri des moindres causes de décomposition. C'est M. l'ingénieur François qui a été chargé de construire l'appareil qui sert de réservoir et de moyen de réchauffement ; or, d'après les détails qu'il a bien voulu me communiquer, je crois que cet appareil remplit parfaitement le but qu'on se proposait d'atteindre.

Les eaux de Labasserre sont des eaux fortement excitantes dont l'action paraît se porter sur l'appareil respiratoire ; aussi faut-il en commencer l'usage par de faibles doses : un quart de verre à un demi-verre le matin, qu'on augmente ensuite graduellement ; mais il est rare qu'on puisse dépasser un à deux verres

Ces eaux jouissent d'une grande réputation à Bagnères et dans la contrée environnante pour le traitement des maladies de poitrine. On cite, et M. Cazalas a publié, des cas de guérison incontestables. J'ai eu moi-même l'occasion d'en observer à Paris. Toutefois je ne crois pas que la buvette de Théas soit jamais appelée à faire concurrence aux sources de la Raillère et des Eaux-Bonnes. Puisqu'on ne peut prendre les eaux de Labasserre autrement que transportées et qu'elles se conservent bien, mieux vaut les boire tout simplement chez soi que de faire un déplacement coûteux, d'autant plus qu'on ne trouverait à Bagnères ni les bains, ni les douches, qui forment presque toujours le complément de la médication sulfureuse.

— Que Bagnères continue d'utiliser les sources qui l'avoisinent, mais évite de les confondre avec les siennes propres, dans la crainte de prêter à celles-ci des vertus exagérées ou de leur faire perdre le cachet même de leur originalité. Vous les conseillerez surtout aux personnes mélancoliques, affaiblies par les chagrins et les veilles, aux gens de lettres, de cabinet, et à tous les hommes livrés à des professions sédentaires. Le traitement moral aidera puissamment à l'action des eaux. C'est là qu'il convient d'adresser ces jeunes femmes pâles, délicates, nerveuses, que des couches réitérées ou les soins laborieux du ménage ont jetées dans une sorte de langueur et de débilité générales. Laissez à Baréges, à Cauterets et à Luchon ces *grands malades* pour lesquels il faut des sources puissantes et des effets perturbateurs : bientôt ils viendront à leur tour, non plus attrister la ville par l'aspect de leurs souffrances, mais célébrer leur guérison au milieu des distractions et des fêtes.

Bagnères-de-Bigorre a donc l'heureux privilége d'être à la fois le séjour des malades et le rendez-vous des convalescents ; seulement ceux-ci ne pourront y recouvrer la santé qu'en évitant les excès de la vie mondaine, qui peut-être l'avaient compromise.

Transport. — Bouteilles de trois quarts de litre, capsulées. On n'expédie que la source de Labasserre. (Voyez l'article ci-dessus.)

§ II.

EAUX MINÉRALES DU CENTRE DE LA FRANCE.

Les eaux minérales du centre de la France sont principalement répandues dans les anciennes provinces de l'Auvergne et du Bourbonnais : leur nombre est considérable. Comme elles jaillissent pour la plupart dans des terrains volcaniques, leur température est, en général, assez élevée ; chez quelques unes même, elle est voisine de l'ébullition.

Tandis que les Pyrénées sont si abondamment pourvues d'eaux sulfureuses, le centre de la France en est à peu près complétement privé. En revanche, nous y trouverons des eaux salines de premier ordre qui méritent à tous égards d'appeler et de fixer notre attention. Quant aux autres sources d'une moindre importance, je ne puis que renvoyer aux publications de M. le docteur Nivet, qui s'est occupé avec succès de la géologie et des eaux minérales de ces contrées.

MONT-D'OR
(Puy-de-Dôme).

La vallée du Mont-d'Or est une des parties les plus curieuses et les plus pittoresques de l'ancienne Auvergne. Les soulèvements du sol, les cratères et les coulées de lave attestent que, dans des siècles reculés, ces contrées, aujourd'hui si paisibles et si fertiles, furent bouleversées par d'affreux cataclysmes. Aussi le double chemin qui va de Clermont au Mont-d'Or n'est-il pas moins fréquenté par les touristes que par les malades.

Le village des Bains, d'un aspect assez triste, est situé dans la vallée que traverse la Dordogne. Celle-ci n'est encore qu'un simple ruisseau, presque à sec en été et comme perdu au milieu d'un ravin rocailleux. C'est sur la rive droite, à la base de la montagne de l'Angle, que jaillissent les sources d'eau minérale. On en compte sept : six thermales et une froide.

La source froide, dite Fontaine de Sainte-Marguerite, s'échappe derrière l'établissement, par un robinet où chacun est libre de puiser à toute heure. Elle a une saveur piquante et acidule qu'elle doit au gaz acide carbonique dont elle est saturée; sa minéralisation est à peu près nulle; sa température, de 12 degrés seulement. Mêlée au vin, elle fournit une boisson fort agréable, mais qui, à cause de son extrême fraîcheur, ne tarderait pas à irriter les poitrines délicates.

Les six sources thermales sont : le Grand-Bain ; la source de César ; la Fontaine Caroline ; le Bain Ramond ; le Bain de Rigny et la Fontaine de la Madeleine. Toutes ces sources sont renfermées dans l'établissement. Pour bien comprendre leur distribution, il importe de dire un mot de l'établissement lui-même, qui est un modèle en son genre.

Cet édifice, tout de pierres de lave, est bâti sur l'emplacement même où sourdent les eaux minérales. Il se compose de trois carrés longs, successivement moins grands, terminés par un hémicycle, et reliés entre eux par des galeries couvertes. Le premier corps de bâtiment s'appelle le Péristyle, le second le Grand-Salon et le troisième le Pavillon.

Le Péristyle, situé au rez-de-chaussée, contient, à sa partie centrale, deux vastes piscines pour les indigents, des douches et quelques baignoires. Sur les côtés, des couloirs mènent à des salles spéciales pour fumigations et bains de vapeurs, mais ces salles ne sont que provisoires, en attendant que le nouveau bâtiment soit construit.

Au premier étage est le Grand-Salon. C'est une vaste pièce ayant neuf cabinets de chaque côté, ceux de droite pour les hommes, ceux de gauche pour les femmes, avec tous les appareils nécessaires pour douches.

Enfin au bout du Grand-Salon, et dans la même enceinte, se trouve le Pavillon. Seulement il occupe un plan supérieur, de sorte que, pour y monter, on gravit une quinzaine de marches. Là sont rangés de front cinq cabinets de bains.

Rien de plus aisé maintenant que de se rendre compte de la distribution des sources.

Le Grand-Bain s'échappe en filets épars du fond des baignoires du Pavillon, espèces de cuves où les malades prennent le bain à la chaleur native de la source. Celle-ci est de 40 à 42 degrés centigrades; elle s'élève à 43 degrés dans le cabinet du milieu. Ces mêmes baignoires servent dans l'après-midi pour les bains de pieds.

La source de César jaillit dans une petite grotte (1) (*Balneum cryptæ*), ouvrage des Romains, et mêle ses eaux avec celles de la source Caroline : température, 45 degrés. Ces deux sources, recueillies dans de vastes réservoirs, alimentent les bains de la Grande-Salle, les douches et les piscines.

Le Bain Ramond et le Bain de Rigny, découverts parmi les ruines romaines, pendant qu'on creusait les fondements des thermes actuels, fournissent l'eau des baignoires du Péristyle : température, 42 degrés.

La Fontaine de la Madeleine est la plus chaude de toutes; elle a 46 degrés. Exclusivement employée en boisson, elle se distribue par quatre robinets disposés le long de la promenade couverte qui orne la principale façade de l'édifice.

Chacune de ces sources fait entendre, à sa sortie du sol, un bouillonnement assez fort dû à l'acide carbonique qui se dégage. Le volume d'eau qu'elles four-

---

(1) On se baignait autrefois dans ce bassin comme dans les baignoires du Pavillon. On y a renoncé dans la crainte d'asphyxie par l'acide carbonique qui s'en dégage en abondance, surtout dans les temps d'orage.

nissent en vingt-quatre heures s'élève à environ 355 mètres cubes, quantité suffisante pour alimenter sept à huit cents bains ou douches par jour.

Tel est l'établissement du Mont-d'Or. J'en ai peu vu qui puissent lui être comparés, tant par l'aménagement des sources que par la disposition du service médical; ajoutons qu'au point de vue de l'art, plusieurs parties méritent une mention particulière. Ainsi la toiture, véritable chef-d'œuvre, a été construite de manière à résister au choc des rochers volumineux qui se détachent quelquefois de la montagne de l'Angle. La seule chose qu'on puisse reprocher à l'ensemble de l'édifice, c'est son aspect un peu sombre.

Les eaux du Mont-d'Or sont limpides, incolores et fortement gazeuses. Elles n'ont pas d'odeur : leur saveur, légèrement acidule, puis salée, laisse un arrière-goût styptique et désagréable. Exposées à l'air libre, elles se couvrent d'une mince pellicule irisée, formée de matière organique, de carbonate de chaux et de silice.

La connaissance des vertus thérapeutiques de ces eaux remonte à une haute antiquité. Sidoine Apollinaire emploie ces expressions fort remarquables : *Phthisiscentibus medicabiles* (1). Ainsi, dès le v° siècle, époque où écrivait le savant évêque, les eaux du Mont-d'Or avaient déjà, contre les maladies de poitrine, la célébrité dont elles jouissent aujourd'hui. Ici encore l'observation des faits a devancé les révélations de la chimie. Or, que nous apprend l'analyse?

(1) Je partage tout à fait l'opinion de M. Bertrand, qui pense que les *Calentes Baiæ* de Sidoine Apollinaire ne sont autres que les sources du Mont-d'Or.

Celle-ci démontre l'existence des mêmes éléments offrant, dans ces diverses sources, des proportions à peu près semblables. D'après M. Bertrand, que je ne saurais trop fréquemment citer, la source de la Madeleine contient, pour un litre, 1^{gr},260 de principes salins : ce sont surtout des carbonates de soude et de chaux, et un peu d'oxyde de fer. Ces divers sels, peu actifs par eux-mêmes, se trouvent ici en quantité si minime, qu'ils ne peuvent donner à ces eaux un caractère chimique assez tranché pour qu'on puisse même leur assigner une place dans une classification. Renferment-elles, du moins, quelque substance exerçant sur l'appareil pulmonaire une action spéciale? Pas davantage. Laissons donc encore ici les analyses de côté, puisqu'elles ne nous apprennent rien, et arrivons tout de suite à la partie thérapeutique.

Les grands bains, ou bains à haute température, constituent la médecine topique et particulière du Mont-d'Or. On les prend dans les cuves du Pavillon. En y entrant, les malades éprouvent un saisissement des plus pénibles, accompagné d'un sentiment de cuisson. Ce n'est qu'après s'être à plusieurs reprises enfoncés dans le bain et en être ressortis, qu'ils finissent par le supporter. Le pouls, qui d'abord avait été concentré, devient large et fréquent; il atteint bientôt 100 pulsations. En même temps la figure se colore, la sueur ruisselle sur le front et les tempes, la respiration s'accélère : c'est un véritable accès fébrile. Quand le médecin, qui est toujours présent, juge que l'effet du bain est produit, des porteurs enveloppent le malade dans une grande robe de laine et le transportent à son lit qu'on a eu soin de bassiner. Là un sentiment de bien-être ne tarde pas à se répandre dans tout son corps ; une chaleur douce succède à la chaleur mordicante de l'immersion ; la peau se couvre d'une moiteur bienfaisante, et, pendant la journée qui suit le bain, on se sent plus fort et plus léger.

La durée de semblables bains est nécessairement très courte. Beaucoup de malades ne peuvent y rester plus de cinq ou six minutes, et encore éprouvent-ils quelquefois des syncopes, ainsi que l'attestent les flacons d'éther rangés près des cabinets.

Les bains ne constituent pas seuls le traitement. On boit les eaux du Mont-d'Or à une température également très élevée, puisque c'est la source la plus chaude, celle de la Madeleine, qui alimente la buvette : la dose est de trois ou quatre verres par jour. Ingérées dans l'estomac, ces eaux sont rapidement absorbées, et elles impriment à la circulation une nouvelle activité.

Sous l'influence de cette excitation générale, on voit, du troisième au huitième jour, la fièvre thermale se déclarer. Les malades pâlissent, quelques uns maigrissent ; ils sont abattus, découragés et accusent un sentiment de chaleur intérieure et de sécheresse vers la peau. Il survient habituellement une constipation assez forte pour nécessiter l'emploi d'un léger laxatif. C'est au médecin à soutenir et à fortifier le moral des malades, car l'expérience démontre que cette exaspération momentanée est un présage presque certain de guérison.

Celle-ci s'annonce d'habitude par des phénomènes

plus ou moins prononcés de révulsion vers la peau. Analysez les observations recueillies au Mont-d'Or, vous verrez que les individus, soulagés ou guéris par l'usage de ces eaux, ont presque tous éprouvé de semblables crises. « Les uns, dit M. Bertrand, ont eu des sueurs abondantes, des retours d'anciens flux diminués ou suspendus; d'autres, des furoncles, des éruptions miliaires, des dépôts dans le tissu cellulaire sous-cutané, des gonflements des grandes articulations. Chez quelques uns, la chaleur s'est rétablie dans des parties où elle ne se faisait plus sentir; des émonctoires naturels ou artificiels taris se sont rouverts; des éruptions cutanées disparues avant ou pendant la maladie se sont montrées de nouveau. Enfin les fonctions de la peau, plus ou moins dérangées, se sont rapprochées chez presque tous de l'état normal ou y sont entièrement revenues. »

C'est pour activer le déplacement des fluides du centre à la périphérie qu'on fait un si fréquent usage des bains de pieds.

On emploie dans le même but la douche, le massage, les frictions, les bains d'étuve, en un mot tout ce qui tend à congestionner la peau, en dégageant les parties profondes.

M. Bertrand accorde une confiance extrême à la cure d'inhalation. Ainsi l'eau minérale est chauffée jusqu'à l'ébullition, et la vapeur qui s'en dégage est dirigée dans des salles spéciales où les malades viennent la respirer. Je ne doute pas que cette espèce de bain de poumon ne puisse être fort utile, d'autant plus que la vapeur développée ainsi dans le générateur n'est pas une simple vapeur aqueuse, semblable à celle qu'on obtiendrait avec de l'eau ordinaire. En effet, il est d'observation que, quand l'eau soumise à l'ébullition contient du chlorure de sodium, la vapeur entraîne avec elle une partie de ce chlorure, comme le vent de la mer entraîne le sel marin, et par suite l'atmosphère se charge de molécules muriatiques. Est-ce à ce qu'on appelle la propriété *grimpante* de ce sel qu'il faut rapporter sa volatilisation? L'explication me paraît probable. Quoi qu'il en soit, je ferai remarquer que toutes les sources les plus célèbres contre les maladies de poitrine, Eaux-Bonnes, Cauterets, Ems, renferment, comme celles du Mont-d'Or, des quantités notables de chlorure de sodium.

Il semble résulter des détails qui précèdent que les eaux du Mont-d'Or agissent moins par leur vertu intrinsèque que par la manière dont elles sont administrées. J'avoue que j'incline fortement vers cette opinion. Ce seraient donc les bains et l'inhalation qui constitueraient la médication principale, tandis que l'eau prise en boisson ne jouerait qu'un rôle tout à fait secondaire. Voyez en effet ce qui se passe du côté de l'appareil respiratoire dont les maladies réclament presque exclusivement l'emploi de ces eaux : l'expectoration ne devient plus facile et plus libre, le poumon n'acquiert plus de ressort qu'à la condition que la révulsion cutanée est plus complète. Aussi la plupart des malades ont-ils, pendant le bain, la poitrine hors de l'eau. On espère, par la dérivation imprimée aux fluides loin du siége du mal, dégager d'autant le parenchyme pulmonaire.

Ici se présente un rapprochement tout naturel entre les Eaux-Bonnes et celles du Mont-d'Or.

Toutes les deux sont prescrites contre les affections tuberculeuses et catarrhales de la poitrine. C'est déjà un fait fort remarquable que de voir deux eaux minérales, dont l'une est essentiellement sulfureuse, et dont l'autre ne contient pas un atome de soufre, réussir dans les mêmes maladies. Mais ce qu'il importe surtout de noter, au point de vue pratique, c'est que l'action curative de ces eaux se manifeste par des phénomènes complétement différents.

Tandis que les eaux du Mont-d'Or n'agissent sur la poitrine que consécutivement et par voie détournée, en entretenant la peau dans un état de pléthore artificielle, les Eaux-Bonnes agissent directement et d'emblée sur l'appareil pulmonaire. C'est en congestionnant activement le poumon qu'elles modifient ses sécrétions et sa vitalité, et qu'elles déterminent dans son tissu ces mouvements critiques que les eaux du Mont-d'Or provoquent vers la peau. On comprend combien cette distinction est essentielle, et pour le mode d'emploi des eaux, et pour le choix des malades qu'on doit y envoyer.

Les eaux du Mont-d'Or, administrées au début de la manière que nous venons d'indiquer, auraient souvent l'inconvénient de déterminer tout d'abord des perturbations générales beaucoup trop vives. Aussi est-il prudent, dans certains cas, de commencer par les bains tempérés du Grand-Salon, dont la température est de 35 à 36 degrés centigrades, et qu'on augmente graduellement tous les jours, jusqu'à ce qu'on arrive au degré de chaleur des grands bains. Mais il est des malades, surtout des femmes, dont le système nerveux, délicat et impressionnable, ne pourrait supporter les bains du Pavillon. Il faut alors s'en tenir aux bains tempérés : leur durée est d'environ une heure. Ces bains stimulent doucement la peau, la rendent halitueuse et fortifient l'action musculaire. Cependant, quels que soient leurs bons effets, ils sont loin, dans beaucoup de cas, d'avoir l'importance et l'efficacité des bains à haute température qui forment en quelque sorte le cachet de la thérapeutique thermale du Mont-d'Or.

Maintenant que nous venons de préciser le mode d'action de ces eaux, une grave question se présente : Quelles sont, parmi les maladies chroniques de la poitrine, celles qui seront traitées au Mont-d'Or avec le plus de succès ?

On cite toujours, et en première ligne, la phthisie pulmonaire. Or voici comment à ce sujet s'exprime M. Bertrand :

« La précision apportée à l'étude de la phthisie par l'auscultation exige qu'on définisse bien quels sont les malades que le Mont-d'Or guérit. Chez les phthisiques arrivés à la dernière période, dont les sueurs, les crachats ou les selles ont pris le caractère colliquatif, ces eaux sont contre-indiquées. Si l'une ou l'autre de ces évacuations prend ce caractère pendant le traitement, il faut le faire discontinuer sur-le-champ. Mais quelquefois il est difficile de faire la part de l'irritation catarrhale des bronches, et les signes stéthoscopiques eux-mêmes peuvent faire porter un diagnostic trop sévère. En ce cas on peut tenter, surtout si la circulation est affaiblie, que le pouls soit peu vif, qu'il y ait plutôt état de relâchement de la fibre. Si, au contraire, il y a toux sèche, chaleur, aridité de la peau, pouls vif, petit et fréquent, ne recourez pas aux eaux. »

Ce sont là des préceptes fort judicieux dont le savant inspecteur fait tous les jours la plus heureuse et la plus habile application. Or, j'ai analysé avec soin les exemples qu'il a publiés, ainsi que les faits qui ont été soumis à mon observation particulière, et je suis arrivé à cette conviction, que les eaux du Mont-d'Or sont impuissantes à guérir la phthisie pulmonaire, non seulement à des degrés avancés, mais dans les premiers moments où le tubercule se forme. C'est tout au plus si elles pourraient, dans quelques cas, arrêter ses progrès, en prévenant la congestion du tissu pulmonaire autour des tubercules. Aussi je regarde les Eaux-Bonnes, dont les propriétés sont si éminemment béchiques, comme jouissant d'une bien plus grande efficacité dans le traitement de cette redoutable affection.

C'est plutôt contre le catarrhe pulmonaire chronique, s'il y a peu de chaleur à la peau et point de fièvre, que les eaux du Mont-d'Or seront réellement utiles. En même temps qu'elles relèvent les forces générales, elles donnent du ton à la muqueuse, et, par une dérivation salutaire, appellent à l'extérieur l'irritation fixée dans les bronches.

D'après leur mode d'action, il est facile de comprendre que ces eaux conviennent principalement aux personnes à fibre molle, et à circulation languissante, chez lesquelles il s'agit de donner un coup de fouet à l'économie. Elles sont, au contraire, entièrement contre-indiquées, s'il y a eu des hémoptysies actives, quand le cœur est volumineux, et s'il existe de la tendance aux congestions vers le cerveau. Il est d'observation qu'elles ne réussissent pas non plus aux tempéraments scrofuleux.

Quelques asthmatiques se trouvent bien des eaux du Mont-d'Or, surtout quand l'asthme revêt une forme qui, complétement indépendante de toute affection organique du cœur, se rattache à un état catarrhal de la muqueuse bronchique.

Telles sont les principales maladies sur lesquelles les eaux du Mont-d'Or semblent exercer une action plus spéciale. On les prescrit encore aux personnes affectées de rhumatismes articulaires, de paralysies, d'engorgements profonds des viscères; mais alors elles rentrent dans la catégorie de la plupart des eaux thermales que l'on conseille contre les mêmes affections. A ce point de vue, elles ne méritent aucune mention particulière.

La durée d'une saison au Mont-d'Or est de quinze jours à trois semaines, terme moyen. Prises plus longtemps, ces eaux auraient souvent le grave inconvénient de trop exciter.

Ce n'est point pendant l'administration même des eaux que le bénéfice du traitement se fait le plus habituellement sentir, mais quelque temps après. Il faut que la stimulation minérale se soit dissipée, et que l'économie, par une hygiène calme et douce, ait eu le temps de reprendre graduellement le jeu régulier de ses rouages.

Le séjour du Mont-d'Or est bien plus agréable par ses promenades, ses points de vue et ses distractions champêtres, que par ses réunions du soir. Ainsi, tandis que le grand salon de l'établissement est presque constamment désert, la foule des baigneurs se presse, pendant le jour, dans les délicieuses allées du Capucin et des autres montagnes qui dominent le village ; seulement il faut aller chercher l'ombrage un peu loin. Là aussi vous trouvez ce qu'en langage du pays on appelle des *Salons*, espèces de quinconces dont le plus connu est le salon de Mirabeau, mais avec cette différence qu'au lieu d'une atmosphère concentrée et malsaine, il circule, sous la voûte des sapins qui les encadrent, un air vif, léger, balsamique. On vante un peu trop les cascades, qui m'ont paru peu de chose ; mais, en revanche, je ne connais pas d'excursion plus intéressante que celle au puy de Sency, ce géant de l'Auvergne (1), avec son château du Diable, ses gorges d'Enfer, ses ravins et ses neiges éternelles.

Surtout que les malades se précautionnent de vêtements d'hiver. Les matinées et les soirées sont froides dans ces montagnes, et la peau doit être dans un état de moiteur habituelle. C'est à cause de ces rigueurs du climat que la saison des eaux ne commence que dans la première quinzaine de juillet, pour finir avec les derniers jours du mois d'août.

---

(1) C'est la montagne la plus élevée du centre de la France. Sa hauteur est de 1,887 mètres.

TRANSPORT (*Source de la Madeleine*). — Bouteilles de demi-litre.

Ces eaux se conservent assez bien; cependant on en fait très peu usage loin de la source, et, pour mon compte, je ne les ai vues produire ainsi aucun résultat avantageux. Nous venons de voir en effet que le traitement consiste surtout dans l'emploi des douches et des bains, et que la boisson ne joue qu'un rôle tout à fait accessoire.

LA BOURBOULE
(Puy-de-Dôme).

A six kilomètres du Mont-d'Or, sur la rive droite de la Dordogne et au pied d'un immense rocher granitique, se trouve le petit village de la Bourboule. Là jaillissent des eaux minérales, au milieu d'un ancien bain romain. Si ces eaux étaient mieux aménagées, qu'il y eût des logements convenables au lieu de méchantes masures, et surtout qu'on pût y arriver par une autre voie que par des sentiers perdus, je ne doute pas qu'elles n'acquissent une haute importance. Elles sont fortement minéralisées : plus de sept grammes de sels par litre! Aussi leur saveur est-elle franchement saline. Elles contiennent surtout des sels alcalins, à base de soude; très peu de chaux; des chlorures et du fer. La température de la source principale est de 52 degrés centigrades, 7 degrés de plus que la source la plus chaude du Mont-d'Or.

Les eaux de la Bourboule sont toniques et fortifiantes; l'estomac les supporte à merveille, à cause de la quantité d'acide carbonique et d'azote qu'elles tiennent en dissolution. Elles conviennent surtout dans les affections scrofuleuses, et plus d'une fois les bains et les douches ont triomphé d'engorgements articulaires réputés incurables. Malheureusement on a fait si peu pour les étrangers, que ces eaux ne peuvent guère être fréquentées aujourd'hui que par les gens du pays.

SAINT-NECTAIRE
(Puy-de-Dôme).

Les eaux de Saint-Nectaire sont à douze kilomètres du Mont-d'Or, dans un endroit remarquable par l'aridité de ses montagnes, la fertilité de ses prairies et l'aspect sauvage de ses sites. Le nombre des sources est considérable : leur température varie de 18 à 40 degrés centigrades. Toutes sont incolores à la sortie du rocher ; mais, par le contact de l'air, elles prennent une teinte louche et ne tardent pas à abandonner un dépôt boueux, composé principalement de sels calcaires.

Ces eaux ont une saveur acidule d'abord, puis franchement salée, avec un arrière-goût ferrugineux. Les matières organiques qu'elles tiennent en dissolution les rendent onctueuses au toucher.

Les sources de Saint-Nectaire sont essentiellement gazeuses et alcalines. Elles diffèrent des eaux du Mont-d'Or par une proportion de sels solubles beaucoup plus forte (environ six grammes par litre); des eaux de la Bourboule en ce qu'elles présentent ces sels à l'état de carbonate ; enfin elles diffèrent des unes et des autres par le gaz sulfhydrique qui s'en dégage, et qu'on ne rencontre ni au Mont-d'Or ni à la Bourboule.

Saint-Nectaire est surtout célèbre par ses incrustations. Celles-ci s'obtiennent au moyen d'un appareil qui laisse tomber l'eau minérale, sous forme de poussière aqueuse, sur les objets qu'on veut recouvrir d'une couche saline et brillante.

Quant aux vertus médicinales de ces sources, elles sont très réelles, et mériteraient d'être plus généralement appréciées. On les prescrit avec succès dans les leucorrhées atoniques, les engorgements du foie et de la rate, certaines formes de gravelle où les alcalins sont indiqués. Mais le voisinage et la célébrité du Mont-d'Or feront toujours à Saint-Nectaire une redoutable concurrence : ensuite il est des malades tellement impressionnables, qu'ils n'oseraient approcher de leurs lèvres un pareil liquide, dans la crainte de quelques pétrifications intérieures.

ROYAT-SAINT-MART
(Puy-de-Dôme).

Il n'est pas un touriste qui ait traversé Clermont sans aller admirer les délicieux points de vue de la vallée de Tiretaine, distante à peine d'une petite lieue. Or un peu avant le village de Royat, sur la gauche du chemin qui y conduit, se trouvent des sources minérales : ce sont les bains de Saint-Mart. L'établissement, bâti sur l'emplacement d'anciens thermes romains, est une chétive masure contenant une petite piscine, quelques cabinets de bains, deux douches et une buvette : pas une chambre pour les malades. Il est vrai que le voisinage de Clermont dispense d'habiter près de la source, et qu'on peut se contenter d'y aller chaque jour prendre les eaux.

Ces eaux, d'une température de 35 degrés centigrades, sont alcalines et ferrugineuses, ainsi que l'attestent leur saveur et l'analyse. On les boit à la dose de cinq ou six verres et même plus : quelquefois leur action est un peu purgative.

On les emploie avec succès dans certaines dyspepsies, les affections chlorotiques, l'anémie, la débilité produite par l'excès des fatigues et des veilles. Elles ne pèsent pas à l'estomac ; leur saveur ne laisse aucun arrière-goût désagréable.

Mais on ne saurait, dans l'administration des bains, trop surveiller l'aération de la piscine et des cabinets, car le dégagement du gaz acide carbonique a plus d'une fois déterminé des accidents d'asphyxie. Moi-même, en pénétrant dans la petite pièce qui avoisine la buvette et qu'on venait d'ouvrir, j'éprouvai une sorte de vertige. Le gaz s'y trouvait accumulé en telle abondance, que je pus répéter ensuite quelques unes des expériences que j'avais faites à Naples dans la grotte du Chien.

SAINT-ALYRE
(Puy-de-Dôme).

La source de Saint-Alyre jaillit dans un des faubourgs de Clermont : sa température est de 24 degrés centigrades. C'est une eau ferrugineuse acidule, remarquable surtout par la quantité de bicarbonate de chaux qu'elle renferme. Ce sel, par suite de l'évaporation d'un excès d'acide carbonique, se précipite et forme, comme à Saint-Nectaire, de brillants cristaux composés de carbonate de chaux que colore un peu de fer hydroxydé.

A côté de la source se trouve une masse de travertin, nommée le *Pont-de-Pierre*, qui est en totalité le produit de ces dépôts salins. Sa longueur est d'environ quatre-vingts mètres, et sa hauteur de huit : on dirait d'une épaisse muraille. Au-dessous passe le ruisseau de Tiretaine.

Les eaux de Saint-Alyre sont plutôt visitées par les touristes que par les malades : aussi n'avons-nous rien à dire de particulier sur leurs vertus médicinales.

CHATEAUNEUF
(Puy-de-Dôme).

Le petit village de Châteauneuf est situé sur le bord de la Sioule, à quarante-quatre kilomètres de Clermont. Les sources thermales sont nombreuses et assez abondantes pour alimenter plusieurs piscines, des douches et quelques baignoires. Leur température varie depuis 15 jusqu'à 38 degrés centigrades.

Ces eaux sont gazeuses, alcalines et légèrement ferrugineuses : on les emploie surtout en bains et en douches. Elles conviennent à peu près dans les mêmes cas que les eaux de Saint-Mart et de la Bourboule, mais sont moins actives.

CHATELDON
(Puy-de-Dôme).

Le bourg de Chateldon, formé de quelques habitations fort humbles, est à quarante kilomètres de Clermont, à dix-huit de Vichy, dans une vallée assez agréable qui termine le vaste bassin de la Limagne. Ses eaux minérales sont froides, limpides, petillantes, d'une saveur acidule et légèrement ferrugineuse. Comme toutes les eaux gazeuses, elles conviennent dans les affections atoniques des voies digestives; elles doivent de plus au carbonate de fer qu'elles contiennent certaines propriétés fortifiantes qui rappellent celles des eaux de Spa, auxquelles M. Desbret, le médecin inspecteur, aime à les comparer.

TRANSPORT. — Bouteille d'un litre, goudronnées.

Ne se conservent pas très longtemps. On en fait surtout usage aux repas, mêlées avec le vin. Même emploi qu'à la source.

CHAUDES-AIGUES
(Cantal).

En allant de Saint-Flour à Chaudes-Aigues, qui en est éloigné de trente-trois kilomètres, on ne peut se lasser d'admirer combien, dans certains passages, il fallut surmonter de dangers et d'obstacles pour construire la route qu'on parcourt aujourd'hui en toute sécurité. Ainsi, par exemple, dans l'endroit appelé le Saut-du-Loup, on fut obligé de suspendre avec des cordes, au-dessus d'un effrayant abîme, les ouvriers qui plantèrent les jalons. Chaudes-Aigues doit son nom à ses eaux thermales : ce sont les plus chaudes de France. La principale source est celle du Par, dont la température, voisine de l'ébullition, est de 80 degrés.

Elle fournit 8,543 mètres cubes d'eau en vingt-quatre heures.

Les eaux de Chaudes-Aigues sont sans odeur et presque sans saveur ; elles sont très onctueuses et contiennent à peine quelques principes salins, environ 0^{gr},815 par litre. Aussi les familles pauvres s'en servent-elles pour tous les usages culinaires et domestiques, comme si c'était de l'eau ordinaire. Il en résulte pour les habitants une telle économie de combustible que, d'après M. Berthier, ces sources tiennent lieu d'une forêt de chênes qui aurait au moins cinq cents arpents d'étendue.

L'usage économique des eaux de Chaudes-Aigues semble indiquer que leurs propriétés médicinales ne sauraient être très sérieuses : toutefois il résulte des travaux de M. Dufresse-Chassaigne, le médecin inspecteur, que ces eaux n'agissent pas seulement par leur température, et que la thérapeutique peut en retirer de puissantes ressources. Ramenées à un degré de chaleur convenable, elles sont fort utiles dans les affections rhumatismales, certaines maladies de la peau, les ankyloses incomplètes et les rétractions musculaires.

VIC-SUR-CÈRE
(Cantal).

Petite commune où se trouvent deux sources gazeuses froides (12 degrés). Ces eaux ont la plus grande analogie avec l'eau de Seltz, et elles l'emportent sur celle-ci par la proportion de leurs principes minéralisateurs. Ainsi l'eau de Vic renferme 5 à 6 grammes de sels par litre, tandis que la célèbre source de Seltz n'en contient que 4 environ.

Prise en boisson, l'eau minérale de Vic agit comme un puissant digestif. Elle est utile dans les gastralgies et l'état saburral des premières voies : son usage facilite l'expulsion des graviers contenus dans le foie, les reins ou la vessie.

VICHY
(Allier).

Les eaux thermales de Vichy sont les eaux les plus fréquentées, je ne dis pas seulement de la France, mais peut-être même de toute l'Europe : or, ce n'est point ici une simple affaire de vogue. Jamais réputation ne reposa sur autant de titres, et, au point de vue de la composition chimique et des vertus médicinales, je ne connais que les sources de Carlsbad qui leur soient supérieures.

Vichy est situé sur la rive droite de l'Allier et divisé en deux parties : la ville ancienne et la nouvelle. L'ancienne, plus rapprochée du fleuve, se compose de maisons assez mal bâties et de rues étroites. La nouvelle, séparée de l'ancienne par une longue place, plantée en avenues, s'en distingue bien davantage encore par l'élégance de ses constructions qui représentent d'immenses hôtels où logent les malades. C'est à l'extrémité de cette partie de la ville que s'élève le bâtiment thermal : par son architecture, ses vastes proportions, l'organisation des bains et la magnificence des salons, cet édifice peut lutter sans désavantage avec les premiers établissements du Rhin.

Les sources de Vichy sont au nombre de sept principales. Trois jaillissent à côté les unes des autres sous une des galeries du bâtiment des bains : ce sont la Grande-Grille, le Puits Chomel et le Puits Carré. Trois autres sont disséminées dans l'ancienne ville : ce sont la source de l'Hôpital, la source Lucas et la fontaine Lardy. Enfin la dernière, dite source des Célestins, se trouve à l'extrémité même du vieux Vichy, tout près du lit de l'Allier. Son éloignement de la partie de la ville occupée par les malades est chose très regrettable, car c'est la source dont on boit le plus ; il faut habituellement y aller deux fois par jour, et la route qui y mène n'offre aucun ombrage.

Il y a bien encore une huitième source qui fournit autant d'eau à elle seule que toutes les autres réunies, mais qui jaillit d'une manière intermittente et à d'assez longs intervalles : c'est la source Brosson. Cette source est, depuis plusieurs années, prisonnière dans un misérable hangar de bois qui en défend l'usage aux malades et même la dérobe aux regards des curieux, de sorte qu'elle se perd sans utilité pour personne. Sans doute on ne saurait prendre trop de précautions contre d'imprudents forages, et, sous ce rapport, la source Brosson formait un précédent dangereux (1). Cependant, puisqu'elle existe, je vais lever un instant l'interdit qui pèse sur elle et la faire figurer parmi les

---

(1) Le procès intenté à M. Brosson, relativement à cette source qu'il avait obtenue au moyen d'un forage artésien dans le voisinage de celles de l'État, a empêché jusqu'ici qu'elle ne fût exploitée.

autres sources, pour ce qui regarde sa température et sa composition.

Les sources de Vichy, à l'exception d'une seule, celle des Célestins, sont thermales, mais à des degrés différents. Leur chaleur n'offre rien non plus de bien fixe; car les mêmes sources, examinées à diverses époques, ont présenté d'assez notables variations.

Toutes ces sources sont extrêmement alcalines. Le bicarbonate de soude y existe en si grande abondance et y prédomine tellement sur les autres principes minéralisateurs, qu'il est impossible de ne pas l'envisager comme l'élément essentiel de leur action : sous ce rapport, l'effet thérapeutique est tout à fait en harmonie avec l'analyse, car les sources les plus fortes de Vichy sont celles qui renferment le plus de sel alcalin. Voici, pour un litre d'eau minérale, la proportion dans laquelle ce sel se trouve dans ces différentes sources. J'indiquerai en même temps leur température la plus habituelle.

DÉSIGNATION DES SOURCES.	TEMPÉRATURE.	BICARBONATE DE SOUDE.
		gr.
Grande-Grille	32° centig.	4,90
Puits Chomel.	40 —	4,98
Puits Carré	45 —	4,98
Hôpital.	32 —	5,05
Lucas	28 —	5,08
Lardy	25 —	4,13
Célestins	13 —	5,32
Brosson	23 —	4,84

Ainsi la source la plus riche en bicarbonate de soude est la source des Célestins ; la moins riche, au contraire, est la source Lardy. L'identité de composition de la Grande-Grille, du Puits Chomel et du Grand Puits semble indiquer que ces trois sources proviennent d'une même origine, d'autant plus que leurs griffons sont voisins. Du reste, toutes ces sources offrent entre elles de grandes analogies, et l'influence qu'elles ont exercée les unes sur les autres, pendant la durée des travaux qu'a nécessités leur aménagement respectif, est la preuve qu'il existe des communications souterraines.

Si je ne mentionne ici que le bicarbonate de soude, c'est que les autres éléments contenus dans ces sources s'y trouvent à dose si minime et sont doués de si peu d'énergie, qu'il est impossible de leur attribuer une action quelconque : cependant ils en ont une très réelle. Dissolvez dans un litre d'eau ordinaire la même quantité de sels alcalins que nous avons dit exister dans un litre d'eau minérale, cette eau artificielle fatiguera beaucoup plus l'estomac, et vous n'obtiendrez des effets ni aussi prompts ni aussi sûrs qu'avec l'eau naturelle, surtout bue à la source. L'eau de Vichy n'est donc pas une simple dissolution alcaline ; il y a, soit dans les principes révélés par l'analyse, soit dans d'autres encore inaperçus, une combinaison qui nous échappe, mais dont nous ne devons pas pour cela méconnaître l'intervention.

L'eau de toutes les sources de Vichy est limpide. Elle n'exhale aucune odeur et a une saveur légère de lessive : celle des Célestins est plutôt aigrelette et piquante. La grande quantité d'acide carbonique que ces sources renferment simule, en s'échappant, une véritable ébullition ; ce gaz est parfaitement pur.

Il existe également dans l'eau de Vichy une assez notable proportion de cette matière gélatineuse et filante qu'on rencontre dans la plupart des eaux minérales. C'est à la source de l'Hôpital qu'elle paraît être la plus abondante : on est même obligé de nettoyer une fois toutes les semaines le bassin où jaillit cette source, car il se forme au fond un épais dépôt de cette substance.

Maintenant que nous savons quelles sont les principales propriétés physiques et chimiques de ces sources, arrivons à leur mode d'emploi et à leurs effets thérapeutiques.

Les eaux de Vichy prises en boisson et en bains, et ordinairement on les administre en même temps sous cette double forme, exercent sur l'économie tout entière une action tonique et stimulante. De même que la plupart des eaux minérales, elles déterminent souvent, au bout de peu de jours, de la courbature, de l'agitation, de l'insomnie, de l'inappétence, en un mot ces divers symptômes qui caractérisent la fièvre thermale : mais bientôt celle-ci se dissipe, et, par une heureuse réaction, les organes se remettent à fonctionner avec plus d'ensemble et d'énergie. Je dois ajouter qu'il est beaucoup de malades chez lesquels cette fièvre ne se manifeste pas, et qui pourtant se trouvent très bien du traitement.

Voilà pour les phénomènes généraux. Nous devons y joindre également l'action tout à fait spécifique que l'eau minérale exerce sur la vitalité de certains organes, action qu'il importe de ne pas méconnaître, car elle entre pour beaucoup aussi dans les effets du traitement : nous aurons à y revenir.

Voyons maintenant quelles sont les modifications chimiques qu'éprouve l'économie par l'absorption d'une eau aussi fortement chargée de bicarbonate de soude que celle de Vichy.

Les divers liquides qui circulent dans nos vaisseaux, ceux qui en sortent, soit pour être rejetés au dehors, soit pour rentrer dans la circulation, tous ces liquides présentent, dans l'état de santé, certains caractères chimiques que très souvent la maladie modifie : c'est ainsi que telle sécrétion alcaline deviendra acide, et telle sécrétion acide deviendra alcaline. Or les eaux de Vichy ont pour effet à peu près constant, non seulement d'augmenter l'alcalinité du sang et des autres liquides qui sont déjà naturellement alcalins, mais encore de rendre alcalines toutes les sécrétions naturellement acides. On comprend quelles seront les conséquences de ces métamorphoses et de ces espèces de conflits chimiques. Il est évident que toute maladie qui reconnaîtra comme point de départ une trop grande acidité des humeurs sera puissamment influencée par l'eau de Vichy, et que, par suite, l'emploi bien dirigé de cette eau minérale pourra constituer le meilleur agent thérapeutique.

Notons encore que l'eau de Vichy, par cela seul qu'elle rend le sang plus alcalin, lui fait perdre une partie de sa coagulabilité. On sait également que les alcalis s'attaquent à l'albumine et à la fibrine, et amènent assez promptement la dissolution de ces substances. Si donc le sang, devenu moins plastique, se meut avec plus de liberté dans ses canaux, et que, de plus, il ait acquis la propriété de dissoudre les deux principaux éléments qui forment la base de la plupart des engorgements chroniques, n'est-on pas bien près de connaître par quel mécanisme les eaux de Vichy sont fondantes et résolutives ?

Mais, en imprégnant ainsi l'économie du principe actif des eaux, il importe de ne pas dépasser certaines limites de saturation. Aussi ne saurais-je trop louer l'attention extrême avec laquelle M. Barthez surveille et fait surveiller par les malades eux-mêmes l'état plus ou moins acide des sécrétions. Il y a, en effet, des personnes chez lesquelles la trop grande alcalinité des humeurs entraîne l'énervement des fonctions organiques, et imprime à la constitution ce cachet particulier rappelant assez celui qui distingue les habitants des contrées marécageuses.

L'action de ces eaux est donc éminemment complexe ; souvent même il est très difficile, pour ne pas dire impossible, de bien spécifier ce qui appartient aux combinaisons chimiques produites par l'eau minérale ou à la réaction physiologique des organes.

Nous allons actuellement passer en revue les principales maladies contre lesquelles les eaux de Vichy sont le plus utilement conseillées. J'indiquerai aussi quelles sources paraissent convenir le mieux pour telle ou telle affection, car l'emploi médical de ces diverses sources offre des différences plus importantes qu'on ne serait porté à le croire d'après l'analogie de leurs principes constituants.

Voies digestives. — Toutes les fois qu'il y a atonie des organes de la digestion et que la susceptibilité de la muqueuse intestinale n'est pas trop vive, on peut recourir avec avantage aux eaux de Vichy. On commence, d'habitude, par la source de l'Hôpital : comme c'est la source qui contient le plus de matières onctueuses, son action, plus douce, est, en général, mieux supportée par l'estomac ; mais on ne saurait, au début, la boire à trop petites doses, la moindre imprudence à cet égard ayant pour résultat inévitable d'irriter les organes.

Chez certains malades, une eau tout à fait froide, celle des Célestins, réussit mieux ; chez d'autres, c'est la source Lardy. Nous savons que c'est celle-ci qui est la moins riche en principes alcalins, mais elle a l'avantage d'être un peu plus ferrugineuse, et sa température sert, en quelque sorte, de transition entre les sources trop chaudes et les sources trop froides.

L'eau minérale ne fortifie pas seulement l'appareil digestif, elle agit encore chimiquement sur le suc gastrique, dont elle diminue l'acidité. De là l'importance d'analyser les diverses sécrétions. En effet, les expériences de M. Cl. Bernard ont suffisamment démontré quelle immense influence exerce sur la digestibilité des substances animales ou végétales l'état acide ou alcalin des divers liquides qui concourent à la digestion.

Maladies du foie. — C'est surtout dans les hypertrophies du foie qu'on obtient souvent des résultats tout à fait extraordinaires. En même temps qu'elles rendent la bile plus fluide, ces eaux excitent la vitalité du tissu hépatique, activent la circulation dans les capillaires, et communiquent plus de ressort au parenchyme de l'organe tout entier : aussi sont-elles éminemment toniques et *désobstruantes.*

L'eau de Vichy peut-elle dissoudre les calculs biliaires ? Aucune observation ne l'indique, et le raisonnement semble prouver qu'il n'en saurait être ainsi, car la plupart de ces calculs sont formés de cholestérine : or, les alcalis sont sans action aucune sur cette substance ; d'ailleurs, les calculs qui sont logés dans la vésicule se trouvent dans un véritable état de séquestration, et je ne vois point par quelle voie ni sous quelle forme l'eau minérale pourrait pénétrer jusqu'à eux. Lors donc qu'ils s'échappent et tombent dans l'intestin, d'où ils sont rejetés par les vomissements ou les selles, l'eau de Vichy n'a pu agir qu'en donnant plus de force à la vésicule et en favorisant ainsi sa puissance d'expulsion.

En résumé, c'est spécialement contre l'hypertrophie du foie, sans productions accidentelles et sans dégénérescence organique, qu'on peut compter sur les bons effets de ces eaux.

Les engorgements de la rate, ceux du mésentère, de l'épiploon, certaines tumeurs des ovaires, peuvent quelquefois aussi être heureusement modifiés par les sources de Vichy : mais les guérisons sont infiniment plus rares que pour les affections du foie.

Les sources qui paraissent le mieux appropriées à ces divers états morbides sont l'Hôpital et la Grande-

Grille. Quand cette dernière source est bien supportée, on la combine souvent, en l'alternant, avec les Célestins.

Gravelle et calculs urinaires. — Pour ce qui est de la gravelle, établissons tout de suite une ligne de démarcation bien nette entre les graviers formés d'acide urique et ceux dont les phosphates constituent la base.

La gravelle d'acide urique, ou gravelle rouge, est la plus commune de toutes. Comme les alcalis possèdent la propriété de dissoudre cet acide, et que l'urine, par l'effet des eaux de Vichy, devient promptement alcaline, on comprend tout le parti qu'on peut tirer des combinaisons chimiques dans le traitement de cette espèce particulière de gravelle. En effet, l'acide urique se combine avec la soude pour former un urate de soude, lequel, plus soluble que cet acide, se dissout dans les urines et est ensuite expulsé avec elles. C'est la source des Célestins qui, dans ce cas, paraît préférable : elle est la plus riche en bicarbonate de soude, et, par conséquent, c'est celle qui a le plus de prise sur l'acide urique, pour prévenir la formation de nouveaux graviers ou dissoudre ceux qui existaient déjà.

La gravelle blanche, au contraire, est formée de phosphate de chaux et surtout de phosphate ammoniaco-magnésien : or il paraît constant que les graviers de cette nature reconnaissent principalement comme point de départ une urine trop peu acide pour tenir en dissolution les éléments salins qui les constituent. Prescrirez-vous également, dans ce cas, les eaux de Vichy ? Ce n'est jamais moi qui donnerai un conseil semblable, car je les ai vues produire ainsi de trop fâcheux résultats. Bien loin de dissoudre les concrétions existantes, ces eaux, en neutralisant par leur alcalinité les acides libres de l'urine, favoriseraient la formation de nouveaux graviers. C'est dans des conditions de cette espèce que les malades rendent d'autant plus de graviers qu'ils boivent davantage d'eau de Vichy, « à tel point, dit M. Prunelle, que si vous supposiez que ces graviers fussent déjà tout formés dans le rein, il faudrait que celui-ci eût une capacité plus grande que celle de l'estomac. »

C'est donc seulement contre la gravelle d'acide urique que les eaux de Vichy possèdent une incontestable efficacité. Souvent même l'action dissolvante de ces eaux est tellement rapide, que, dès les premiers verres, les malades, n'apercevant plus dans leurs urines de traces de graviers, se sont effrayés, dans la crainte que ceux-ci ne restassent emprisonnés au sein des organes. C'est que, au contraire, ces graviers avaient été instantanément dissous et entraînés.

Quelquefois cependant l'eau de Vichy agit moins comme un agent chimique que comme un stimulant de l'appareil rénal. Dans ce cas, les graviers, au lieu de se dissoudre, sont expulsés en substance du tissu du rein, et charriés ensuite pas les urines : aussi les malades les rendent-ils plutôt à la fin qu'au commencement de la cure, car il faut un certain temps pour qu'ils se détachent.

La gravelle n'est souvent que le premier degré de calculs dont elle constitue le noyau. Une fois déposé dans la vessie, ce noyau s'accroît graduellement par la superposition des substances que l'urine précipite, et arrive un moment où son volume l'emporte sur celui du conduit urétral ; ce n'est plus alors un gravier, c'est une véritable pierre. Or cette pierre sera-t-elle également accessible à l'action dissolvante des eaux de Vichy?

Si les différentes couches qui la constituent n'étaient formées que d'acide urique, on comprend que les eaux alcalines devraient chimiquement agir de la même manière que pour la gravelle rouge ; seulement, comme il y aurait plus d'acide à dissoudre, elles mettraient plus de temps. Mais telle n'est pas d'ordinaire la composition des calculs. Au lieu d'être uniforme, elle représente une série de couches très différentes, combinées souvent d'une manière si variée et si intime, qu'il est impossible de savoir quel en est l'élément prédominant. Si donc vous avez recours aux alcalins, n'est-il pas à craindre que, rencontrant une couche de phosphate au lieu d'une couche d'acide, vous ne précipitiez de nouveaux phosphates, et que, par suite, vous n'augmentiez le volume du calcul au lieu de le diminuer?

L'objection, on le voit, est des plus sérieuses. Voici comment y répond M. Petit, qui a fait de si importantes recherches sur tout ce qui se rattache à l'action des eaux de Vichy.

Les différents sels qui composent les calculs ne sont jamais purs, et ils ne forment pas un tout régulièrement cristallisé. On ne saurait apporter trop d'attention au rôle que joue le mucus vésical : ce mucus se mêle à la substance calculeuse, s'interpose entre ses molécules, en augmente la force adhésive, en un mot se comporte à la manière d'un ciment. Il y a, par conséquent, dans le même calcul, une sorte d'agglutination de la matière animale et de la matière saline. Or les eaux salines dissolvent la matière animale, et, par suite, dissocient la partie saline, laquelle, privée de son ciment, se dépose par petites lamelles, et est rendue avec les urines. L'eau de Vichy agit donc, dans ce cas, moins par la dissolution des couches d'acide urique, qui cependant y entre aussi pour quelque chose, que par la désagrégation des divers ingrédients des calculs, quelle que soit d'ailleurs leur composition : d'où résultera la diminution graduelle de ces calculs, diminution qui peut aller jusqu'à permettre leur expulsion naturelle hors de la vessie.

M. Petit appuie ces raisonnements d'expériences faites sur des calculs qu'on avait plongés directement dans l'eau de Vichy; il cite surtout des observations pratiques qui lui paraissent tout à fait concluantes. Cependant il s'en faut de beaucoup que son opinion soit généralement adoptée, et on lui oppose des objections et des faits qui infirment singulièrement cette manière de voir.

Tout en ne partageant pas entièrement les idées de M. Petit, je crois comme lui que, dans l'impossibilité absolue où nous sommes de dissoudre, par des substances chimiques ou autres, les calculs contenus dans la vessie, les eaux de Vichy offrent une dernière ressource qu'on ne doit point négliger. Sans doute, il ne faut pas trop compter sur la guérison, d'autant plus que quelquefois ces eaux ne font que dissimuler les symptômes, en déposant autour du corps étranger une légère couche d'urate de soude, qui en rend la surface lisse et soyeuse, et empêche ainsi la vessie d'être avertie de sa présence; mais enfin le succès n'est pas impossible. D'ailleurs ce mode de traitement, pourvu qu'on n'en abuse pas, a le mérite de ne faire courir aucun danger au malade. Si l'on ne réussit point, on a encore le temps de recourir au broiement mécanique, moyen extrême qui, malgré tous les perfectionnements de la lithotritie, constitue toujours une opération des plus sérieuses.

Affection goutteuse. — Je ne me dissimule pas la gravité de cette partie de mon travail, car la question de savoir si les eaux de Vichy sont nuisibles ou utiles dans le traitement de la goutte intéresse toute une classe très nombreuse de malades pour lesquels la médecine est complétement impuissante. Malheureusement cette question est, aujourd'hui encore, résolue différemment par les deux hommes les mieux placés pour observer les faits, les comparer et les juger : j'ai nommé MM. Prunelle et Petit.

Commençons d'abord par bien établir quelle est l'opinion de chacun de ces honorables confrères.

M. Prunelle, qui n'a publié que quelques lignes à ce sujet, voulut bien, pendant que je me trouvais à Vichy, m'exposer sa manière de voir, et la résumer dans les termes suivants, que j'écrivis sous sa dictée :
« La propriété générale des eaux de Vichy est de ranimer l'innervation de tout le système abdominal, qu'il s'agisse de l'inertie du foie, de l'estomac, de l'intestin, de la vessie ou de tout autre organe; ces eaux réus-

sissent même contre l'inertie de l'appareil reproducteur. Quand la goutte a de la tendance à se porter à l'intérieur, sur l'estomac, par exemple, l'eau de Vichy sera utile en fortifiant ce viscère. Elle agira de la même manière que le vin de Bordeaux ou le vin de Madère que vous faites boire en pareil cas aux malades. Il y a une autre espèce de goutte qu'on peut appeler la goutte molle : ici la nature n'a plus assez de force pour opérer une véritable crise. Les malades ont des attaques incomplètes ; c'est plutôt un état habituel d'endolorissement ; ils marchent, comme ils disent, sur des éponges. Dans ce cas, l'eau de Vichy sera un des meilleurs toniques ; car, venant en aide à la nature, elle favorisera la manifestation de l'accès, et débarrassera d'autant l'individu. Mais si la goutte se traduit par des symptômes franchement inflammatoires, en quoi l'eau de Vichy, même en l'absence de crises, pourra-t-elle être avantageuse? Les organes ne sont déjà que trop surexcités par le principe goutteux, sans encore y joindre la stimulation minérale : ce serait travailler dans le sens de la maladie. De même, vous respecterez la goutte, surtout chez les vieillards, quand elle se porte sur les extrémités supérieures ou inférieures, car c'est là qu'elle est le moins à redouter. L'intervention de l'eau de Vichy produirait des phénomènes de perturbation qui pourraient amener le déplacement du principe goutteux, et par suite de dangereuses métastases. C'est surtout dans des cas semblables qu'on a vu l'emploi intempestif de l'eau minérale causer l'apoplexie. »

Telle est l'opinion formulée par M. Prunelle lui-même. On voit que le savant inspecteur ne défend pas, d'une manière absolue, les eaux de Vichy aux goutteux ; seulement il en restreint singulièrement l'usage. Pour lui, ce n'est point une médication curative : c'est tout au plus, et dans quelques cas, un utile auxiliaire dont il ne faut user qu'avec une extrême réserve.

La manière de voir de M. Petit diffère essentiellement de celle de M. Prunelle. Comme il l'a exprimée dans de nombreux opuscules, qu'elle a été l'objet d'un débat approfondi à l'Académie de médecine, et qu'elle a reçu une large publicité, je crois ne devoir en indiquer que les principaux points.

La goutte, d'après M. Petit, reconnaîtrait spécialement pour cause la présence dans le sang d'un excès d'acide urique ou des éléments qui servent à le former : aussi existe-t-elle presque toujours simultanément avec la gravelle rouge. L'analogie entre ces deux affections devient plus frappante encore lorsqu'on examine la nature des dépôts que la goutte laisse si souvent autour des articulations et dans d'autres parties du corps. L'analyse chimique démontre que ces concrétions sont formées le plus souvent d'urate de soude, et que, par conséquent, elles ont, comme la gravelle rouge, l'acide urique pour base : ainsi, chez les goutteux, il y a surabondance d'acide urique. Lorsque la sécrétion urinaire devient insuffisante pour éliminer cet acide, ou que, par une cause quelconque, il se trouve détourné de sa voie ordinaire d'élimination, il se porte sur diverses parties du corps, mais plus particulièrement sur les articulations et les tissus fibreux, pour y déterminer ce qu'on appelle une attaque. Or, pour combattre cette diathèse goutteuse, et par suite atténuer, sinon guérir la goutte, l'usage des boissons alcalines, en neutralisant l'excès d'acide urique, constituera le traitement le plus puissant et le plus rationnel. De là l'utilité des sources de Vichy.

Telles sont, qu'on me permette l'expression, les principales pièces du procès ; elles ont plus d'une fois déjà été l'objet d'une polémique ardente et même passionnée, mais l'arrêt définitif est encore à prononcer. On comprend qu'il y aurait plus que de la témérité à moi de vouloir me poser en arbitre et trancher la question. Cependant, d'après les faits dont j'ai été témoin, et d'après ceux qui sont maintenant encore sous mes yeux, je me crois autorisé à avoir, à cet égard, une opinion, que je regarde même comme un devoir de formuler, car on ne saurait apporter trop de témoignages pour éclairer un point aussi important de thérapeutique.

Et d'abord le rôle que M. Prunelle attribue aux eaux de Vichy, pour le traitement de la goutte, est tellement secondaire et restreint, que c'est réduire à peu près l'emploi de ces eaux aux simples proportions des eaux minérales ordinaires. Ce n'est donc pas sur ce que M. Prunelle permet que doit porter le débat, mais plutôt sur ce qu'il défend : nous sommes, par conséquent, ramenés tout de suite sur le terrain de M. Petit. Eh bien! dans ma conviction la plus profonde, les eaux de Vichy peuvent, *dans certains cas*, agir comme moyen curatif de l'affection goutteuse, non pas sans doute en détruisant le principe même de la goutte, mais en diminuant l'intensité des accès, en éloignant leur retour, quelquefois même en les faisant presque complétement disparaître.

Guy-Patin disait, en parlant des goutteux : « Quand ils ont la goutte, ils sont à plaindre ; quand ils ne l'ont pas, ils sont à craindre. »

Cette réflexion est parfaitement juste, en tant qu'elle s'applique à cette multitude de recettes exploitées le plus souvent par des personnes qui se proclament bien haut étrangères à la médecine, comme si, parce qu'un médecin ne guérit pas la goutte, il devait suffire de ne pas l'être pour la guérir. Tous ces prétendus spécifiques, par la perturbation qu'ils apportent dans la vitalité des organes, contrarient la marche régulière de la maladie, et masquent insidieusement les symptômes jusqu'au moment où l'accès éclate plus douloureux et plus terrible. Mais telle n'est pas le mode d'action des eaux de Vichy, et les goutteux qui ont vu, sous l'influence de ces eaux, leur état s'améliorer, *ne sont pas à craindre*, car ils n'ont pas acheté le repos et le bien-être au prix d'incessantes alarmes.

Tous les goutteux, je le sais, ne se trouvent pas également bien de l'emploi des eaux de Vichy. Il en est dont l'état reste stationnaire ; il en est même d'autres dont la maladie s'aggrave. Je vais essayer d'établir en peu de mots quelques indications et quelques résultats thérapeutiques.

Les malades ont d'autant plus de chances de voir s'améliorer la goutte, que celle-ci est plus acide, en d'autres termes qu'il y a prédominance d'acide urique.

L'action de ces eaux paraît être à peu près la même

contre la goutte acquise et contre la goutte héréditaire.

L'eau de Vichy réussit mieux contre la goutte articulaire que contre les autres formes, surtout si les accès se dessinent franchement et sont séparés par des intervalles de calme.

Il est rare que la médication alcaline fasse disparaître les nodus et autres concrétions tophacées que la goutte dépose souvent autour des articulations ; mais elle triomphe assez facilement des engorgements qui proviennent de la roideur des ligaments et de la contracture des muscles.

On ne commencera jamais l'emploi de ces eaux pendant la durée même d'une attaque : si celle-ci se déclare, alors que déjà on en fait usage, il faudra à l'instant suspendre le traitement. Toutefois il est d'observation que, lorsqu'un malade est atteint d'un accès de goutte pendant qu'il prend les eaux de Vichy, des douleurs sont moins vives et elles durent moins de temps que dans les autres attaques où il n'avait pas encore subi l'influence du traitement alcalin.

Enfin, les goutteux ont une tolérance remarquable pour les eaux de Vichy ; aussi boivent-ils surtout de la source des Célestins, que nous savons être la plus forte. Sous quelque forme que ces eaux soient prises, pourvu qu'on ne dépasse point les doses prescrites, (et encore quelques malades le font impunément), elles sont rapidement absorbées et ne fatiguent nullement les organes.

J'en ai fini avec ce qui se rattache au traitement de la goutte par l'emploi des sources de Vichy ; mais il est une dernière remarque sur laquelle je ne saurais trop insister, c'est que les malades, après leur départ des eaux, doivent continuer à faire usage des boissons alcalines. Vous avez pu annihiler l'invasion goutteuse, mais le principe de la goutte est toujours présent dans l'économie. Craignez qu'à un moment donné il ne reprenne le dessus et ne fasse explosion, ce qui arriverait certainement si vous négligiez de saturer l'acide urique par l'emploi habituel des alcalis.

Diabète sucré. — Le diabète est une affection beaucoup moins rare qu'on ne l'avait cru jusqu'ici. Il se rend tous les ans à Vichy un certain nombre de malades qui en sont atteints : or, la plupart se trouvent très bien de l'usage de ces eaux. Sur quel organe agissent-elles? Il est probable que c'est surtout sur le foie, car les belles et récentes expériences de M. Cl. Bernard ont appris que c'est dans le parenchyme hépatique que se forme le sucre. Cette action des eaux de Vichy aurait aussi pour effet, d'après M. Mialhe, de restituer au sang l'acalinité qu'il a perdue par le fait de l'affection diabétique. Quelle que soit, du reste, la théorie à laquelle on s'arrête, il faut toujours, ainsi que le veut M. Bouchardat, combiner avec l'eau minérale un régime fortement animalisé, et l'exclusion des substances sucrées ou féculentes.

On voit, par les détails dans lesquels je viens d'entrer, quel immense parti on peut tirer des eaux de Vichy dans le traitement d'une multitude d'affections, même les plus graves. Quant à leur mode d'emploi, il est, comme partout, subordonné à la nature même de la maladie et à la susceptibilité de l'organisation.

On boit beaucoup à Vichy, trop même; car plus d'une fois l'abus de ces eaux a compromis le succès du traitement.

Les bains sont bien organisés : mais l'affluence des malades est telle, que la répartition des heures est fort difficile, et qu'il en résulte souvent de l'encombrement.

Les douches, que madame de Sévigné appelait *un avant-goût du purgatoire*, sont tellement misérables à Vichy maintenant, que c'est comme si elles n'existaient pas : il n'y a pas non plus de bains de vapeur. Ce sont là de très regrettables lacunes qu'il importe de combler au plus tôt.

Je ne parlerai pas des distractions de Vichy. Si elles sont peu de chose pour la promenade, où trouver ailleurs une société plus distinguée, des relations de meilleur ton, des fêtes plus animées? C'est que, par la nature même des affections qu'on y traite, Vichy recrute surtout sa clientèle parmi les classes les plus élevées de la société, et qu'elles ont de plus le grand privilége d'être à la mode. Or, cette fois, du moins, la mode a raison.

Transport. (*Grande-Grille, Hôpital, Célestins, Lardy.*) — Bouteilles de trois quarts de litre, capsulées.

Ces eaux se conservent bien. Je ne dirai rien de leur mode d'emploi, car ce sont, de toutes les eaux minérales, celles dont l'usage est le plus répandu et l'action la mieux connue : d'ailleurs les détails dans lesquels je viens d'entrer sur l'eau prise à la source sont en partie applicables à l'eau transportée.

Les pastilles dites de Vichy sont un mélange de bicarbonate de soude, de sucre blanc, et de mucilage de gomme.

CUSSET
(Allier).

Ce sont des eaux récemment découvertes qui offrent une grande analogie de composition avec celles de Vichy, dont elles sont voisines : seulement elles sont un peu plus ferrugineuses. La source Sainte-Marie, qu'on a obtenue à l'aide de forages, renferme, par litre, 4^{gr},20 de bicarbonate de soude. Elle est froide, d'une saveur aigrelette et atramentaire.

TRANSPORT. — Bouteilles de trois quarts de litre, capsulées.

Les eaux de Cusset subissent le transport sans s'altérer. Elles paraissent agir à la manière des eaux de Vichy, mais l'expérience ne s'est pas encore suffisamment prononcée sur leurs vertus thérapeutiques.

HAUTERIVE
(Allier).

La source de Hauterive est située à quatre kilomètres de Vichy, sur la rive gauche de l'Allier. C'est une eau minérale froide, gazeuse, très fortement alcaline, qui contient, pour un litre, un peu plus de six grammes de bicarbonate de soude. Par sa composition et ses propriétés thérapeutiques, elle se rapproche des sources de Vichy, surtout des Célestins, sa température étant à peu près la même que celle de cette dernière source.

On s'occupe de construire un établissement thermal à Hauterive. Mais, lorsqu'il sera achevé, les malades ne continueront-ils pas, comme aujourd'hui, de donner la préférence aux sources de Vichy ?

Transport. — Bouteilles d'un litre, capsulées.

Il en est des eaux de Hauterive comme de celles de Cusset. Elles ne s'altèrent pas sensiblement par le transport, mais on en fait à peine usage.

NÉRIS
(Allier).

A en juger par les débris de son cirque et les ruines de l'ancien monument thermal, il n'est pas douteux que Néris n'ait été une ville opulente, à l'époque où les Romains dominaient dans les Gaules. S'il fallait même en croire quelques étymologistes, le mot Néris viendrait de Néron ; triste patronage, qu'aucun souvenir historique ne semble justifier. Néris n'est plus aujourd'hui qu'un simple bourg, et, malgré la vogue dont ses eaux ont joui, il y a quelques années, je doute qu'elles recouvrent jamais leur antique éclat.

Les fouilles pratiquées en 1832 ont fait découvrir six puits, construits probablement par les Romains ; ils produisent environ 1,000 mètres cubes d'eau en vingt-quatre heures. Comme les griffons sont très rapprochés, que l'eau de ces puits a une même température et une composition identique, il est probable que les sources proviennent d'un même foyer.

On voit, sur les parois et dans la profondeur des bassins, une grande quantité de conferves formées par l'*anabaina monticulosa*. Cette plante thermale, qui ne saurait vivre dans une eau au-dessous de 45 degrés centigrades, a un mode d'accroissement fort curieux. Elle se développe par une série de digitations assez semblables à du frai de grenouille, que réunissent entre elles des pédicules très minces : ces digitations se gonflent peu à peu, en se remplissant d'azote, et il arrive un moment où vous diriez autant de petits ballons qui, par leur légèreté spécifique, tendent de plus en plus à s'élever. Bientôt le filament qui les retenait se rompt. Parvenu à la surface de l'eau, l'utricule se distend davantage, ses parois s'amincissent, puis enfin il éclate. C'est la réunion de tous ces débris végétaux, flottant ainsi au-dessus des réservoirs, qui constitue ce qu'on appelle le *limon* des bains.

Les eaux de Néris ont une température fixe de 51 degrés centigrades. Elles sont limpides, onctueuses et d'un goût un peu fade.

Leur composition est tout à fait insignifiante : elles contiennent, par litre, environ un gramme de sels à base de soude, ainsi que des traces de carbonate de chaux et de silice. D'après M. Robiquet, le gaz, assez peu abondant, qui se dégage spontanément de ces sources, est de l'azote, mélangé de deux à trois centièmes d'acide carbonique.

A l'époque où l'on commença le bâtiment actuel des bains, les eaux de Néris semblaient appelées à de très hautes destinées ; aussi voulut-on élever un véritable monument. Mais à mesure que la vogue se ralentit, les travaux se ralentirent dans la même proportion, de sorte que l'édifice n'a pas été achevé, et je doute qu'il le soit de longtemps. Il représente un parallélogramme allongé dont un seul côté est fini : quant à sa distribution intérieure, nous allons voir qu'elle est tout à fait remarquable.

Il existe quatre piscines, dont deux, extrêmement vastes, ont une température moyenne ; les deux autres sont beaucoup plus petites et ont une température plus élevée. Les premières servent à la natation et aux bains prolongés, les secondes aux bains partiels et de courte durée. Il y a séparation complète entre les piscines des hommes et celles des femmes : aussi ces bains en commun sont-ils loin d'avoir le piquant de ceux de Louesche ; mais, en revanche, ils ont pour eux les convenances.

Il y a cinquante-deux cabinets, munis de douches, pour bains particuliers. L'eau arrive par le fond des baignoires, afin d'éviter la perte des gaz : précaution tout à fait superflue, car le refroidissement auquel il a fallu soumettre l'eau minérale, pour la ramener à une température convenable, s'est fait dans des bassins ouverts, et par conséquent les gaz ont eu tout le temps de s'évaporer. La disposition des douches, dans les cabinets de bains, m'a paru laisser à désirer. En effet, comme elles sont alimentées chacune par un petit réservoir particulier, leur force d'impulsion est diminuée à mesure que le réservoir se vide, de sorte que, vers la fin, la douche n'est plus qu'une chute insignifiante. C'est le résultat contraire qui devrait exister. Il est vrai que cet inconvénient est moindre à Néris qu'ailleurs, puisqu'il est rarement nécessaire de produire de fortes réactions.

Enfin, vous trouverez dans l'établissement un vaporarium : c'est une vaste pièce où les malades viennent respirer la vapeur qui s'échappe du Puits de César. A côté sont des cabinets où l'on administre des bains partiels de vapeur, au moyen d'appareils spéciaux.

Voilà certes un attirail, ou plutôt un luxe de bains tout à fait digne de sources de premier ordre. Celles de Néris, malgré tout le parti que sait en tirer le médecin inspecteur, M. Sibille, répondent-elles, par l'importance de leurs effets thérapeutiques, à un aussi splendide aménagement? Je n'oserais l'affirmer.

Les eaux de Néris paraissent convenir spécialement dans les maladies nerveuses caractérisées par l'exaltation de la sensibilité et les troubles spasmodiques du mouvement. Les névralgies, surtout les névralgies sciatiques, l'hystérie, certaines formes de chorée, se trouvent à merveille de ces eaux. C'est par l'emploi longtemps continué des bains de piscine qu'on parvient à calmer l'irritabilité générale et les spasmes. On comprend combien il importe de surveiller ici la température de l'eau minérale : lorsqu'elle paraît trop élevée dans les diverses piscines, il faut recourir aux bains de baignoire, afin de la ramener au degré convenable; seulement, par une très sage précaution, les malades ne peuvent plus ensuite la changer pendant la durée du bain, car les robinets sont placés hors de leur portée.

Vous verrez à Néris un certain nombre d'affections rhumatismales, avec prédominance d'éréthisme nerveux. L'emploi de ces eaux et leur mode d'action seront les mêmes que dans les circonstances précédentes ; mais si le rhumatisme est très ancien, et qu'il soit nécessaire de le faire momentanément passer par un état subaigu, les petites piscines devront être préférées aux piscines de natation, à cause de leur température plus élevée. Il n'est pas toujours utile que le malade entre entièrement dans le bain : souvent il suffira d'y maintenir plongées les parties où siége le rhumatisme, en ayant soin de se retirer aussitôt que la transpiration se manifeste. Après quelques immersions de huit à dix minutes chaque jour, survient un léger mouvement fébrile dont on est facilement maître; puis la douleur diminue peu à peu, les mouvements deviennent plus libres, et tout présage une guérison prochaine.

On se trouve très bien aussi, en pareil cas, de recourir à la douche et aux bains de vapeur.

La matière végéto-animale dont ces eaux sont imprégnées leur communique des propriétés adoucissantes et comme oléagineuses ; aussi les emploie-t-on avec avantage contre certaines maladies de la peau, caractérisées plutôt par le prurit et l'érythème que par de véritables éruptions. Dans l'acné, quelques frictions sur le visage avec le limon des bains produisent de bons effets, surtout en ayant soin de faire suivre ces frictions d'une douche très légère, laquelle, par le petit ébranlement qu'elle imprime au tissu cellulaire, déterge le derme et le fortifie.

Il est d'usage, à Néris, que les malades aillent boire le matin deux ou trois verres à la source du Puits de la Croix. Je n'en vois pas trop l'utilité, car cette eau, ingérée dans l'estomac, paraît n'avoir aucune valeur intrinsèque ; mais, enfin, c'est une coutume établie, et elle est des plus inoffensives.

Les eaux de Néris, sous quelque forme qu'on les prenne, n'ont aucune efficacité contre les maladies de la poitrine et les engorgements des viscères abdominaux. Si elles agissent utilement dans certaines affections utérines, c'est comme moyen sédatif, et seulement dans le cas où ces affections étaient liées à de simples troubles de l'innervation.

Néris est un endroit agréable ; mais on ne s'y rendra point pour y trouver des distractions animées, car ce serait s'exposer à de grandes déceptions.

BOURBON-L'ARCHAMBAULT
(Allier).

Il est des malades qui vont chercher au loin, et même à l'étranger, des sources thermales qui peut-être ne leur fourniront pas, au point de vue médical, les avantages qu'offrent celles de Bourbon-l'Archambault, situées seulement à quelques heures de Paris. Sous Louis XIV, ces eaux furent en très grande vogue ; le roi lui-même y vint une ou deux fois. C'est de Bourbon que Racine, Boileau, madame de Sévigné et tant d'autres personnages illustres, datèrent si souvent leur correspondance. Mais aujourd'hui, par suite d'un revirement du destin, ces mêmes sources ne reçoivent plus de Paris que quelques rares malades, et, au delà d'un certain rayon, c'est à peine si elles sont connues.

Aussi tout se ressent de cet abandon immérité : la ville n'est plus qu'une bourgade, la maison des bains qu'un bâtiment des plus humbles, et les logements destinés aux malades n'offrent absolument rien de ce confortable qu'on rencontre presque toujours dans les établissements thermaux.

Il n'existe à Bourbon-l'Archambault qu'une seule source minérale chaude ; mais elle est si abondante, qu'elle fournit 2,400 mètres cubes d'eau en vingt-quatre heures. Sa température est de 60 degrés centigrades. Cette source jaillit, en bouillonnant, au milieu d'une petite place, et elle est captée, à son griffon, dans une citerne dont la base, de construction romaine, a servi de fondements à la voûte dont Gaston d'Orléans la fit couvrir : les habitants viennent y puiser l'eau par trois larges orifices appelés les Grands-Puits. De cette citerne partent deux canaux, l'un qui est destiné aux bains de l'établissement, et l'autre qui sert à alimenter ceux de l'hôpital militaire.

Recueillie dans un vase, l'eau de la source est claire et limpide ; elle prend une teinte un peu louche par le refroidissement, et se recouvre d'une pellicule de carbonate de chaux. Sa saveur, franchement salée, rappelle, comme celle de beaucoup d'autres sources, un assez mauvais bouillon de veau.

Cette eau contient environ 4 grammes, par litre, de

matières fixes : ce sont surtout des bicarbonates, des sulfates, des silicates et des chlorures, à base de soude, de chaux et de magnésie ; il y a aussi un peu de crénate de fer et des traces de brome. Les eaux de Bourbon doivent être rangées dans la classe des sources faiblement muriatiques.

Comme on les emploie surtout en bains, disons un mot de la manière assez remarquable dont ceux-ci sont disposés.

Au rez-de-chaussée du bâtiment thermal, se trouvent huit petites piscines (1) de forme carrée, revêtues de pierre de taille et disposées chacune pour un seul malade. Elles sont assez vastes pour qu'on puisse s'y coucher, s'y asseoir, prendre toutes les positions qu'on désire, le niveau pouvant être maintenu à toute hauteur, sans empêcher le renouvellement continuel de l'eau. M. Regnault, le médecin inspecteur, me faisait remarquer avec raison combien cette disposition est commode pour les malades les plus infirmes et les plus souffrants, qu'on peut ainsi déposer dans le bain sans leur causer ni gêne ni douleur.

Chaque piscine est munie d'une douche mieux organisée et beaucoup plus forte qu'à Néris.

Au premier étage, se trouvent huit cabinets de bains et de douches, pourvus de baignoires de cuivre ; mais les malades préfèrent en général les piscines.

Enfin, à l'étage supérieur, sont les réservoirs, le

---

(1) La piscine du nord, plus grande que les autres, s'appelle le *cabinet du prince*, parce que M. de Talleyrand y venait se baigner tous les ans. Le prince restait au bain, depuis midi jusqu'à deux heures, en compagnie de ses deux chiens.

manége des pompes pour faire monter l'eau, et les autres détails du service.

L'action des eaux de Bourbon est fortement tonique et stimulante. Vers le cinquième ou le sixième bain, le visage devient plus coloré, le pouls plus fréquent, plus plein, la peau plus chaude; en un mot, il se déclare une véritable crise. Celle-ci se dissipe ordinairement d'elle-même par le repos et un peu de diète; mais, quand la réaction est trop vive, on est souvent obligé de recourir aux ventouses ou plutôt aux *cornes*, comme on dit dans le langage du pays.

En effet, on se sert de cornes de taureau amincies et souples, percées à la pointe d'un petit trou auquel un homme adapte ses lèvres, pour produire le vide par de fortes aspirations; le vide opéré, le trou se trouve bouché par un morceau de cire préalablement introduit dans la bouche, puis poussé par la langue et fixé avec les dents. On peut porter l'action de ces ventouses jusqu'à la phlyctène, et soustraire par la scarification la quantité de sang voulue. C'est un procédé bien simple, mais très fatigant pour celui qui le met en usage : je l'ai vu employer aux eaux de Bade, en Suisse, tout à fait de la même manière.

Les eaux de Bourbon-l'Archambault sont renommées, moins cependant que celles de Bourbonne, dans le traitement des affections paralytiques. Elles réussissent principalement quand la paralysie dépend d'anciens rhumatismes ou quand elle est le résultat de violences extérieures qui ont déterminé l'ébranlement et la contusion des tissus. Bien entendu que, si elle se rattachait à quelque altération organique, ces eaux ne pourraient qu'être nuisibles et même très dangereuses.

J'ai vu à l'hôpital militaire et à l'hôpital civil de Bourbon plusieurs paraplégiques qui avaient éprouvé une amélioration notable par l'effet des eaux : quelques uns même paraissaient tout à fait guéris. On comprend que la douche ne joue point ici le rôle le moins important.

Les affections rhumatismales éprouvent, à Bourbon, comme à toutes les autres sources thermales, un soulagement suivi de trop fréquentes rechutes. Les engorgements articulaires et les commencements d'ankylose qui les accompagnent et qui en sont, pour ainsi dire, les inévitables conséquences, cèdent quelquefois à l'action énergique de ces eaux; mais, si le malade est irritable, s'il reste encore de la sensibilité, on devra donner la préférence aux sources de Néris.

On boit très peu l'eau thermale de Bourbon, seulement deux ou trois verres le matin : elle favorise l'effet diaphorétique des bains et active la sécrétion urinaire. Comme elle est légèrement constipante, la plupart des malades font également usage de la fontaine ferrugineuse de Jonas, qui exerce sur l'intestin une action opposée.

Cette source (1) jaillit au sud-ouest de la ville, dans un petit bassin surmonté d'une toiture de zinc, que supportent d'élégantes colonnes : son voisinage du jardin public en fait un but de promenade. On vient souvent en boire quelques verres avant le dîner. Elle

---

(1) Son nom lui vient d'un Suisse appelé Jonas, qui la découvrit vers la fin du XVIIe siècle.

est froide, limpide et a une saveur d'encre très prononcée; elle contient, par litre, environ $0^{gr},04$ de fer à l'état de crénate et de carbonate. Bien qu'elle soit médiocrement gazeuse, l'estomac la supporte à merveille, et elle aide à la digestion.

La source de Jonas passe, dans tout le pays, pour être souveraine contre l'amaurose : son emploi, du reste, est des plus simples. On remplit de cette eau un entonnoir garni d'une éponge, et on la laisse tomber goutte à goutte, d'une certaine hauteur, sur les yeux malades. La petite douche est répétée, chaque jour, pendant plusieurs minutes. On comprend que, par ses principes astringents et la légère commotion qu'elle imprime au globe de l'œil, l'eau de Jonas puisse, dans quelques cas, fortifier la vision; mais il y a loin de là à guérir de véritables amauroses.

A dix kilomètres du village, se trouve la source de Saint-Pardoux. Elle est gazeuse, à la manière de l'eau de Seltz, dont elle rappelle plusieurs des propriétés : mêlée au vin, elle constitue une boisson des plus agréables, dont les malades font habituellement usage pendant le repas, et qu'on pourrait exporter au loin, car elle se conserve parfaitement.

Si le séjour de Néris est peu animé, celui de Bourbon-l'Archambault l'est encore moins. Il y a seulement une jolie promenade, avec une très belle avenue de marronniers plantés par madame de Montespan, à peu de distance du vieux manoir qui fut le berceau de la maison de Bourbon. Au milieu de cette promenade se dresse, à mi-côte, un pavillon d'une gracieuse architecture, où l'on se réunit le soir pour lire les journaux, causer et tâcher de se distraire.

BOURBON-LANCY
(Saône-et-Loire).

Les eaux de Bourbon-Lancy étaient, depuis plusieurs années, tombées dans un tel abandon, qu'elles ne vivaient plus, en quelque sorte, que par les souvenirs qui les rattachent à notre histoire. Ainsi, quand on avait raconté que c'était à ces eaux que Catherine de Médicis, envoyée par son médecin Fernel, avait vu cesser la stérilité dont elle était affligée depuis dix ans, et que, par conséquent, elles ne devaient pas être étrangères à la naissance de Charles IX, on avait à peu près tout dit sur leur compte; c'est à peine si l'on faisait ensuite une simple allusion à leurs propriétés thérapeutiques. Mais depuis qu'un legs opulent (1) les a transformées en véritables capitalistes, il n'est plus permis d'affecter à leur égard la même indifférence; car si elles ne sont rien aujourd'hui, peut-être demain seront-elles appelées aux plus hautes destinées. A en juger d'après les plans qu'a bien voulu me communiquer M. l'architecte, le nouvel édifice thermal dépassera en magnificence tout ce qui a été vu jusqu'ici, même aux établissements d'Allemagne. Or, combien de sources, et celles-ci seront peut-être du nombre, semblaient vouées à un triste oubli jusqu'au jour où leurs vertus médicinales ont été sinon secondées, du moins mises en relief par de beaux salons,

(1) Ce legs a été fait par M. le marquis d'Aligre. Il s'élève à quatre millions.

un brillant orchestre et la présence de hauts personnages !

Les eaux minérales de Bourbon-Lancy ne jaillissent pas dans la ville même, mais à Saint-Léger, espèce de faubourg situé au pied d'une masse de rochers coupés à pic qui dominent les sources.

Celles-ci sont au nombre de sept, savoir, six thermales et une froide. Elles sont disposées, à la suite les unes des autres, dans la vaste cour de l'établissement, et captées chacune dans autant de bassins de marbre. La plus considérable et la plus chaude s'appelle la Lymbe ; une autre porte le nom de Fontaine de la Reine, parce que c'est celle où Catherine de Médicis se baignait ; les autres sources sont habituellement désignées par un numéro d'ordre. Leur température varie de 40 à 60 degrés centigrades. Comme elles sont voisines les unes des autres, qu'elles ont à peu de chose près la même composition et les mêmes propriétés, il est probable qu'elles émanent d'un même foyer. La différence et les variations qu'offre leur température s'expliqueraient par des infiltrations d'eau ordinaire à travers quelques fissures de leurs conduits.

Le trop-plein des sources est versé par des tuyaux dans deux grands réservoirs à ciel ouvert, où l'eau est soumise à un refroidissement préalable : ce n'est qu'après avoir perdu ainsi son excès de calorique qu'elle se distribue dans les baignoires et les piscines de l'établissement.

Je n'ai rien à dire de l'établissement actuel, si ce n'est qu'il est tout à fait insuffisant. Il contient tout au plus une quinzaine de baignoires ; aussi est-on obligé de commencer le service des bains dès une heure du matin, ce qui doit nuire beaucoup à leurs bons effets.

Les eaux de Bourbon-Lancy sont limpides et onctueuses au toucher. Leur odeur m'a paru nulle au griffon des sources ; elles ont un goût fade, à peine salin, sans saveur dominante.

Leur minéralisation est très faible ; elles contiennent, par litre, environ $1^{gr},75$ de substances fixes : c'est un peu plus qu'à Néris, mais beaucoup moins qu'à Bourbon-l'Archambault. Ce sont, du reste, à peu près les mêmes principes salins qu'aux sources que je viens de citer. Le gaz qu'elles renferment en assez grande quantité est de l'acide carbonique mélangé d'un peu d'azote.

Ces eaux, bues le matin à la dose de trois ou quatre verres, paraissent être diaphorétiques, à cause de leur haute température. Elles n'ont pas d'autre action bien sensible ; aussi les emploie-t-on principalement en bains. Ceux-ci, comme pour toutes les eaux thermales qu'on est obligé de laisser refroidir, sont administrés à des températures différentes, suivant qu'on veut produire tel ou tel résultat.

Quelles sont les propriétés thérapeutiques de ces sources ? On a publié si peu de chose sur Bourbon-Lancy, qu'il est difficile de savoir au juste à quoi s'en tenir à cet égard. Si j'en crois une notice qu'on voulut bien me remettre, elles guériraient à peu près toutes les maladies connues. D'après les renseignements que j'ai recueillis sur les lieux mêmes, il paraît qu'elles agissent dans les mêmes cas et de la même manière que les eaux de Néris, avec lesquelles, quoique plus fortes, elles offrent assez d'analogie. Ainsi elles conviendraient surtout dans les affections nerveuses et certaines formes de rhumatisme pour lesquelles les eaux plus riches en principes salins seraient trop excitantes. Bien entendu qu'elles sont toujours très en faveur contre la stérilité. Mais, je le répète encore, l'histoire médicale de ces eaux est encore à faire, et un pareil travail serait certainement la meilleure manière d'inaugurer le palais qui doit les recevoir.

SAINT-HONORÉ
(Nièvre).

Les eaux sulfureuses de Saint-Honoré, qui paraissent se rapporter à celles qu'on trouve anciennement décrites sous le nom de *aquæ Nisinei*, sourdent près de Moulins-en-Gilbert, au pied des montagnes du Morvan, à la jonction du calcaire et du granit. Il y a quelques années encore, elles étaient comme perdues au milieu d'une prairie, et rien n'indiquait qu'elles eussent jamais été aménagées convenablement; mais des fouilles pratiquées par le propriétaire actuel ont fait découvrir, à la profondeur de cinq mètres environ, les débris d'un vaste établissement thermal construit par les Romains. Il est à regretter que ces travaux aient été trop tôt interrompus, et surtout qu'on n'ait pas élevé de nouveaux bâtiments, car les malades ne trouveraient aujourd'hui qu'un refuge et des appareils tout à fait élémentaires : ainsi de petites piscines, quelques baignoires, une auberge des plus modestes, tel est l'état actuel des eaux de Saint-Honoré.

La source est claire, limpide, sans saveur bien marquée; elle exhale une forte odeur d'hydrogène sulfuré. Température, 32 degrés centigrades. Elle fournit près de 809 mètres cubes d'eau par vingt-quatre heures, chiffre énorme, surtout si l'on songe que Bourbon-Lancy, qu'on cite toujours pour l'abondance de ses sources thermales, n'en débite que 373 mètres dans le même temps, et Vichy, qui voit tant de malades, que 172.

La source de Saint-Honoré vient d'être analysée par M. O. Henry, qui, pour un litre, y a trouvé 0,70 cent. cubes de gaz acide sulfhydrique, et $0^{gr},003$ de sulfure alcalin. Il y existe également du chlorure de sodium et autres sels de soude, en quantité assez notable. La composition de ces eaux est donc parfaitement en rapport avec ce qu'on raconte de leurs vertus médicinales.

Notons encore cette particularité, signalée par M. Henry, que les conferves qui croissent aux points d'émergence de la source et dans ses conduits d'écoulement sont très riches en iode. Peut-être pourrait-on les utiliser contre les engorgements scrofuleux, soit en cataplasmes, soit en poudre, après qu'elles auraient été convenablement torréfiées.

Les eaux de Saint-Honoré ont une efficacité incontestable dans le traitement des maladies de la peau, et de la plupart des affections chroniques de la poitrine et du larynx : aussi les gens du pays s'y rendent-ils, tous les ans, en nombre considérable, pour en boire et s'y baigner. Mais, il faut le dire, elles ont été jusqu'ici si mal étudiées, au point de vue thérapeutique,

que tout est encore à refaire à cet égard. Ce sont pourtant les seules eaux sulfureuses thermales qui jaillissent dans le centre de la France.

Si des travaux convenables y sont exécutés, je ne doute pas que, grâce au chemin de fer de Nevers qui les met actuellement à quinze heures de Paris, elles ne soient appelées à un assez grand avenir.

POUGUES
(Nièvre).

Pougues est un petit bourg situé à onze kilomètres de Nevers, sur la grande route de Paris à Lyon. Les sources minérales jaillissent tout à fait au bas du village, sur les confins des montagnes du Nivernais, dans la vallée de la Loire.

Ces sources sont au nombre de deux : l'une est réservée pour la boisson, l'autre sert aux bains ; toutes les deux sont froides. Parlons de la première, qui est la plus importante.

La source dont on boit est captée dans un petit puits à ciel ouvert, dont la margelle est presque au niveau du sol. On y puise tout simplement l'eau avec un verre : sa température est de 12 degrés centigrades. Cette source est très abondante et bouillonne fortement par l'effet du gaz acide carbonique qui se dégage.

L'eau de Pougues a une saveur aigrelette, assez agréable. Elle est d'une limpidité parfaite; mais, exposée à l'air, elle se trouble, laisse déposer quelques flocons ocracés, et, en même temps, il s'y forme spontanément des cristaux de carbonate calcaire.

Il résulte des analyses les plus récentes que cette

eau, que nous avons dit être extrêmement gazeuse, contient, par litre, près de trois grammes de sels. Le carbonate de chaux et le carbonate de magnésie en constituent à eux seuls presque la moitié : viennent ensuite les carbonate et sulfate de soude, le chlorure de magnésium, puis enfin le carbonate de fer à dose beaucoup plus faible. En résumé, ce sont surtout les sels de chaux et de magnésie qui forment la base essentielle des eaux de Pougues.

Nous remarquerons, à cette occasion, que le carbonate de chaux se retrouve dans tous les remèdes les plus célèbres contre la gravelle. Ainsi, les coquilles d'escargot vantées par Pline, l'eau de chaux de Whytt, le fameux spécifique de Mlle Stevens n'agissaient que par leurs principes calcaires : d'après Brande, la magnésie serait la médication héroïque de la gravelle. Aussi est-ce à la présence de la chaux et de la magnésie qu'on attribue généralement les bons effets de l'eau de Pougues, dans le traitement des affections des voies urinaires.

C'est surtout contre la gravelle que ces eaux jouissent d'une véritable spécificité. Comme elles contiennent trop peu de sels pour attaquer et dissoudre les concrétions toutes formées, leur action s'exerce particulièrement sur les fonctions des reins, auxquelles elles communiquent un surcroît d'activité qui a pour résultat la sortie et l'expulsion des dépôts calculeux. Les combinaisons chimiques entrent ici pour fort peu de chose : aussi les eaux de Pougues paraissent-elles également appropriées aux diverses espèces de gravelle.

L'action de ces eaux se porte encore sur d'autres appareils sécréteurs. Ainsi, il est arrivé assez souvent de voir des malades affectés en même temps de coliques néphrétiques et de coliques hépatiques, rendre par l'urètre et par l'anus des graviers d'acide urique et des calculs biliaires.

On vient également à Pougues pour des affections catarrhales de la vessie : les eaux déterminent du huitième au dixième jour un état subaigu, mais, à cette exacerbation momentanée succède en général un mieux rapide.

C'est principalement en boisson qu'on fait usage de ces eaux ; elles sont toniques et digestives. La dose est d'abord de deux ou trois verres le matin, puis on l'élève graduellement jusqu'à sept ou huit : prises en plus grande quantité, elles seraient un peu purgatives. Ces eaux, mêlées au vin, constituent en général la boisson des malades pendant le repas.

On se baigne aussi à Pougues. La source qui sert à cet usage est renfermée dans un grand réservoir creusé au-dessous du sol, et elle ne diffère de celle dont on boit qu'en ce qu'elle est moins gazeuse. Bien qu'on fasse chauffer l'eau dans des vaisseaux clos, elle subit toujours une certaine décomposition, de sorte que les bains ne forment qu'une partie très accessoire de la cure.

L'inspecteur, M. de Crozant, obtient encore de bons effets des bains froids d'eau minérale, combinés avec la boisson, dans le traitement des scrofules. Il y a même dans le village une succursale de l'hôpital de Nevers où, pendant la saison des eaux, on soumet un certain nombre d'enfants scrofuleux à cette médication.

A Pougues, on ne jouit d'aucune distraction. Quant aux promenades, je n'en vois d'autre, à proximité de la source, que la grande route de Nevers.

TRANSPORT. — Bouteilles d'un litre, goudronnées.
Ces eaux se conservent bien. On les prend à la dose de plusieurs verres, le matin à jeun ou pendant les repas. Elles redonnent du ton à l'estomac, facilitent les digestions et activent les fonctions des reins et du foie. Recommandées dans les mêmes cas qu'à la source.

§ III.

EAUX MINÉRALES DE L'EST DE LA FRANCE.

Les sources de l'Est de la France ne sont pas sans quelque analogie avec celles du Centre, tant par leur minéralisation que par leurs vertus médicinales ; seulement elles ont en général une température moins élevée. Nous n'y trouvons pas non plus d'eaux sulfureuses de quelque importance.

Ces sources jaillissent aussi pour la plupart au milieu des montagnes ; mais ce ne sont point, comme dans l'Auvergne, des montagnes volcaniques, et, au lieu de laves et de scories, elles sont couvertes d'une riche végétation et de frais ombrages.

BOURBONNE
(Haute-Marne).

Bourbonne est une petite ville agréablement située, à l'extrémité du département de la Haute-Marne, sur le plateau et le versant d'une colline à pente douce, que domine dans le lointain la chaîne des Vosges. Ses sources, aujourd'hui si célèbres, devaient être également en grande réputation chez les Romains, car nulle part, peut-être, on n'a trouvé autant de vases, de médailles et d'inscriptions votives. La plus remarquable de ces antiquités, que j'avais vue placée, comme un glorieux écusson, au frontispice même de l'établissement thermal, est tristement reléguée aujourd'hui dans une des salles de réunion.

Il existe à Bourbonne trois sources minérales qui sont :

La Fontaine chaude ou *la Matrelle*. — Elle jaillit sur la place et est renfermée dans un petit pavillon en forme de temple, soutenu par quatre colonnes, qui sert de buvette. Elle est inodore et parfaitement limpide : sa saveur, salée et amère, laisse un arrière-goût désagréable. Température, 58 degrés centigrades.

Le *Puisard*, nommé aussi la *Grande source*, à cause de son abondance, est placé dans l'intérieur même de l'établissement thermal où il fournit aux bains et aux douches. Température, 57 degrés.

La source de l'Hôpital militaire. — Cette source a passé autrefois pour être sulfureuse. Elle exhalait, en effet, une assez forte odeur de soufre ; mais cette odeur provenait de l'altération de l'eau minérale par des débris de végétaux accumulés dans ses conduits et ses réservoirs. Depuis les travaux importants qui y ont été exécutés, elle est devenue complétement inodore. Bien qu'elle fournisse près de douze cents hectolitres par jour, elle suffit à peine aux besoins de l'hôpital militaire, vaste édifice où se rendent, chaque année, de quatre à cinq cents baigneurs. Température, 48 degrés.

Ces deux dernières sources ont la même saveur et les mêmes propriétés physiques que la première; seulement elles ne servent qu'à l'usage externe.

Les sources de Bourbonne présentent la plus parfaite similitude dans la nature et la proportion de leurs principes minéralisateurs : l'observation clinique, d'accord en cela avec l'analyse, n'indique non plus aucune différence dans leurs effets thérapeutiques. C'est donc uniquement pour la commodité du service que les unes sont affectées à la boisson, les autres aux bains et aux douches.

Ces sources appartiennent à la classe des eaux muriatiques, et sont, avec celles de Balaruc, les plus fortement salines que nous ayons en France. La quantité de substances fixes qu'elles renferment par litre est de 7^{gr},54, sur lesquels le chlorure de sodium entre pour environ 6 grammes. C'est à peu près la minéralisation du Kochbrunnen et de Wiesbaden.

L'eau de Bourbonne est à peine gazeuse : M. Chevallier n'y a point trouvé d'acide carbonique, mais seulement un peu d'azote.

Avant d'arriver à l'étude de l'action et de l'emploi de ces sources, disons un mot de l'établissement thermal. Je ne m'occuperai que du bâtiment civil, l'autre étant exclusivement réservé aux militaires.

L'édifice n'a rien de monumental; sa façade paraît même assez mesquine, bien qu'elle soit ornée de quatre colonnes d'ordre toscan, d'un seul bloc chacune, provenant des carrières du pays. La partie destinée aux hommes s'appelle le *Vieux-Bain*; elle se compose d'un rez-de-chaussée et d'un premier étage : il y a trente-deux cabinets de bain. Les douches sont à part; on préfère les administrer dans des cabinets spéciaux, où le malade peut librement s'étendre, et mettre ainsi ses muscles dans un état complet de relâchement, disposition plus favorable que quand il reste dans la baignoire.

Le bâtiment du *Bain des Dames* est tout neuf et situé derrière l'ancien édifice : il forme avec celui-ci un parallélogramme et regarde le jardin de la promenade. Les cabinets, au nombre de trente-trois, sont plus vastes, plus commodes, mieux aérés que ceux du Vieux-Bain. Il y a également des douches bien organisées.

En somme, la distribution générale de l'établissement m'a paru offrir un ensemble assez satisfaisant. Je m'étais plaint, dans la première édition de cet ouvrage, qu'il n'y eût pas, dans les cabinets de bains, de robinets d'eau ordinaire, de manière qu'on pût tempérer la trop grande activité de l'eau minérale. J'apprends avec plaisir qu'on en a établi depuis.

On prend peu les eaux de Bourbonne à l'intérieur; deux ou trois verres le matin sont, dans la plupart des cas, une quantité très suffisante. Autrefois on en

buvait bien davantage. Ainsi je lis dans un petit opuscule publié par le docteur Juy, en 1738 : « On voit
» souvent des personnes difficiles à émouvoir prendre
» jusqu'à soixante à quatre-vingts verres de ces eaux,
» dans la matinée, sans en être aucunement gonflées. »
Il me semble pourtant qu'un peu d'émotion et de gonflement seraient bien excusables en pareil cas. Du reste, M. Magnin, l'un des médecins inspecteurs, qui a publié un bon travail sur Bourbonne, m'a cité des faits presque aussi extraordinaires; entre autres, celui d'une dame qui, dans l'espace d'un mois, prenait tous les matins, à la buvette, jusqu'à vingt à vingt-cinq verres d'eau minérale. Or, un verre contient près d'un demi-litre! Ce sont là des tours de force qu'un malade prudent se gardera bien d'imiter.

Prises en quantité raisonnable, ces eaux agissent par leur température et par leur minéralisation. Elles excitent l'appétit, activent les fonctions des reins et de la peau, mais ne paraissent avoir d'action spécifique sur aucun organe : il en faudrait des doses un peu fortes pour obtenir des effets franchement purgatifs.

Les bains et les douches constituent en grande partie la médication de Bourbonne; aussi est-ce sous cette double forme qu'il importe surtout d'étudier l'emploi de ces eaux.

Le bain, à la température assez élevée où on le prend d'habitude, détermine, dans les premiers moments de l'immersion, une sensation agréable de chaleur et une sorte de bien-être par tous les membres. Mais bientôt la respiration s'accélère, le cœur bat plus vite, la face se colore et devient vultueuse ; ce sont, en un mot, tous les signes d'une vive réaction. Il faut se hâter de quitter le bain, sans quoi le cerveau pourrait se congestionner. On comprend que ces phénomènes doivent nécessairement varier suivant que l'individu est plus ou moins impressionnable. Au sortir du bain, toute la surface cutanée semble resserrée sur elle-même, comme si elle venait de subir le contact d'une liqueur astringente : c'est qu'en effet les eaux de Bourbonne, bien loin d'avoir le caractère onctueux de la plupart des sources minérales, rendent, au contraire, la peau rude et sèche. N'est-ce pas un peu la raison pour laquelle vous voyez à ces eaux beaucoup moins de femmes que d'hommes?

On donne la douche après le bain. Pour la recevoir, le malade se couche sur un lit formé par une toile fortement tendue à l'aide d'un châssis : la tête de ce lit est brisée et à charnière, afin de pouvoir s'élever ou s'abaisser à volonté. Ces douches sont très fortes, leur chute ayant une hauteur de sept mètres.

L'établissement ne possède que des douches descendantes, car la quantité de principes salins que ces eaux renferment ne permet pas de se servir de la douche ascendante. Celle-ci, employée pour le vagin ou le rectum, provoquerait une excitation violente, presque toujours nuisible.

La douche aide puissamment à l'action stimulante du bain ; en même temps, elle exerce une influence spéciale, et, en quelque sorte, mécanique sur la circulation capillaire. Son premier effet est de déterminer de la pâleur sur les points où elle frappe, et d'émousser la sensibilité. Mais bientôt ces mêmes parties rougissent, le sang y afflue avec abondance ; elles deviennent plus chaudes, plus sensibles, plus vivantes. La réaction est d'autant plus vive et plus rapide que la douche elle-même a eu une plus grande force de percussion.

Les eaux de Bourbonne, tant par leur vertu intrinsèque que par leur mode d'emploi, sont donc des eaux excitantes : mais il ne faut pas confondre le mouvement fébrile qui dépend de l'excès de calorique communiqué au corps par le contact de l'eau, avec celui qui résulte des changements apportés dans nos humeurs et nos fonctions par l'absorption des principes minéralisateurs. Le premier de ces effets est surtout en rapport avec la température du bain, et se dissipe quelques instants après ; le second, qui ne se développe que plus tard, au bout de cinq à six jours seulement, a une marche continue, progressive, qui indique une sorte de mouvement critique dans la profondeur même des organes. Cette dernière série de phénomènes constitue seule la fièvre thermale.

On a souvent reproché aux eaux de Bourbonne leur grande activité. C'est là précisément ce qui en fait le mérite principal, puisque, dans la plupart des cas, il faut momentanément faire passer la maladie par une période aiguë, et que d'ailleurs on a toujours la ressource de diminuer la trop forte excitation du bain, par l'addition d'eau commune. J'ajouterai même que, sous ce rapport, les médecins de Bourbonne m'ont paru pousser la circonspection un peu loin. Ainsi, dans la crainte d'appeler le sang vers le cerveau, ils n'emploient presque jamais les bains de vapeur, moyen cependant fort utile, qu'on peut diriger avec ménagement, et qui, dans beaucoup de cas, ne saurait être entièrement remplacé.

Il y a deux ordres d'affections que les eaux de Bourbonne sont plus spécialement réputées guérir : ce sont les paralysies et les plaies d'armes à feu.

Il ne saurait être question ici, pas plus qu'à aucune eau thermale, des paralysies symptomatiques d'une lésion du cerveau, de la moelle épinière ou des cordons nerveux, mais seulement de celles qui se rattachent à l'atonie et à la faiblesse ; or on obtient quelquefois, dans ces cas, des cures qui tiennent du prodige. Le savant inspecteur, M. Renard, voulut bien me montrer une petite malade qu'on avait amenée à Bourbonne, l'année même où je m'y trouvais, et qui était atteinte d'une paraplégie complète, absolue, remontant déjà à plus de deux années. Les eaux agirent sur elle d'une manière si heureuse et si puissante que, dès le quinzième bain, les membres inférieurs avaient recouvré toute la force et toute l'agilité de leurs mouvements. C'est au point, me disait M. Renard, que, si la malade eût été en âge de pouvoir tromper, ou que ses parents y eussent eu quelque intérêt, on aurait pu croire à une paralysie simulée.

Ce sont là des cas exceptionnels sur lesquels on ne doit pas trop compter, la guérison des affections paralytiques étant, en général, beaucoup plus lente et plus difficile à obtenir. C'est surtout dans le traitement de ces maladies qu'il importe de ne pas provoquer de violentes perturbations de l'organisme : il faut accorder aux eaux le temps nécessaire pour qu'elles modifient la vitalité des tissus, et ne pas oublier qu'elles doivent plutôt agir en favorisant les efforts de la nature qu'en produisant des crises artificielles.

Les plaies d'armes à feu se trouvent très bien également de l'emploi des eaux de Bourbonne. Ces eaux, en rétablissant la circulation des fluides, facilitent le dégorgement des trajets fistuleux et communiquent aux muscles qui avoisinent leurs parois plus de souplesse et de contractilité : aussi favorisent-elles puissamment la sortie des esquilles et des divers corps étrangers que les projectiles entraînent si souvent avec eux dans les chairs ; mais il faut prendre garde de recourir à ces eaux à une époque trop rapprochée de l'accident. J'ai vu à Bourbonne, en 1848, des blessés qu'on y avait envoyés quelques semaines seulement après les journées de juin, et dont l'état s'était très peu amélioré ; chez plusieurs même, on avait été obligé de suspendre le traitement, parce que les plaies, encore sous l'influence d'une inflammation trop récente, étaient surexcitées beaucoup trop vivement par la stimulation minérale.

Mais n'oublions pas de noter que les eaux de Bourbonne, si elles sont utiles pour hâter et pour fortifier les cicatrices, ont la propriété singulière de ramollir les fibro-cartilages et même le tissu osseux. Par conséquent, vous n'enverrez pas à ces eaux des malades dont les fractures n'auraient encore qu'un cal provisoire, car, sous leur influence, le travail de consolidation se trouverait interrompu. Il faut au moins qu'il se soit écoulé plusieurs mois depuis l'événement, surtout si c'est un os long qui a été fracturé. Elles ne sauraient non plus convenir aux personnes atteintes ou menacées de rachitisme, affection qui, on le sait, consiste surtout dans le ramollissement des os.

L'hôpital militaire de Bourbonne reçoit les mêmes malades à peu près que celui de Baréges, ces deux établissements étant spécialement destinés au traitement des blessures et de leurs complications. Cependant les eaux de Baréges ont une action bien plus puissante, et modifient bien plus profondément la vitalité des tissus.

Il est une autre propriété des eaux de Bourbonne, qu'on a tous les jours l'occasion de constater à l'hôpital militaire, sur des soldats arrivant d'Afrique : c'est que ces eaux guérissent les engorgements des viscères de l'abdomen, consécutifs aux fièvres intermittentes. Quelquefois même elles font cesser l'accès lui-même, alors qu'on avait inutilement employé le sulfate de quinine et les préparations arsenicales. Ces faits, du reste, avaient déjà été signalés. Juvet, dans ses Dissertations sur la fièvre quarte, préconise l'usage de ces eaux contre les *obstructions* qui se lient à ces fièvres, et rapporte plusieurs cas de guérison. Qu'on me permette encore ici un rapprochement. Voilà une eau minérale qui est fébrifuge, et bientôt nous verrons que celle de Loëche, au contraire, favorise le retour des accès fébriles : or l'analyse pourrait-elle nous dire quel est, dans la première, le principe qui ôte la fièvre, et, dans la seconde, le principe qui la donne? Peut être est ce ici l'occasion de rappeler que les eaux de Bourbonne renferment beaucoup de chlorure de sodium, et que ce sel est envisagé par quelques médecins comme un excellent fébrifuge.

Ces eaux conviennent encore dans le rhumatisme articulaire, certaines contractures des membres, les fausses ankyloses, les coxalgies commençantes et surtout les caries et les nécroses; mais elles ont cela de commun avec les autres eaux muriatiques.

Le régime alimentaire qu'on suit à Bourbonne est en général tonique et fortifiant. Beaucoup de malades boivent aux repas de l'eau d'une source ferrugineuse, dite de la Rivière, mêlée avec le vin. Cette source jaillit à huit kilomètres nord de la ville et paraît contenir un peu de carbonate de fer.

Il y a dans l'établissement civil plusieurs salons de réunion. Les vrais malades y vont peu, car les eaux fatiguent beaucoup trop pour qu'on ait l'esprit dirigé vers les plaisirs bruyants, et, d'ailleurs, les affections qu'on traite à Bourbonne réclament pour la plupart le repos et la tranquillité.

Transport. (*La Matrelle*). — Bouteilles d'un litre, goudronnées.

Les eaux de Bourbonne se conservent bien, mais sont très rarement employées. En effet, quel pourrait être leur usage, puisque, à la source même, c'est à peine si l'on en boit, le traitement consistant presque tout entier dans les bains et les douches?

PLOMBIÈRES
(Vosges).

La petite ville de Plombières est située dans une

vallée profonde, sur la limite méridionale du département des Vosges ; elle est dominée, dans la direction de l'ouest à l'est, par deux hautes montagnes, qui la serrent étroitement. Une espèce de gave, l'Eau-Gronne, la traverse dans toute sa longueur, mais ses eaux sont en partie recouvertes par une voûte qui les dérobe aux regards. Le climat de Plombières est tempéré et très salubre, bien que les vicissitudes atmosphériques y soient brusques et les orages d'une extrême fréquence.

Cette ville est une de celles où j'ai vu le plus d'établissements thermaux. On en compte cinq : le Bain Royal, le bain Tempéré, le Bain des Capucins, le Bain des Romains et le Bain des Dames. Un mot sur chacun de ces établissements.

Bain Royal. — C'est un vaste bâtiment construit sur l'emplacement d'un ancien couvent de capucins. Il contient une grande piscine divisée en deux compartiments, l'un pour les hommes, l'autre pour les femmes, que sépare une simple cloison, permettant parfaitement de se voir et de causer d'un bassin à l'autre : tout autour de la piscine sont rangées circulairement des baignoires pour les malades qui veulent prendre des bains particuliers. C'est là que se trouvent les douches les plus fortes de Plombières. Il y a aussi un assez grand nombre de cabinets de bain, deux petites piscines de marbre, pour les hauts personnages, et des étuves dont les deux plus chaudes, nommées *étuves d'Enfer*, m'ont rappelé, par leur haute température, celles d'Aix en Savoie. Enfin le bâtiment des bains communique, par un escalier, avec la partie de l'édifice où se trouvent le théâtre et les salons de réunion.

Bain Tempéré. — Séparé du précédent par une rue, il y est relié par un petit pont jeté au-dessus de cette rue. Au rez-de-chaussée sont quatre belles piscines circulaires, de marbre des Vosges, pouvant contenir chacune une quinzaine de personnes; elles ont des températures différentes; deux de ces piscines sont affectées aux hommes et deux aux femmes. Aux extrémités sont des baignoires pour les malades qui aiment la société sans aimer la même eau. Il y a, comme au Bain Royal, des cabinets spéciaux pour bains et pour douches.

Bain des Capucins. — Vaste pièce, d'une apparence fort humble, séparée également par une rue des Bains Tempérés; seulement c'est un tunnel, au lieu d'un pont, qui sert de communication. Le Bain des Capucins contient une large piscine, divisée en deux compartiments, et alimentée par une source célèbre contre la stérilité. Cette piscine a une température plus élevée que celle des autres, et est surtout fréquentée par les gens peu aisés.

Ces trois bâtiments ne forment ainsi que les divisions d'un même établissement.

Bain des Romains. — C'est un charmant pavillon situé au centre de la ville, sur l'emplacement d'une piscine romaine (1) : son architecture est tout à fait gracieuse. Un dôme vitré en forme la voûte, et son

(1) D'après Joachim Camerarius, cette piscine avait une étendue comparable à celle d'un lac, et cinq cents baigneurs pouvaient y tenir fort à l'aise. (*De thermis Plumbariis.*)

pavage, tout de marbre, est échauffé par l'eau thermale sur laquelle il repose. Il y a vingt-quatre cabinets de bain ; chaque cabinet est spacieux, élégant, et muni d'une douche, avec les ajutages nécessaires pour les injections. Le Bain des Romains est un rendez-vous de promenade très fréquenté quand le temps est pluvieux, et pendant les soirées de l'automne, toujours si fraîches dans les montagnes.

Bain des Dames. — C'est un bel établissement situé dans le plus joli quartier de Plombières. Au rez-de-chaussée sont deux piscines, avec des cabinets de douches et des baignoires, pour le service des pauvres et des malades de l'hôpital ; à côté jaillit une source disposée en buvette. Le premier étage contient une vaste salle d'attente, qu'entourent seize cabinets de bains. Ici, comme au Bain des Romains, le pavé est chauffé par l'eau des réservoirs destinés aux bains et aux douches.

Tels sont les cinq établissements de Plombières qui, réunis, peuvent servir à donner chaque jour près de huit cents bains.

Ces établissements sont alimentés par de nombreuses sources, désignées chacune par un nom différent. Ce sont : les sources Muller, s'échappant par plusieurs jets isolés, température, 36 degrés ; du Bain des Dames, 52 degrés ; de Bassompierre, où se trouve une étuve, 60 degrés ; du Bain des Romains, 69 degrés ; des Capucins, ou source Fécondante, 55 degrés ; du Bain Royal, 54 degrés ; Simon, 35 degrés ; du Crucifix : elle jaillit sous les arcades, où elle forme une buvette, 49 degrés ; de la Préfecture, 27 degrés ; enfin le groupe des sources Savonneuses, dont deux à peine tièdes et la troisième presque froide : en tout, dix sources principales.

Nous remarquerons que la température de ces diverses sources présente des différences assez considérables, et qu'en général elle est trop élevée pour que l'eau minérale puisse être employée immédiatement en bains et en douches : aussi la soumet-on, dans de vastes réservoirs, à un refroidissement préalable. Quant à ce qui regarde le service des piscines, on se contente de les remplir plusieurs heures avant que les malades y entrent, afin que l'eau perde par l'évaporation son excès de calorique. Mais la plupart de ces piscines ne sont que très incomplétement renouvelées pendant la durée du bain, de sorte que, dans le fort de la saison, leur contenu laisse beaucoup à désirer sous le rapport de la limpidité. Il serait bien facile, cependant, d'y entretenir un courant continuel, car ce n'est pas l'eau minérale qui manque, une grande partie de cette eau allant se jeter dans le gave sans avoir été utilisée.

Toutes ces sources sont onctueuses et d'une parfaite transparence : elles n'ont pas d'odeur, bien que la vapeur qui s'en échappe offre quelque chose d'un peu fade. Leur saveur est nulle à la sortie du griffon : mais, exposées vingt-quatre heures à l'air libre ou à la lumière, elles prennent un goût nauséeux, tout à fait désagréable, sans toutefois former aucun dépôt.

Les eaux Savonneuses offrent au toucher quelque chose de plus doux que les autres sources : c'est même ce qui leur a valu l'épithète de *savonneuses*. Ce prétendu savon, sur lequel on a tant écrit, paraît n'être autre chose qu'une espèce d'argile dont la source se charge, en la subdivisant à l'infini, pendant son trajet souterrain. Et, en effet, on m'a montré des quantités assez notables de cette substance dans les fissures des rochers par où suinte l'eau minérale; elle n'a, du reste, aucune vertu médicinale particulière.

Les eaux de Plombières sont extrêmement peu minéralisées. Un litre de la source du Crucifix, qui est celle dont on boit le plus ordinairement, ne contient que 0 ,28 de substances fixes, dont le carbonate de soude forme plus de la moitié; il y a aussi un peu d'acide carbonique et d'azote. Ce sont donc, chimiquement parlant, des eaux tellement insignifiantes, qu'on ne sait à quelle classe les rattacher. Et pourtant, par un désaccord que nous avons bien souvent l'occasion de noter, ces eaux jouissent des propriétés thérapeutiques les plus réelles et les plus importantes.

La plupart des malades prennent les eaux de Plombières également à l'intérieur et à l'extérieur. Toutes les sources servent à l'usage des piscines, des bains et des douches, mais deux seulement à la boisson : ce sont la source du Crucifix et celle du Bain des Dames.

On boit de l'une et de l'autre source presque indistinctement, bien qu'en général ce soit par celle du Crucifix que l'on commence. Quelques estomacs paresseux supportent plus facilement l'eau du Bain des Dames, qui est plus chaude de quelques degrés. Comme les propriétés de ces deux sources sont semblables, et que la différence n'est que dans leur température, les malades peuvent choisir eux-mêmes celle qui leur réussit le mieux : on en boit habituellement sans aucune répugnance. Il est rare que M. Garnier, le médecin-inspecteur, en fasse prendre plus de trois à quatre verres, dont deux ou trois le matin et un avant le dîner. Ces eaux ont pour effet à peu près constant d'augmenter l'appétit, de faciliter la digestion et d'accroître d'une manière sensible la sécrétion urinaire. On fait assez souvent usage, aux repas, de l'eau Savonneuse mêlée avec le vin ; elle est beaucoup moins minéralisée que l'eau des autres sources, et, par suite, elle est plus légère à l'estomac.

Les eaux de Plombières, administrées en bains, agissent principalement par leur température : ce sont, à cet égard, les mêmes règles que pour toutes les eaux thermales qu'on n'emploie pas à leur chaleur native. Mais il est une particularité sur laquelle je crois devoir insister, parce qu'elle me paraît n'avoir pas toujours été bien comprise, ou même s'être prêtée à des explications inexactes.

Le premier effet du bain de Plombières, pris à une température moyenne, est de produire une stimulation marquée de tout l'organisme. On se sent en quelque sorte pénétré intérieurement par l'eau thermale, et il semble que les rouages fonctionnent avec plus de liberté et de plénitude ; mais si vous restez dans le bain au delà d'une certaine durée, par exemple, une heure et demie à deux heures, des symptômes inverses se manifestent : le pouls se ralentit notablement, ainsi que la respiration ; la tête devient lourde ; les idées, les membres semblent s'alanguir et se fatiguer. Ce n'est plus de la détente, c'est de l'énervement.

D'où peuvent provenir ces phénomènes de prostration ? M. V. Duval les attribue à l'action asthénisante de l'arsenic en dissolution dans l'eau minérale. J'avoue que les expériences et les raisonnements de mon confrère ne m'ont point convaincu. Sans doute les eaux de Plombières renferment des traces d'arsenic, mais elles ont cela de commun avec la plupart des eaux minérales, *même les plus excitantes;* et d'ailleurs, l'arsenic contenu dans ces eaux y existe-t-il à dose suffisante pour pouvoir agir ? Ensuite, ainsi que je l'ai déjà dit, nous ne connaissons pas le premier mot des effets que cette substance, combinée ainsi avec les autres sels, produirait sur l'économie.

Je crois qu'il est une manière bien plus simple et bien plus physiologique d'expliquer cette diversité d'action des bains. Les eaux de Plombières sont très peu minéralisées : cependant cette minéralisation, quelque faible qu'elle soit, réagit sur nos organes et les stimule pendant le premier contact de l'eau thermale; puis elle s'épuise, et son influence s'émousse. Lors donc que vous prolongez l'immersion plus longtemps, la réaction venant peu à peu à s'éteindre, l'eau minérale n'agit plus que comme une eau ordinaire, et le bain que comme un simple bain domestique. C'est ainsi que les eaux de Plombières peuvent devenir sédatives de stimulantes qu'elles étaient d'abord.

Sous quelque forme que l'on prenne ces eaux, elles ne déterminent aucune de ces crises violentes que nous avons signalées à d'autres sources. Quelquefois, dans les premiers jours de leur emploi, elles causent un peu d'insomnie et d'agitation, ainsi que des symptômes saburraux ; mais ces phénomènes sont peu marqués, et ils atteignent rarement les proportions de la fièvre thermale.

Les eaux de Plombières sont conseillées spécialement dans les affections chroniques de l'estomac et de l'intestin.

C'est dans les gastralgies, et surtout dans certaines dyspepsies consécutives aux maladies graves, que ces eaux paraissent le plus propres à réveiller l'action de l'appareil digestif : aussi conviennent-elles très bien aux convalescents. Si l'estomac paraît le plus affecté, on insistera sur l'eau prise en boisson ; si, au contraire, c'est l'intestin, le traitement consistera principalement dans l'emploi des bains et des douches, lesquels agissent en dirigeant le sang et les humeurs vers la peau, et en déterminant sur cette membrane une révulsion dérivative. C'est dans ce cas que les bains de vapeur peuvent être d'une grande utilité.

Quand les fonctions digestives s'exécutent mal, il n'est pas rare de voir le foie s'entreprendre et son tissu devenir le siége d'un engorgement véritable ; souvent alors les eaux de Plombières sont préférables à celles de Vichy, qui pourraient être trop excitantes.

Comme il survient presque toujours de la constipation, on fait également usage de l'eau minérale en lavement, et même quelquefois il faut recourir à un léger laxatif. Beaucoup de malades se trouvent bien d'aller boire, avant le dîner, un ou deux verres à la source ferrugineuse de la Bourdeille, qui jaillit au milieu de la Promenade des Dames. Cette eau est d'une limpidité et d'une fraîcheur remarquables : lorsque la constipation dépend surtout de l'inertie de l'intestin, elle la fait disparaître, en redonnant du ton à ce viscère et en augmentant son énergie contractile.

On vante beaucoup aussi les eaux de Plombières dans le traitement des affections de matrice. S'il existe un simple engorgement du col, quelques injections avec l'eau minérale, des douches sur les reins et les membres, seront fort utiles : s'agit-il, au contraire, de ces névroses qui exaltent la sensibilité de l'appareil utérin et réagissent quelquefois sur le système nerveux au point de déterminer des phénomènes hystériques, on aura spécialement recours aux bains tempérés ou même frais, continués chaque jour pendant plusieurs heures.

Les eaux de Plombières conviennent peu aux tempéraments lymphatiques. Elles seraient extrêmement dangereuses pour les personnes dont la poitrine est délicate, car elles ont le fâcheux privilége d'accélérer le développement et le progrès des tubercules.

Plombières est, tous les ans, le rendez-vous d'un grand nombre de malades. Le séjour de cette ville offre peu de distraction ; il y a seulement de fort jolies promenades. Quant aux habitants, ils ont conservé quelque chose de l'innocence des montagnes : et cependant leur principale industrie consiste dans la fabrication de ces couteaux-poignards et de ces cannes à ressort, armées d'un dard intérieur, dont la vente est si justement défendue à Paris. Mais, à Plombières, tous ces objets sont librement exposés dans les magasins dont ils constituent l'ornement inoffensif. Quel plus bel éloge des mœurs de ces contrées !

Transport (le *Crucifix*). — Bouteille d'un litre.

Ces eaux se conservent assez bien, mais on n'en emploie pour ainsi dire plus, tant leurs vertus médicinales ont paru insignifiantes loin de la source.

LUXEUIL
(Haute-Saône).

Luxeuil est situé au pied de la chaîne des Vosges, dans une délicieuse plaine qu'arrose et fertilise le Breuchin : la ville n'est formée que d'une seule rue, un peu monotone, mais où respire un air d'aisance. Ce dut être, à l'époque de la domination romaine, une cité assez considérable. On m'a montré, dans une des salles de l'hôtel de ville, deux inscriptions trouvées près des sources, et qui constatent que César fit réparer les bains de Luxeuil.

L'établissement actuel est un très joli édifice, construit sur l'emplacement même des griffons et entouré de plusieurs rangées d'arbres ; la partie qui fait face à la route est close par une grille, ornée d'un portail élégant, et les deux péristyles sont séparés par un salon d'attente.

Cet établissement renferme sept divisions, qui sont, en commençant par la droite : Le Bain des Pauvres, le Bain des Cuvettes, le Grand Bain, le Bain Gradué, le Bain des Fleurs, le Bain des Dames et le Bain des Bénédictins. Tous ces Bains réunis se composent de soixante baignoires, de six piscines, de plusieurs douches et de quelques boîtes pour bains de vapeur. La disposition de ces diverses pièces est en général bien ordonnée ; il y a même une salle, celle du Bain Gradué, qui se fait remarquer par sa belle architecture. Derrière l'établissement est un vaste réservoir pour recueillir et pour laisser refroidir l'eau minérale au degré convenable.

Les eaux de Luxeuil sont limpides, inodores et onctueuses au toucher ; leur saveur, à peine appréciable, laisse un arrière-goût d'astriction. Elles déposent, au fond des bassins, un enduit noirâtre, et, dans leurs canaux, des concrétions siliceuses stalactiformes.

Ces sources sont nombreuses et abondantes : il y en a onze d'utilisées, produisant environ 300 mètres cubes d'eau en vingt-quatre heures. Leur température offre les degrés les plus variés ; la plus chaude, celle du Grand Bain, a 56 degrés centigrades. Toutes ces sources ont reçu des noms empruntés en grande partie à celles de Plombières, avec lesquelles d'ailleurs elles ont beaucoup d'analogie : il y a jusqu'à des sources savonneuses et des sources ferrugineuses.

La composition des eaux de Luxeuil est complétement insignifiante ; c'est le chlorure de sodium qui en forme l'élément à peu près unique : 1 gramme par litre environ. Leur action est également des plus inoffensives. Quand on a dit « que ce sont des eaux calmantes, très bonnes pour les douleurs, et heureusement appropriées aux tempéraments nerveux, » on a résumé à peu près tous leurs effets et toutes leurs vertus thérapeutiques.

Si les sources de Luxeuil n'étaient pas si rapprochées de celles de Plombières, elles jouiraient sans doute d'une autre réputation ; mais, comme celles-ci sont beaucoup plus connues, et que, d'ailleurs, elles ont une plus grande activité, elles effacent et absorbent en quelque sorte leurs voisines.

A Luxeuil, l'eau des piscines est constamment renouvelée ; de sorte que, pendant toute la durée du bain, elle conserve sa limpidité. Il y aurait bien quelque chose à dire sur l'usage où l'on est encore de se baigner pêle-mêle, hommes et femmes, dans les mêmes bassins ; mais ce sont presque toutes personnes de l'endroit, surtout de la campagne ; puis les choses se passent avec une telle convenance, une telle réserve, et, qu'on me pardonne l'expression, tous ces malades avaient de si bonnes figures, que je n'ai été nullement choqué de ces bains pris en commun.

On emploie depuis quelque temps en bains et en douches une source ferrugineuse qui, jusqu'alors, avait été trop mal aménagée pour qu'on pût l'utiliser ; on en fait également usage à l'intérieur.

En face de l'établissement thermal, et séparé par une rue, se trouve un petit bâtiment qui sert de lieu de réunion pour les baigneurs.

Les environs de Luxeuil offrent d'agréables promenades ; la ville elle-même sera visitée avec intérêt. Ainsi l'abbaye, dont il reste des ruines imposantes, fut une des plus célèbres du moyen âge, et elle est également une des plus riches en souvenirs. C'est là que, après la mort de Clotaire III, fut enfermé Ebroin, le terrible maire du palais, lequel, rendu plus tard à la liberté, exerça sur ses ennemis de si cruelles représailles

BAINS
(Vosges).

Bains est une petite ville du département des Vosges, située dans un joli vallon qu'entourent de toutes parts des monticules couverts de bois. Les sources de Bains sont, de même que celles de Luxeuil, une sorte de succursale de Plombières. D'après Vauquelin, les eaux thermales de ces trois localités, qui se trouvent comprises dans un périmètre aussi restreint, proviendraient toutes d'un foyer commun : les variétés qu'elles offrent dans leur température et leur minéralisation s'expliqueraient par l'inégalité de leur parcours souterrain et la composition différente des couches qu'elles traversent.

Les sources de Bains, au nombre de treize, fournissent, en vingt-quatre heures, deux cents mètres cubes d'eau. Leur température est de 34 à 51 degrés centigrades : c'est la Grosse source qui est la plus abondante et l'une des plus chaudes. La plupart de ces sources ont été aménagées de telle manière que, de leur mélange, résulte une chaleur moyenne qui permet d'utiliser l'eau immédiatement.

Cette eau est parfaitement limpide et transparente. Sa saveur est à peu près nulle; il en est de même de sa minéralisation : quelques centigrammes de sels par litre ! Remarquez qu'ici l'élément dominant est le sulfate de soude, tandis qu'à Luxeuil, c'est le chlorure de sodium, et à Plombières, le carbonate de soude.

Bains renferme deux établissements thermaux qui sont : le Vieux-Bain et le Bain-Neuf. Ces dénominations indiquent seulement la différence d'époque où ils furent construits, et non leur état actuel, car le Vieux-Bain, depuis les réparations si intelligentes qu'on y a faites, est maintenant tout neuf, tandis que celui qu'on appelle le Bain-Neuf tombe de vétusté.

Vieux-Bain. — Petit édifice charmant et du meilleur goût, rappelant tout à fait les anciens Thermes romains, tels que les auteurs les décrivent et tels que j'en ai encore vu en Italie. Au rez-de-chaussée sont trois jolies piscines, dont l'eau est sans cesse renouvelée, et, sur les côtés, de nombreux vestiaires où les baigneurs déposent leurs vêtements. Il y a aussi des cabinets pour les douches, mais pas de baignoires : celles-ci se trouvent au premier étage, autour duquel règne un balcon qui communique avec les cabinets de bains, et domine les piscines. Enfin, la toiture est plate, et disposée en terrasse pour la promenade ; au milieu se dresse une coupole vitrée qui donne de la lumière et de l'air à l'intérieur de l'édifice.

Bain-Neuf. — C'est un grand bâtiment allongé, dont l'aspect n'est rien moins que monumental. Il renferme trois piscines ovalaires, rangées à la suite les unes des autres, chacune d'une température différente, et plusieurs cabinets pour bains et pour douches. Il est d'usage, à Bains comme à Luxeuil, que les hommes et les femmes se baignent dans les mêmes piscines.

Il n'y a pas de buvette spéciale. Les deux sources dont on boit le plus ordinairement sont la source

Romaine, qui a 46 degrés, et la source du Robinet-de-Fer, qui en a 51.

Comme ces eaux constipent, les malades font quelquefois usage d'une source légèrement laxative, dite fontaine de la Vache. Ce nom ne se rattache à aucune légende, qui le poétiserait un peu, et il vient tout crûment de ce que les vaches allaient boire à la source avant qu'elle fût entourée de la petite baraque qui y existe aujourd'hui.

Quant à l'effet thérapeutique des sources de Bains, voici ce que me disait M. Bailly père, qui a une grande habitude de ces eaux, dont il est depuis si longtemps le médecin-inspecteur :

« Ce sont des eaux qui n'ont aucune action spéciale sur tel organe plutôt que sur tel autre ; elles sont très bien supportées, sous quelque forme qu'on les administre : je les regarde comme essentiellement *amies du corps*. Elles modifient d'abord la sensibilité de la membrane nerveuse de l'estomac et des intestins, se mêlent heureusement aux divers fluides de l'économie, et régularisent le jeu des organes. Ces eaux, utiles surtout dans les convalescences pénibles, alors que les remèdes n'ont plus d'efficacité, sont très propres également à entretenir la santé dans son équilibre normal. Sur mille personnes qui s'y rendent, il y en a un quart qui y viennent, chaque année, depuis dix à quinze ans, et qui s'en trouvent à merveille : ce sont nos habitués. Ces eaux sont franchement efficaces quand la température de l'atmosphère n'est pas au-dessous de 12 degrés Réaumur ni au-dessus de 18. Dans le premier cas, la peau fonctionne mal, et la transpiration est insuffisante; dans le second, elle fonctionne trop, et il y a une trop grande déperdition à sa surface. La guérison arrive en général sans secousses et sans crises, par l'assimilation graduellement ménagée des principes minéralisateurs. »

Ce sont donc autant des sources hygiéniques que des sources médicinales. Ajoutons que, si par leurs vertus sédatives elles rétablissent le calme et le bien-être dans les organes, le genre de vie que l'on mène à Bains n'est pas moins propre à reposer l'esprit et à donner aux idées une très pacifique direction.

BUSSANG
(Vosges).

Les sources de Bussang jaillissent à deux kilomètres du village de ce nom, dans les montagnes des Vosges, tout près de la grande route de Nancy à Mulhouse. Ces sources sont au nombre de deux : la source dite *d'en haut* est un peu trouble; la source *d'en bas*, la seule utilisée, et par conséquent la seule aussi qui doive nous occuper, coule par un robinet qui part d'un réservoir où elle est aménagée.

Cette eau, examinée à la source, est froide, limpide, d'une saveur aigrelette et ferrugineuse; elle pétille dans le verre comme le vin de Champagne. Mais celle dont nous faisons usage à Paris est loin d'avoir conservé toutes ces propriétés; c'est à peine si elle est gazeuse, et l'on n'y rencontre presque plus la saveur atramentaire. Cela tient à ce que l'acide carbonique s'est en partie évaporé, et que le carbonate de fer, privé de l'excès d'acide qui le tenait en dissolution, s'est précipité sur les parois et au fond du vase, où il forme un dépôt rougeâtre. Si l'on n'aperçoit point ce dépôt, c'est que les bouteilles sont habituellement en verre de couleur.

L'eau de Bussang tient le milieu entre les eaux gazeuses et les eaux ferrugineuses (1), et elle convient dans les circonstances où ces eaux sont indiquées : je l'ai vue quelquefois réussir alors que les premières étaient trop faibles ou les secondes trop fortes. Mais pourquoi ne pas recouvrir les bouchons par une capsule de métal? On préviendrait en partie la déperdition du gaz et l'altération du principe ferrugineux. Ce serait une amélioration d'autant plus nécessaire, que cette eau doit être bue transportée, personne ne pouvant être tenté d'aller en faire usage à la source. En effet, lorsque j'ai visité Bussang, l'établissement thermal n'était qu'une méchante petite masure, et tout le personnel médical consistait en deux bonnes femmes occupées à mettre l'eau minérale en bouteilles.

TRANSPORT. — Bouteilles de trois quarts de litre, goudronnées.

L'eau de Bussang ne se conserve pas très longtemps. On en boit aux repas, coupée avec le vin, comme l'eau de Seltz. Elle est d'un usage très répandu.

CONTREXEVILLE
(Vosges).

Les eaux de Contrexeville étaient, il y a peu d'années

(1) L'eau de Bussang, d'après les analyses de MM. Chevallier et Schauefele, est une des plus arsenicales qu'on connaisse.

encore, regardées comme le meilleur spécifique contre la gravelle. Par suite de la vogue qui s'est portée sur Vichy et les autres sources que la soude minéralise, ces eaux sont tombées dans une sorte d'abandon. Je ne doute pas qu'une réaction ne s'opère en leur faveur. Il est vrai que le séjour de Contrexeville est triste, fort triste même, et que, par une inconcevable négligence, on ne fait que fort peu de choses pour le rendre plus agréable : mais ce sont presque toujours les malades qui apportent aux eaux les éléments de distraction, et, d'ailleurs, la santé ne saurait être achetée trop cher, même au prix d'un peu d'ennui.

Contrexeville est un village de l'arrondissement de Mirecourt, situé dans un vallon étroit, qui est ouvert du sud au nord, et que traverse la petite rivière du Vair. Les vicissitudes atmosphériques y sont brusques et fréquentes.

Les sources minérales sont au nombre de deux. L'une, dite du Pavillon, est celle dont on boit : l'autre, dite des Bains, est uniquement destinée à l'usage externe. Elles sont renfermées dans l'établissement thermal, qui a une assez belle apparence, et dont voici la disposition.

De chaque côté d'une vaste cour existent deux corps de logis contenant, celui de gauche, les appartements occupés par les malades, et, celui de droite, le salon de réunion. De ces bâtiments partent des galeries circulaires qui aboutissent à un pavillon octogone où est aménagée la source qui sert à la boisson. L'autre source jaillit, sur les bords mêmes de la rivière, dans un petit puisard près duquel on a construit une demi-douzaine de cabinets pour bains et douches. Comme elle n'est ni aussi limpide, ni aussi minéralisée que celle dont on boit, c'est à cette dernière seulement que s'appliquent les détails dans lesquels je vais maintenant entrer.

L'eau de Contrexeville est froide : température, 10 degrés centigrades. Elle exhale une légère odeur martiale. Sa saveur fraîche, acidule et un peu ferrugineuse, laisse un arrière-goût styptique. Exposée à l'air, cette eau conserve toute sa transparence; seulement sa surface se recouvre d'une pellicule irisée. Elle dépose dans le bassin qui la reçoit, ainsi que dans le canal d'écoulement, un enduit rougeâtre qu'on distingue jusque dans le lit de la rivière, à quelques mètres au-dessous du point où l'excédant de la source va se perdre.

L'eau de Contrexeville renferme environ une fois et demie son volume de gaz acide carbonique libre. Elle est peu riche en principes fixes, car elle n'en contient que $2^{gr},20$ par litre : ce sont des sels à base de chaux et de magnésie dont le sulfate de chaux forme près de la moitié ; il y a aussi un peu de crénate de fer. Il existe une grande analogie de composition entre ces eaux et celles de Pougues, et les mêmes réflexions leur sont applicables (1).

Les eaux de Contrexeville sont prescrites, le premier jour, à la dose de deux ou trois verres (le verre est d'un tiers de litre) qu'on boit le matin et à jeun. Les jours suivants, on en augmente le nombre qu'on

(1) Voyez page 195.

porte insensiblement jusqu'à douze ou quinze : quelques personnes vont à vingt et même au delà, sans en être fatiguées. Pendant les quatre derniers jours de la cure, on doit en diminuer la dose, de manière à finir par cinq ou six verres.

Arrivées dans les premières voies, ces eaux sont rapidement absorbées. Leur présence dans le système vasculaire se traduit par l'accélération du pouls, la fréquence de la respiration et l'activité plus grande de toutes les sécrétions, spécialement des urines et des selles. Elles sont éminemment diurétiques : quelques heures suffisent, après leur ingestion, pour qu'elles soient élaborées par les reins et expulsées au dehors. Beaucoup de malades en boivent ainsi dans la matinée de six à dix kilogrammes : or, circonstance importante, on retrouve ensuite presque intacts, dans les urines, la plupart des principes de l'eau minérale.

On peut donc se représenter l'eau de Contrexeville, prise en quantité aussi considérable, comme formant de véritables courants à travers la substance du rein, les bassinets et les canaux urinaires ; ces courants, entraînant avec eux les mucosités et les concrétions, leur font franchir les uretères et facilitent par suite leur chute dans la vessie. L'urine, ou plutôt l'eau minérale, parvenue dans ce réservoir, y séjourne assez pour agir sur ses parois. Celles-ci, vivement stimulées, se contractent avec plus d'énergie, et expulsent, en même temps que les urines, les graviers ou même les calculs dont le volume est en proportion avec l'ampleur de l'urètre.

Indépendamment de ces phénomènes d'élimination, les eaux de Contrexeville exercent une action directe sur la matière lithique elle-même. Plongez un de ces calculs dans le bassin de la fontaine, où l'eau se renouvelle continuellement, et, au bout d'un certain temps, il vous offrira des traces manifestes de dissolution. Le résultat sera-t-il le même si le corps étranger existe dans les voies urinaires? M. Mamelet m'a montré des graviers sortis par l'urètre, sur lesquels on remarque des sillons irréguliers et des dépressions inégales, indiquant leur érosion par l'urine chargée des principes minéralisateurs. J'ai moi-même été témoin d'un fait semblable : pendant que je me trouvais à Contrexeville, un malade, logé chez Martin Bernardin, rendit un gravier volumineux, sur lequel je constatai parfaitement l'action désagrégeante de ces eaux.

Mais prenons garde. Qu'on n'aille pas conclure de ce que je viens de dire que, si les eaux de Contrexeville favorisent quelquefois l'expulsion des graviers en les corrodant, elles peuvent également dissoudre des pierres dont le volume serait en disproportion notable avec le diamètre des voies naturelles. En effet, qu'arrive-t-il en pareil cas ? L'eau minérale use la surface du calcul, en détache des parcelles, mais surtout elle s'attaque au mucus qui servait à les unir et dissimulait leurs aspérités : or, avant que le noyau même du calcul soit entamé, son écorce, si je puis m'exprimer ainsi, devient inégale et âpre, de manière à blesser la vessie et à provoquer d'assez vives souffrances. Ainsi, certains malades venus à Contrexeville sans se douter qu'ils eussent la pierre, en ont éprouvé, au bout de quelques jours, les premières atteintes. Ce ne sont pas les eaux qui la leur ont donnée, elles ont seulement décelé son existence. On comprend qu'il faut, en pareil cas, suspendre tout de suite l'usage de ces eaux, et, comme l'espèce de roulement auquel le calcul est soumis dans la vessie fatigue et irrite l'organe, on ne saurait recourir trop tôt à la lithotritie.

Les eaux de Contrexeville diffèrent donc de celles de Vichy par deux points essentiels. D'abord, elles conviennent à toute espèce de gravelle, quelle qu'en soit la nature, attendu que ces eaux agissent plutôt par une sorte d'irrigation répétée que par des combinaisons chimiques : ensuite, bien loin de faire disparaître la pierre ou d'en masquer la présence, en revêtant sa surface d'un enduit soyeux, ainsi qu'on l'observe à Vichy, elles exaspèrent ses symptômes, et souvent même donnent le premier éveil.

Dans les affections catarrhales de la vessie, le bon effet de ces eaux est souvent aussi fort remarquable. M. Mamelet a publié plusieurs observations de ce genre tout à fait concluantes.

L'eau de Contrexeville porte également son action sur les intestins. Presque tous les buveurs éprouvent, dans la matinée, de quatre à huit garde-robes, sans que l'abondance de ces évacuations diminue en rien la quantité d'urine, qui paraît souvent dépasser celle de la boisson.

Il semblerait qu'une telle abondance d'eau minérale, ingérée dans l'estomac, doit fatiguer, et, comme on dit, *noyer* ce viscère. Presque toujours, au contraire, l'appétit augmente notablement, et les digestions deviennent plus rapides et plus faciles.

Il n'est pas d'usage de boire l'eau aux repas, car, mêlée aux aliments, elle serait moins bien supportée. On n'en prend pas non plus pendant le bain, dans la crainte de ses effets purgatifs.

Les bains ne constituent à Contrexeville qu'un simple auxiliaire du traitement. Comme il faut chauffer l'eau minérale, que nous avons dit être affaiblie déjà par le mélange de la source avec des filets d'eau ordinaire, elle perd encore une partie notable de sa force : aussi ajoute-t-on souvent 100 à 150 grammes de bicarbonate de soude par bain.

La douche dirigée sur les lombes semble offrir plus d'avantages; par l'ébranlement qu'elle communique aux reins, elle peut, sinon détacher mécaniquement les graviers, du moins stimuler les organes où ils sont renfermés, et favoriser ainsi leur expulsion.

En résumé, les sources de Contrexeville possèdent une action bien réelle, et souvent très efficace, contre certaines affections des voies urinaires. Si leur propriétaire actuel s'occupe de réparer et d'embellir l'établissement thermal, qui, à tous égards, laisse tant à désirer, il est à présumer que ces sources reprendront la place dont on n'aurait jamais dû les laisser déchoir.

TRANSPORT. — Bouteilles d'un litre goudronnées.

Ces eaux se conservent moins bien depuis que, par une économie très mal entendue, on a supprimé la capsule. La dose est d'une demi-bouteille à une bouteille le matin. On les emploie dans les mêmes circonstances qu'à la source ; seulement, leurs effets sont bien moins marqués.

§ IV.

EAUX MINÉRALES DIVERSES DE LA FRANCE.

Il nous reste, pour compléter ce qui se rattache aux eaux minérales de la France, à faire une tournée générale et à étudier celles qui ne se trouvent pas comprises dans les trois zones que nous venons d'explorer. Nous rencontrerons des sources nombreuses, importantes, mais aucune peut-être n'est tout à fait de premier ordre.

Commençons notre revue par le Midi, puis nous la continuerons en nous dirigeant vers l'Est, et ainsi de suite, jusqu'à ce que nous soyons revenus à notre point de départ, pour finir par la Corse.

CASTÉRA-VERDUZAN
(Gers).

L'établissement minéro-thermal de Castéra-Verduzan est un vaste et magnifique édifice situé à cinquante mètres environ de la route d'Auch à Condom, et à égale distance de ces deux villes.

Les sources sont au nombre de trois, deux sulfureuses et une ferrugineuse.

Des deux sources sulfureuses, l'une, connue sous le nom de Grande-Fontaine, est seule utilisée ; l'autre, découverte depuis peu de temps, n'a encore été l'objet d'aucun aménagement : toutes les deux sont limpides et ont une odeur et un goût de soufre très prononcés. Température, 19 degrés centigrades.

La source ferrugineuse, dite Petite-Fontaine, a une saveur styptique et astringente assez sensible. Même température.

Ces sources sont employées en bains et en douches; on les boit le matin à la dose de trois à quatre verres, coupées avec du lait. Il arrive souvent qu'on prend en même temps l'eau sulfureuse en bains et l'eau ferrugineuse en boisson.

L'eau sulfureuse de Castéra est généralement indiquée toutes les fois qu'il convient de stimuler les forces et de réveiller les propriétés vitales. On l'emploie avec avantage dans les affections rhumatismales et les maladies de la peau. Il est à remarquer que cette eau, à petite dose, produit la constipation, tandis que, au contraire, son action est laxative quand on l'administre à dose plus élevée.

La source ferrugineuse convient dans tous les cas de débilité générale, anémie, chlorose, énervement, surtout chez les personnes lymphatiques : elle jouit d'une sorte de spécificité dans le traitement des anciennes fièvres intermittentes. Le médecin-inspecteur, M. Mattet, m'a cité à cet égard des cures tout à fait remarquables. Cette source est également recommandée comme très utile dans les convalescences difficiles.

M. l'ingénieur J. François, de concert avec M. Chambert, architecte, s'occupe de grands travaux pour l'organisation des richesses minérales de Castéra et l'établissement de douches de toute espèce. La caléfaction des eaux se fera par serpentinage.

CAUVALAT
(Hérault).

Les eaux de Cauvalat sont des eaux sulfureuses froides, récemment découvertes près de Montpellier ; elles jaillissent dans une gorge entourée de vallées agréables. Ces eaux, dont la réputation commence à s'étendre, contiennent, par litre, environ $0^{gr.},0140$ de gaz sulfhydrique. Le docteur Verdier les emploie avec avantage, en boisson et en bains, dans la plupart des affections où les eaux sulfureuses sont indiquées, spécialement les maladies de la peau.

BALARUC
(Hérault).

Village situé près de Montpellier et de Cette, à peu de distance de Frontignan. La source minérale à laquelle il doit sa célébrité jaillit dans une sorte de presqu'île, sur les bords de l'étang salé de Thau, et est renfermée, ainsi que les cabinets de bains, de douches et d'étuves, dans un vaste établissement où les malades peuvent loger. De nombreuses habitations élevées tout autour de la source constituent un village nouveau qui, par son accroissement, rend tous les jours de plus en plus désertes les maisons du vieux Balaruc.

Il n'y a qu'une source, mais elle est extrêmement abondante : elle jaillit dans une série de puits d'où on la dirige, à l'aide de pompes, dans les diverses parties de l'établissement.

Ces eaux sont très limpides, d'une saveur légèrement salée et piquante, sans être désagréable : température, 47 degrés centigrades. Elles doivent être rangées parmi les plus salines que nous ayons en France. Il résulte des dernières analyses de MM. de Serres et Figuier qu'elles renferment 9 grammes de sels par litre : le chlorure de sodium y figure pour 7 grammes environ. Les autres sels sont surtout le chlorure de magnésium, des sulfates et des carbonates de chaux, potasse et magnésie, de la silice, quelques traces de bromure et du fer; elles ne paraissent pas contenir d'iode. Quant aux gaz, elles laissent dégager de l'acide carbonique, mais d'une manière intermittente.

L'eau thermale de Balaruc a des propriétés excitantes et convient de préférence aux tempéraments lymphatiques. Bue à faible dose, elle stimule assez vivement l'estomac, active ses fonctions, et dissipe les phénomènes muqueux ou saburraux : sept ou huit verres suffisent ordinairement pour produire un effet laxatif. Il est des malades qui, malgré la défense du médecin, arrivent à en prendre jusqu'à deux et trois litres par jour : c'est alors une purgation véritable.

Quant à son usage externe, on ne saurait l'indiquer ainsi en termes généraux, et il nous faut entrer dans plus de détails; car, vu la spécialité des affections qu'on soigne à Balaruc, c'est dans l'emploi des bains et des douches que consiste à peu près toute la médication.

Le nom de Balaruc réveille tout de suite l'idée de paralysie. C'est qu'en effet ces eaux ont depuis très longtemps la réputation de guérir les affections caractérisées par l'abolition du mouvement et de la contractilité musculaire. Disons d'abord en quoi consiste le traitement.

Pour le bain, on place, avec les précautions convenables, le malade dans un des puits où jaillit la source et dont la profondeur est de deux mètres environ. La température de ces puits varie de 45 à 47 degrés centigrades; par conséquent, la chaleur y est excessive. Tant que dure l'immersion, le médecin se tient près du malade, afin d'en surveiller les effets et d'en graduer la durée, consultant tout à la fois l'état du pouls et les symptômes généraux.

On se sert plus habituellement aujourd'hui de grandes baignoires où la température du bain est réglée à l'aide du thermomètre.

Immédiatement après le bain on passe à la douche. M. Rousset décrit deux espèces de douches, l'une qu'il appelle douche sur la paillasse, l'autre douche à la pompe. Voici à cet égard comment il s'exprime :

« Balaruc est peut-être le seul établissement du
» royaume où l'on douche les apoplectiques de la ma-
» nière suivante : le malade est étendu tout de son
» long sur une paillasse, la tête tournée tantôt vers le
» plafond, tantôt du côté opposé, et suspendue sur
» un des puits de la source. Un homme de service,
» à l'aide d'un entonnoir, laisse tomber d'assez haut
» de l'eau immédiatement puisée à la source, pendant
» qu'un doucheur frictionne vigoureusement les tem-
» pes, les orbites, le cuir chevelu, ainsi arrosés, et cela
» pendant quinze à vingt minutes, durant lesquelles le

» malade défend ses yeux et son nez avec une de ses
» mains placée en avant. »

Voilà certes une étrange manière de traiter les apoplectiques. J'ai transcrit textuellement les propres paroles du médecin-inspecteur, afin qu'on ne pût accuser mon récit d'exagération ou d'infidélité.

Et qu'on ne croie pas que de pareilles manœuvres, qui semblent rappeler l'enfance, j'allais dire la barbarie de la médecine, soient tombées en désuétude aujourd'hui. « Sans doute, dit M. Rousset, ces procé-
» dés sont peu en harmonie avec les nouveaux travaux
» sur l'encéphale; néanmoins, respectueux envers le
» passé et convaincu qu'une pratique quelconque, qui
» date de si loin, doit avoir une raison d'être de sa
» longue existence, nous nous serions bien donné de
» garde de la supprimer. »

J'avoue que, malgré mon respect aussi pour les traditions du passé, respect qui ne fait que s'accroître en face de certaines innovations tentées récemment dans le monde médical et autre, il m'est impossible d'accepter une opinion formulée en termes aussi absolus. Comment! voici un malade dont le cerveau a été labouré par une hémorrhagie, et vous allez, au lieu de donner au sang une autre direction, provoquer vers la tête une congestion artificielle! On ne procéderait pas autrement si l'on voulait créer des apoplexies de toutes pièces. Aussi, dès 1740, Astruc exprimait-il ses craintes à cet égard. Les faits cités par Leroy, Fouquet, Baumès, ne les ont que trop justifiées, et, dernièrement encore, M. Lallemant, que sa position à Montpellier a mis à même d'être si bien informé, s'élevait contre une semblable pratique, dont il signalait les dangers.

Mais cependant il faut bien que des cures aient été obtenues à Balaruc. Presque toujours les traditions populaires reposent sur quelque chose de vrai, et, comme le dit M. Rousset, « une pratique quelconque qui date de si loin doit avoir une raison d'être. » Aussi je ne veux pas prétendre que des malades, offrant des phénomènes paralytiques, n'aient pas été guéris par l'action de ces eaux. Seulement étaient-ce réellement des apoplectiques ?

Il est quelquefois fort difficile de diagnostiquer, surtout chez des vieillards, la nature des désordres survenus dans la circulation cérébrale. L'hémorrhagie et le ramollissement ne sont pas toujours et nécessairement précédés d'une congestion active ou d'un travail phlegmasique. Chez certains malades, ainsi que l'a si bien démontré M. le docteur Dechambre, il faut admettre que le sang s'arrête passivement, à l'intérieur du crâne, dans les veines et les sinus, et que l'organe ne pourra reprendre son jeu régulier qu'à la condition que vous aurez imprimé une nouvelle impulsion aux courants sanguins qui doivent le traverser : de là, dans certains cas, l'utilité du thé, du café et de ces élixirs si vantés dont l'alcool fait ordinairement la base. On comprendra de même que l'ébranlement communiqué à l'encéphale par la douche dirigée sur la tête, comme on le fait à Balaruc, peut produire quelquefois de bons résultats. C'est, sans doute, pour les cas de cette nature, que ces eaux ont été utiles. Mais, comme il n'existe pas de signe pathognomonique d'un pareil état, qu'il faut s'en rapporter à l'ensemble, souvent trompeur, des symptômes, et qu'une erreur pourrait avoir ici les plus fâcheuses conséquences, je crois qu'un praticien prudent devra presque toujours s'abstenir d'une semblable médication.

Telle est l'opinion de l'Académie de médecine, qui lors de la discussion soulevée dans son sein par une communication de M. Chrestien, adopta la conclusion laconique suivante : « Les eaux de Balaruc paraissent » jouir de quelque efficacité dans le traitement de » certaines paralysies. »

Quant aux autres usages de ces sources, nous répéterons, avec l'Académie : « Quelle que soit l'efficacité » dont jouissent les eaux de Balaruc pour le traite- » ment de diverses affections, telles que rhumatisme » chronique, sciatique, plaies d'armes à feu, fausses » ankyloses, tumeurs blanches, caries, nécroses, etc., » il existe des eaux thermales plus efficaces encore. » Elles ne méritent donc à cet égard aucune mention particulière.

La haute température des eaux de Balaruc les avait fait regarder jusqu'ici comme provenant de terrains volcaniques ; mais il résulte de travaux plus récents qu'elles dérivent des formations calcaires secondaires, appartenant à l'étage inférieur du groupe oxfordien. Rappelons à cette occasion un fait géologique singulier, à savoir que, dans le département de l'Hérault, les eaux thermales dont la température est la moins élevée sont les plus rapprochées des terrains volcaniques, tandis que celles dont la chaleur est la plus grande sont les plus éloignées de ces terrains. J'avais déjà remarqué quelque chose de semblable aux sources de Naples : ainsi les eaux de Castellamare, qui sont tout à fait froides, jaillissent parmi les laves au pied même du Vésuve.

Transport. — Bouteilles d'un litre, goudronnées.

Ces eaux s'altèrent promptement et deviennent huileuses et grasses. Très peu usitées. Purgatif infidèle.

AVÈNE
(Hérault).

Village à treize kilomètres de Lodève. La source est très abondante, et va se jeter dans la rivière d'Orb. Elle a une température de 28 degrés; sa composition, assez insignifiante, n'offre aucun principe dominant. Aussi l'a-t-on simplement rangée dans la classe des eaux salines.

L'eau minérale d'Avène est limpide et onctueuse au toucher. Employée en bains et en douches, elle produit de très bons effets dans le traitement des maladies cutanées qui affectent les individus irritables, et chez lesquels les eaux sulfureuses auraient trop d'action. On la dit très puissante contre les gales répercutées.

RIEUMAJOU
(Hérault).

C'est depuis quelques années seulement que les eaux de Rieumajou, qui jaillissent près de la Salvatat, petite ville de l'arrondissement de Saint-Pons, ont été aménagées de manière à être utilement employées en médecine. Jusque-là elles coulaient troubles et bourbeuses au milieu de marécages, où quelques paysans allaient en boire.

Ce sont des eaux froides, alcalines, extrêmement gazeuses. Leur saveur est piquante et agréable; elles sont très digestives et agissent comme fondantes dans l'engorgement des viscères abdominaux. On les prend surtout transportées.

Transport. — Bouteilles d'un litre, goudronnées.

Ces eaux se conservent beaucoup mieux que d'autres eaux gazeuses dont nous faisons usage sur nos tables. Il serait à désirer qu'on les connût davantage.

SYLVANÈS
(Aveyron).

Les eaux minérales de Sylvanès sont des eaux ferrugineuses thermales. Il y a trois sources : la princicipale a 38 degrés, les deux autres 34. L'eau de ces diverses sources est limpide, et sa saveur, légèrement douceâtre, laisse un arrière-goût ferrugineux et salé. Le fer s'y trouve à l'état de carbonate : environ $0^{gr.},04$ par litre. On prend ces eaux en boisson et en bains. Elles sont toniques, digestives, et conviennent dans tous les cas où il s'agit de fortifier la constitution et de stimuler les fonctions organiques.

Le village de Sylvanès est à vingt-cinq kilomètres de Rhodez. Le pays est très agréable, et on y respire un air très salubre. Les malades qui se rendent à ces eaux sont presque tous des gens du pays ou des départements limitrophes.

CRANSAC
(Aveyron).

Cransac est un village situé à trente-cinq kilomètres de Villefranche et à quarante de Rodez, dans une jolie vallée qu'animent de nombreuses usines. Près du village, existe une montagne volcanique formée de schistes et de houille dont la combustion lente se traduit, au sommet, par un dégagement de vapeurs sulfureuses.

C'est au pied et à mi-côte de cette montagne que jaillissent les sources minérales, désignées par les noms de source *Basse* (Richard) et source *Haute* (Richard). Dans les mêmes pavillons coulent trois autres sources moins fortement minéralisées, savoir, la source Bezelgue et les deux sources dites *à laver*, parce qu'elles ne servent qu'au lavage des bouteilles employées à l'exportation.

Les eaux de Cransac sont froides, incolores, inodores, limpides, nullement gazeuses, et d'une saveur assez fortement styptique. Elles contiennent, en proportion notable, des sulfates de chaux, de magnésie, de soude, d'alumine, de fer et de manganèse. Ce qui, chimiquement parlant, les distingue des autres sources de la même classe, c'est ce dernier sel qu'on rencontre très rarement ainsi dans la nature à l'état de sulfate. Ces eaux rougissent le papier de tournesol : elles doivent leur acidité à la présence d'un peu d'acide sulfurique qui favorise la dissolution des principes salins, et les empêche de se précipiter au contact de l'air.

La source Basse, dont la minéralisation est de $5^{gr},40$ (elle n'est que de $3^{gr},34$ pour la source Haute), exerce une action purgative. Elle paraît surtout convenir contre les engorgements chroniques des viscères de l'abdomen, spécialement du foie, et contre certaines constipations opiniâtres.

La source Haute, au contraire, a des propriétés astringentes tout à fait remarquables qu'elle doit à une plus forte proportion d'acide sulfurique. Aussi agit-elle à la manière des hémostatiques, dans la plupart des hémorrhagies passives, surtout celles qui ont l'intestin ou l'utérus pour siége.

On ne prend ces eaux qu'en boisson. On utilise comme étuves les excavations souterraines creusées dans la montagne et chauffées naturellement par les feux du volcan.

Les eaux de Cransac sont fréquentées par un grand nombre de malades, spécialement les gens du pays.

Transport (*les deux sources Richard.*). — Bouteilles de trois quarts de litre, capsulées.

Ces eaux supportent à merveille le transport sans s'altérer. La dose est de deux à trois verres le matin.

BAGNOLS
(Lozère).

Village situé à vingt kilomètres de Mende. Ses sources minérales paraissent avoir été connues des Romains : elles appartiennent à la classe des eaux sulfureuses accidentelles, et ont une température de 45 degrés centigrades. L'eau de Bagnols est limpide,

un peu onctueuse au toucher, et d'une saveur franchement hépatique. Elle exhale une forte odeur d'œufs
couvis. Prise en boisson et en bains, cette eau exerce
une action excitante, moins cependant que la plupart des sources sulfureuses des Pyrénées, dont elle
rappelle, à un faible degré, quelques unes des propriétés thérapeutiques.

VALS
(Ardèche).

Les eaux minérales de Vals sont les eaux les plus
riches en principes alcalins que nous ayons en France :
elles renferment, par litre, plus de sept grammes de
bicarbonate de soude à peu près pur. Ces sources sont
au nombre de cinq, dont une, découverte récemment,
a l'avantage d'être plus gazeuse que les autres, et par
suite d'être beaucoup mieux supportée par l'estomac :
toutes sont froides. Elles jaillissent dans une petite
vallée, située au milieu des volcans éteints du Viva-
rais, et sont surtout fréquentées par les paysans des
environs. Jusque dans ces derniers temps, on ne les
prenait qu'en boisson ; mais, depuis que des expériences
faites avec soin ont prouvé que ces eaux pouvaient
être chauffées jusqu'à une température de 60 à 70 degrés centigrades, sans subir de décomposition notable,
on en fait également usage en bains.

Les eaux de Vals sont utiles surtout contre la gravelle rouge, certains catarrhes de la vessie et l'engorgement des viscères abdominaux. On emploie aussi la
source Sainte-Marie avec avantage contre ces gastralgies que le fer irriterait.

NEYRAC
(Ardèche).

Il existe à Neyrac, près d'Aubenas et Vals, plusieurs sources alcalines d'une température de 15 à 27 degrés, qui furent surtout très fréquentées à l'époque des croisades. On y voit encore une piscine qui servait aux lépreux, et les vestiges d'une chapelle dédiée à saint Léger, patron de la maladrerie. Ces sources fournissent plus de 10,000 hectolitres par vingt-quatre heures. M. O. Henry a été chargé d'en faire l'analyse.

Un établissement thermal très complet vient d'être construit à Neyrac. Nous faisons des vœux pour sa prospérité, car les eaux qui y sont aménagées nous ont paru aussi remarquables par leur composition que par leurs vertus thérapeutiques.

AIX
(Bouches-du-Rhône).

La ville d'Aix est beaucoup plus célèbre par ses huiles que par ses eaux minérales. Celles-ci offrent la limpidité de l'eau la plus pure ; elles n'ont ni saveur ni odeur, et contiennent à peine des traces de substances salines. Leur température, qui est de 34 à 36 degrés centigrades, permet qu'on les emploie immédiatement en bains, à leur chaleur native : ces bains sont adoucissants et sédatifs.

La principale source porte le nom du proconsul romain Sextius, qui, par reconnaissance pour le bien qu'il en avait retiré, y fit construire des Thermes magnifiques dont on admire surtout encore les vastes piscines.

Les eaux d'Aix sont rarement employées par des malades autres que ceux de la Provence.

GRÉOULX
(Basses-Alpes).

Gréoulx est un petit village situé au midi du département des Basses-Alpes et traversé par la route de Marseille à Digne; il est bâti sur un mamelon que domine un vieux château construit par les Templiers. L'établissement thermal est à cinq cents pas du village, au bas d'une descente assez rapide, et dans la partie la plus déclive du vallon.

Il n'y a qu'une source, laquelle jaillit dans l'enceinte même du bâtiment des bains, au-dessous du rez-de-chaussée, à une profondeur de trois mètres environ : sa température est de 37 degrés centigrades. Elle exhale une forte odeur d'hydrogène sulfuré. L'eau en est limpide et transparente, mais, réunie en masse dans la baignoire, elle présente une teinte blanchâtre; sa saveur, un peu salée, laisse un arrière-goût nauséeux.

C'est une eau sulfureuse. Elle contient du gaz acide sulfhydrique en quantité indéterminée, et environ quatre grammes de substances salines, sur lesquelles le chlorure de sodium entre pour un peu plus de trois grammes. Elle est riche en barégine.

La source de Gréoulx est employée en boisson, en bains et en douches. L'habile inspecteur, M. Roux, se sert aussi avec avantage des boues minérales pour faire des applications partielles, soit en frictions, soit en cataplasmes, sur des tumeurs indolentes. C'est un moyen énergique qui ne doit être employé qu'avec prudence, de peur d'irriter.

Ces eaux conviennent surtout dans les maladies cutanées, les ulcères, certains rhumatismes, les suites de luxations, les entorses et les fausses ankyloses. On les prescrit, avec des succès variables, dans beaucoup d'autres cas encore, car elles représentent, pour la Provence, les sources sulfureuses des Pyrénées. Le traitement minéral est d'ailleurs puissamment secondé par le climat qui est un des plus beaux et des plus salubres de la France.

Les eaux de Gréoulx ont été plus d'une fois visitées par d'illustres malades. On y montre avec orgueil la baignoire qui a servi à la princesse Borghèse, sœur de Napoléon, ainsi qu'à la princesse de Beïra.

EUZET
(Gard).

Il existe à Euzet, petit bourg de l'arrondissement d'Alais, trois sources sulfureuses froides, à base de chaux, comme les eaux d'Enghien et de Pierrefonds. Leur saveur est fade et désagréable. Ces eaux, de même que toutes les eaux de la même classe, conviennent dans le traitement des maladies de la peau ; cependant elles ont cela de particulier qu'on les emploie aussi avec avantage, en lotions, contre certaines ophthalmies invétérées et rebelles. Le limon qu'elles déposent est également utilisé sous forme de fomentation et de cataplasmes.

URIAGE
(Isère).

Uriage est un village situé à deux lieues de Grenoble, dans une jolie vallée, au pied de la chaîne des Alpes dauphinoises. Il n'y a, à vrai dire, qu'une source minérale. Cette source, dont l'aménagement a nécessité des travaux considérables, jaillit profondément d'un rocher, au milieu de terrains d'alluvion, et est amenée jusqu'à l'établissement thermal par une galerie de trois cents mètres de long : là elle se partage en plusieurs branches qui sont distribuées par des canaux dans les diverses parties du service.

Cette source n'a que 27 degrés ; comme ce serait une chaleur insuffisante pour les bains et les douches, on en élève artificiellement la température. Un fait curieux à noter, c'est qu'on a découvert, parmi les ruines de l'ancien bain romain, sur lesquelles l'établissement actuel est construit, un fourneau destiné évidemment à chauffer l'eau des piscines. D'après M. Chevallier, c'est le seul exemple de ce genre qui ait été rencontré dans les thermes anciens.

L'eau est parfaitement limpide à sa sortie du rocher où elle bouillonne par le dégagement de ses gaz. Exposée au contact de l'air, et même circulant dans ses conduits fermés, elle se trouble et prend une teinte légèrement laiteuse. Il s'en exhale une odeur pénétrante qui décèle la présence de l'acide sulfhydrique. Sa saveur désagréable a quelque chose de salé et d'hépatique, laissant un arrière-goût amer.

Cette source, d'après les analyses que M. Gerdy

en a publiées dans son beau travail sur Uriage, contiendrait, pour un litre, environ 11 grammes de sels anhydres, à base de soude, de chaux et de magnésie, et 10,33 centimètres cubes d'acide sulfhydrique : ce sont donc des eaux tout à la fois salines et sulfureuses. M. Fontan les range dans la classe des eaux sulfureuses accidentelles.

On fait usage de cette source en boisson et en bains. D'après la nature et l'abondance de ses principes minéralisateurs, on peut déjà pressentir quelles doivent être ses propriétés.

Elle est purgative. Chez la plupart des malades, elle détermine, à la dose de trois à six verres, des évacuations promptes, faciles, sans malaise d'aucun genre, et elle n'exige le plus souvent que deux ou trois heures pour que l'effet soit complétement produit. Mais c'est une eau facilement irritante, et, prise en trop grande quantité ou dans des conditions défavorables, elle pourrait avoir de graves inconvénients : il est même des cas où il faut renoncer tout à fait à en boire.

Les bains sont toniques et fortifiants. Leur action semble se porter spécialement sur la peau. Celle-ci s'irrite, rougit : il survient des picotements et des démangeaisons qui disparaissent, d'habitude, quelques instants après le bain. Mais, d'autres fois, un travail phlegmasique s'établit sur l'enveloppe cutanée, et il en résulte une éruption assez semblable à la poussée de Schinznach, dont l'apparition constitue presque toujours une crise salutaire.

La source d'Uriage est particulièrement renommée

pour le traitement des maladies chroniques de la peau, et même c'est là, pour ainsi dire, sa spécialité. Les bains forment la partie essentielle du traitement. Il y aurait souvent de l'inconvénient à employer, au début, l'eau minérale pure ; presque toujours on la mitige avec de l'eau douce, ou avec une dissolution de gélatine ou d'amidon. Cependant ces bains ne déterminent point, en général, une irritation extérieure aussi vive que semblerait l'indiquer leur action immédiate ; et même vous voyez des affections cutanées arriver à la période de résolution, ayant à peine offert, sous l'influence du traitement, quelques phénomènes aigus. Il est probable que ces phénomènes se sont trouvés en partie amortis par la dérivation salutaire que l'eau, prise en boisson, entretient vers l'intestin.

Lorsque le derme ne peut revenir à ses fonctions normales qu'en passant par une inflammation plus intense, il faut administrer l'eau minérale à des doses plus fortes, et souvent recourir à la douche, dont l'effet est très puissant.

L'établissement thermal est bâti au-dessous du vieux château d'Uriage, et complétement isolé des hameaux environnants. Il représente quatre hôtels principaux, dont les étages supérieurs sont divisés en chambres d'habitation. C'est à la partie inférieure qu'est organisé le service médical, lequel se compose de quatre-vingts cabinets de bains, de douze cabinets de douches, et de différentes pièces pour bains de vapeurs, bains russes et fumigations.

Par sa proximité de Grenoble et sa situation dans une jolie vallée des Alpes, Uriage réunit les ressources d'une grande ville aux agréments et à la salubrité de la vie champêtre.

ALLEVARD
(Isère).

Allevard est situé dans une gorge très profonde, à l'extrémité de la vallée du Graisivaudan. Sa source minérale, qui est sulfureuse et un peu tiède (24 degrés centigrades), se mêlait autrefois à l'eau du torrent qui l'avoisine ; mais des travaux, exécutés avec soin, l'ont captée dans un puits à part, et mise complétement à l'abri des infiltrations de l'eau douce. Sous ce rapport, les eaux d'Allevard ne sont pas sans analogie avec celles de Lavey (Suisse) qui, sulfureuses comme elles, se perdaient également dans le lit du Rhône.

Les eaux d'Allevard ont été analysées avec un soin extrême par M. Dupasquier. Le savant chimiste a constaté, à l'aide du sulfhymètre, qu'elles renferment par litre environ 24,75 centimètres cubes de gaz sulfhydrique. Elles seraient donc notablement plus sulfureuses que la source d'Uriage ; par contre, celle-ci possède des propriétés purgatives qu'on n'observe nullement dans les eaux d'Allevard.

Il existe à Allevard un bel établissement thermal où l'on administre l'eau minérale en boisson, bains et douches. On peut y donner jusqu'à trois cents bains par jour.

Je n'ai rien à dire de particulier sur l'action thérapeutique de ces eaux. Elles paraissent jouir des propriétés communes à toutes les eaux sulfureuses, et sont justement renommées dans le traitement des maladies de la peau.

On associe d'habitude à la médication sulfureuse l'emploi des bains de petit-lait. Ces bains, soit purs, soit mélangés, paraissent avoir quelque utilité dans les affections cutanées, alors qu'il s'agit d'adoucir la peau ou de tempérer l'excitation générale.

LA MOTTE
(Isère).

Les eaux de La Motte sont situées à huit lieues de Grenoble, dans une des vallées les plus pittoresques du Dauphiné. Elles sont fortement thermales : 62 degrés centigrades. Malheureusement, comme le griffon de la source est encaissé dans une gorge resserrée et presque inaccessible, on est obligé de se servir d'une pompe pour faire arriver l'eau minérale à l'établissement, et elle perd ainsi, pendant le trajet, un peu de son calorique.

Ces eaux appartiennent à la classe des eaux salines muriatiques. Leur composition est des plus remarquables : elles renferment, par litre, un peu plus de 8 grammes de principes fixes, dont 3,80 de chlorure sodium. Leur saveur est lixivielle.

On emploie les eaux de La Motte en boisson, en bains et en douches. Elles rappellent, par leurs propriétés chimiques et médicales, les eaux de Wiesbaden, Bourbonne et Balaruc. L'un des médecins inspecteurs, M. Dubouchet, en a publié une très bonne monographie, d'où il résulte qu'elles sont très utiles contre l'atonie des viscères, l'engorgement œdémateux des membres, les roideurs articulaires, certaines paralysies et cette classe de lésions si nombreuses et si variées qui dépendent de la cachexie scrofuleuse.

Les eaux de La Motte mériteraient certainement d'être beaucoup plus connues qu'elles ne le sont aujourd'hui, et je les crois appelées à rendre de très importants services à la thérapeutique. Aussi n'avaient-elles pas échappé à l'attention de l'Empereur, qui avait demandé un Rapport officiel dans le but d'y établir un hôpital militaire.

GUILLON
(Doubs).

Les eaux de Guillon appartiennent à la classe des eaux sulfureuses froides. Elles jaillissent dans la vallée du Cusancin, une des plus pittoresques et des plus agréables de la Franche-Comté. La quantité de gaz que ces eaux renferment les rend légères à l'estomac et utiles contre certaines dyspepsies. Prises en bains et en douches, elles exercent une action tout à fait spéciale dans le traitement des maladies de la peau.

SAINT-GALMIER
(Loire).

La source minérale de la Font-Fort, qui sourd à Saint-Galmier, près de Montbrison, fournit en très grande abondance une eau gazeuse, froide, très limpide, d'une saveur aigrelette et piquante, et que l'on emploie surtout pour le service de la table. Cette eau offre, par sa composition et ses propriétés, la plus grande analogie avec l'eau de Seltz naturelle : son action est fort utile dans certaines affections de l'estomac et des voies urinaires. Un fait très remarquable, c'est que les habitants de Saint-Galmier n'ont jamais compté parmi eux un seul calculeux. On n'utilise cette eau qu'en boisson.

TRANSPORT. — Bouteilles d'un litre.

Ces eaux se conservent parfaitement. Après plusieurs mois de séjour en bouteille, elles sont encore mousseuses et pétillantes. Je les regarde comme un excellent digestif. A Lyon, elles sont d'un usage aussi répandu que l'eau gazeuse factice à Paris.

SAINT-ALBAN
(Loire).

Saint-Alban est un hameau situé à huit kilomètres de Roanne. Ses sources minérales ne sont pas tout à fait froides : température, 18 degrés. Elles contiennent des bicarbonates de soude et de magnésie, ainsi qu'une quantité considérable d'acide carbonique parfaitement pur, qui leur communique une saveur assez agréable. On emploie l'eau minérale en boisson et en bains. Son action thérapeutique est à peu près celle de la source précédente, et elle convient contre les mêmes affections.

Les sources de Saint-Alban étaient connues des Romains, ainsi que l'attestent les ruines de deux grandes piscines et les nombreuses médailles trouvées dans leur voisinage.

TRANSPORT. — Bouteilles de trois quarts de litre.

Ces eaux se conservent moins bien que celles de Saint-Galmier. Même usage et à peu près mêmes effets. On les boit aux repas.

NIEDERBRONN
(Bas-Rhin).

Tandis que l'Allemagne est si abondamment pourvue d'eaux minérales purgatives, la France n'en possède qu'un très petit nombre, parmi lesquelles figurent celles de Niederbronn. C'est à ce titre surtout que ces eaux méritent de fixer un instant notre attention : d'ailleurs elles constituent l'établissement thermal le plus important de toute l'Alsace.

Niederbronn est un bourg considérable, agréablement situé au bas de la pente orientale des Vosges, à 46 kilomètres de Strasbourg. L'air qu'on y respire est sec, salubre et vif, comme est, en général, l'air des montagnes. Les sources, au nombre de deux, jaillissent à vingt mètres l'une de l'autre, au milieu de la promenade, et sont renfermées chacune dans un joli bassin de pierre de taille. Ces bassins, qui paraissent être d'origine romaine, ont des dimensions différentes : le plus grand est abrité par un élégant pavillon soutenu par huit colonnes, le plus petit est à découvert.

Les sources qui alimentent ces fontaines ont tout à fait la même composition chimique et les mêmes propriétés médicinales. Elles confondent leurs eaux au moyen de conduits souterrains.

A sa sortie de terre, l'eau minérale est d'une parfaite limpidité ; elle prend, dans ses bassins, une teinte louche et jaunâtre dont les nuances varient quand le temps est orageux et très chargé d'électricité. Sa saveur salée et désagréable laisse un arrière-goût un peu fade, que masque en partie le gaz acide carbonique ; elle exhale une légère odeur d'argile humide.

La température de ces deux sources est de 18 degrés centigrades : ce ne sont donc pas des eaux tout à fait froides. Il s'en élève des vapeurs extrêmement abondantes en hiver.

L'eau de Niederbronn appartient à la classe des eaux muriatiques. Elle renferme, pour un litre, 4$^{gr.}$,78 de substances fixes, dont 3,07 de chlorure de sodium : il y a aussi quelques sels de chaux, potasse et magnésie. Enfin, elle fournit des traces de brôme, d'iode et de fer. Peu de gaz.

Ces sources sont bien moins minéralisées que certaines eaux des bords du Rhin auxquelles on les a comparées. Ainsi, Soden et Hombourg contiennent trois ou quatre fois plus de sels pour la même quantité d'eau : cependant l'eau de Niederbronn est assez franchement purgative. On attribue ces effets à l'action des sels de magnésie qu'elle tient en dissolution ; mais qu'on me permette à cet égard une simple réflexion pratique.

Il existe dans les sources de Niederbronn une dose tellement faible de magnésie, qu'elle atteint à peine 30 centigrammes, tandis que l'eau de Sedlitz artificielle en renferme plus de cent fois autant. Or j'ai donné des soins à un malade qu'un seul verre d'eau de Niederbronn suffisait pour purger, alors qu'une bouteille entière d'eau de Sedlitz, même à 45 grammes, n'amenait aucun résultat. Il y a donc, je ne saurais trop le répéter, dans l'association des principes constitutifs de l'eau minérale, quelque chose de tout à fait particulier, puisque, si nous voulions calculer leur activité d'après nos manipulations artificielles, nous serions souvent amenés à des évaluations erronées.

On se propose surtout à Niederbronn de provoquer des effets laxatifs. C'est même la base de la médication ; mais tous les malades n'y ont pas une égale aptitude. Il faut ordinairement de cinq à six verres de la source pour procurer plusieurs selles liquides. Elle ne détermine d'habitude ni renvois ni coliques, et ne laisse après elle aucune irritation.

On vient principalement à Niederbronn pour les maladies chroniques de l'abdomen, qui reconnaissent, comme caractère essentiel, l'inappétence, la lenteur et la difficulté des digestions, le ballonnement du ventre, avec sentiment de tension et de plénitude, la constipation et certains engorgements hémorrhoïdaux. Ces eaux offrent l'avantage d'entretenir vers l'intestin une dérivation lente, continue et sans secousses. Elles activent les sécrétions de la muqueuse, de manière à désemplir mécaniquement les capillaires engorgés, et à exercer sur les viscères parenchymateux une action résolutive. Les hypochondriaques se trouvent également bien de l'usage des eaux de Niederbronn, car on sait qu'une de leurs plus grandes préoccupations est d'obtenir des garde-robes.

Outre ces qualités laxatives, la source de Niederbronn agit encore comme moyen fondant et résolutif. Enfin le médecin-inspecteur, M. Kuhn, cite, parmi les affections qu'elle modifie d'une manière favorable, les engorgements lymphatiques et scrofuleux, certaines maladies cutanées et la plupart des affections rhumatismales.

On combine presque toujours le bain avec la boisson : des appareils spéciaux élèvent l'eau minérale à une température convenable. On ne prend le plus souvent que des demi-bains, de manière que, l'eau n'arrivant que jusqu'à la ceinture, on agisse plus directement sur l'appareil abdominal.

C'est dans les hôtels particuliers que sont disposés les bains. Les vastes salons du Wauxhall et de la Maison de promenade sont réservés pour les réunions, et sont abondamment pourvus de tout ce qui regarde la vie matérielle.

Les environs de Niederbronn sont pleins d'intérêt : il y a de très jolies promenades, et l'on éprouve tout à la fois un sentiment de plaisir et d'admiration à visiter les forges et les usines qui constituent la principale richesse de ces contrées. A peu de distance se trouve la verrerie de Saint-Louis, qui est, sans contredit, une des plus belles et une des plus importantes de la France.

SERMAIZE
(Marne).

Sermaize est un joli bourg de l'arrondissement de Vitry-le-Français, bâti en amphithéâtre sur une colline d'une riche végétation. Le chemin de fer de Paris à Strasbourg y a établi une station importante qui met la source minérale à quatre heures de la capitale.

Cette source, dite Fontaine des Sarrasins, jaillit à un kilomètre du bourg. Elle fournit en très grande abondance une eau limpide, froide (12 degrés), sensiblement ferrugineuse. Analysée par M. O. Henry, elle a fourni des bicarbonates terreux et acalins, des sulfates magnésien et sodique, un peu d'iodure et du fer à l'état de bicarbonate. La dose du fer est de $0^{gr},01$ par litre, proportion faible si on la compare à celle des eaux de Spa et de Forges. Aussi la source de Sermaize se rapproche-t-elle davantage des eaux de Contrexeville et de Pougues, dont elle rappelle la composition chimique ainsi que les vertus médicinales.

C'est une eau purgative et diurétique. L'action purgative, que quelques verres suffisent pour provoquer, diminue, puis disparaît au bout de quelques jours. Quant à l'effet diurétique, il persiste, et au plus haut degré, pendant toute la durée du traitement.

Les eaux de Sermaize sont particulièrement utiles contre les gastralgies, certains engorgements passifs des viscères abdominaux, spécialement du foie, la gravelle, les affections anémiques et les scrofules.

Ces eaux, que les Romains connaissaient beaucoup mieux que nous, à en juger par les traces de leur passage trouvées près des sources, me paraissent appelées à un sérieux avenir.

SAINT-AMAND
(Nord).

Saint-Amand est un petit village situé à douze kilomètres de Valenciennes, et très célèbre par ses eaux thermales ou plutôt par ses boues. L'inspecteur actuel, M. Charpentier, en a publié une très bonne monographie à laquelle nous allons faire quelques emprunts. Disons d'abord comment ces boues sont formées.

Le sol est recouvert d'une sorte de terreau élastique qu'on sent fléchir sous les pieds, et qui se compose de trois couches de nature différente : la première, la plus superficielle, est une tourbe argileuse; la seconde, un lit de marne, et la troisième, un silex fin, uni à du carbonate de chaux. C'est à travers cette dernière couche que suintent une infinité de petites sources d'eau sulfureuse qui délaient les deux couches supérieures et les font passer à l'état de boue.

On a fait, pour l'aménagement de ces boues, des dispositions qui consistent en un vaste bassin, recouvert d'une élégante rotonde, et divisé en quatre-vingts loges, larges d'un mètre chacune et profondes d'environ un à deux mètres. Ces petits compartiments sont rangés tout près les uns des autres, et remplis d'une boue semi-liquide dans laquelle le malade doit prendre son bain. Mais, comme le poids du corps ne suffirait pas pour l'y faire pénétrer, on y aide en appuyant sur ses épaules, et, une fois au fond, on le fixe avec une espèce de carcan de bois pour éviter que la vase le rejette. Il est des malades qui ne prennent ainsi que des bains partiels; d'autres, et c'est le plus grand nombre, sont plongés jusqu'au menton.

Comme l'eau minérale afflue sans cesse dans ces puisards, le trop-plein s'échappe au dehors ; il n'en est pas de même des boues, celles-ci n'étant renouvelées qu'au commencement de la saison. Aussi chaque malade a-t-il son carré spécial, qu'il loue pour lui seul, et dans lequel il a seul le droit de se baigner. Pour éviter toute erreur, chaque carré a un numéro, de sorte qu'on peut connaître le nom de ses prédécesseurs.

Le bain est presque toujours précédé d'une douche d'eau sulfureuse. Cette douche a surtout pour effet de faire affluer le sang vers la peau, d'y activer la circulation, et, par suite, de rendre plus rapide l'absorption des principes minéralisateurs.

La durée du bain est de plusieurs heures, pendant lesquelles les malades cherchent à distraire leurs ennuis. On joue beaucoup au loto, exercice qui offre le double avantage de ne pas trop fatiguer l'esprit et de se prêter aux attitudes gênantes du bain. On reçoit aussi la visite des étrangers et des autres malades qui ne font usage que de l'eau minérale. Pour désigner ceux qui se servent des boues, on les appelle les *Boueux :* c'est l'expression consacrée et ils ne s'en formalisent aucunement.

Les Boueux, au sortir des carrés, vont, dans une pièce voisine, prendre le bain de propreté, dont ils ont tant besoin ; la vase se détache à merveille, et une seule immersion l'enlève, sans qu'il en reste de traces. Bien entendu que les dispositions ont été prises pour que tout se passe avec une extrême décence, et que de longs peignoirs, ainsi que des rideaux heureusement ménagés, isolent le malade au milieu de ses diverses évolutions.

Ces boues exhalent une odeur sulfureuse et marécageuse à laquelle cependant on s'accoutume facilement. Analysées par M. Caventou, elles ont produit, sur 100 parties :

Eau 56,44
Matières fixes . . 43,56

Les matières fixes, séchées et incinérées, présentent 90 pour 100 de silice, et 10 des matières suivantes : carbonate de chaux, peroxyde de fer, alumine, carbonate de magnésie, oxyde de manganèse. Les gaz sont l'acide carbonique et l'hydrogène sulfuré.

La température native des boues n'est que de 17 à 18 degrés centigrades. Aussi les malades, en s'y plongeant, éprouvent-ils un sentiment de fraîcheur qui, chez quelques uns, se traduit par un véritable frisson. Mais bientôt il s'opère une réaction d'autant plus vive que la première impression a été plus saisissante : le sang et la chaleur reviennent à la peau, et, au bout de quelque temps, apparaissent tous les signes d'une stimulation générale.

Cependant comme cette température serait trop basse pour beaucoup de malades, M. Charpentier l'élève, dans quelques cas, artificiellement, en faisant verser dans les loges, une heure avant le bain, du sable fortement chauffé à l'étuve. On obtient ainsi des bains de 28 à 30 degrés centigrades qui, malgré cette addition de calorique, n'ont rien perdu de leurs principes minéralisateurs.

Les boues provoquent souvent vers la peau, surtout au début de la cure, une légère éruption, rappelant assez celles qu'on observe à Loëche ou à Schinznach. Souvent alors il survient un mouvement fébrile qui se dissipe en même temps que l'éruption. Du reste, celle-ci ne paraît exercer qu'une influence secondaire sur le traitement.

Les bains de boues produisent d'excellents effets dans l'atrophie des membres, les rétractions musculaires, les foulures, la roideur des articulations et surtout dans les affections rhumatismales contractées au bivouac. Elles ont plus d'une fois réussi merveilleusement en rappelant à l'extérieur certains virus cachés, certaines humeurs répercutées que les eaux les plus puissantes n'avaient pu en quelque sorte déraciner de la constitution. Enfin tous les anciens auteurs qui ont écrit sur les boues de Saint-Amand, vantent leur efficacité contre ces engorgements passifs du foie, ces *obstructions*, qui résistent si souvent aux médications les mieux dirigées.

Indépendamment des boues, il existe à Saint-Amand quatre sources d'eau minérale qui sont : la Fontaine Bouillon, le Pavillon Ruiné, la Petite Fontaine et la Fontaine de l'Évêque d'Arras. Les deux premières n'ont qu'une importance secondaire comme moyen de traitement, par suite de leur mélange avec des eaux étrangères pendant leur trajet souterrain ; mais il n'en est pas de même des deux autres, qui sont beaucoup plus pures et qui possèdent une grande vertu thérapeutique.

Ces eaux, dont on fait usage en douches et en bains, sont franchement sulfureuses, et leurs propriétés rappellent tout à fait celles des sources d'Aix-la-Chapelle. Pourquoi donc envoyons-nous si souvent nos malades au delà de la frontière, quand nous avons dans un de nos départements, et au milieu d'un des plus ravissants sites de la Flandre, des richesses minérales égales, sinon supérieures ?

Le nouvel établissement thermal de Saint-Amand est aujourd'hui, tant par la beauté des bâtiments que par la disposition du service, un des plus remarquables établissements de ce genre que nous possédions en France.

FORGES
(Seine-Inférieure).

Forges est un bourg du département de la Seine-Inférieure, à onze lieues de Rouen, traversé par la grande route qui va directement de Paris à Dieppe, et comme enclavé dans la forêt de Bray. Ce bourg tire son nom d'anciennes forges, pour l'extraction du fer, qui ont existé sur l'emplacement où il est construit et dans le voisinage.

Les sources minérales coulent dans un enfoncement quadrilatère, pratiqué en maçonnerie, et de deux mètres à peu près de profondeur, où l'on a creusé pour chacune un petit bassin séparé. Elles sont au nombre de trois, et jaillissent tout à côté les unes des autres. Ce sont, la Cardinale, la Royale et la Reinette, dénominations qui se rattachent au séjour que firent à Forges le cardinal de Richelieu, Louis XIII et Anne d'Autriche. Jamais sources ne reçurent un plus glorieux baptême, si tant est, comme on l'affirme, qu'elles aient contribué à la naissance de Louis XIV. On objectera peut-être qu'elles ont mis près de cinq ans à opérer, puisque le voyage à Forges eut lieu en 1633, et la naissance de Louis XIV en 1638... seulement. Mais ne sait-on pas que les eaux ont une action consécutive! Tout ce qu'on pourrait dire ici, sans trop d'injustice, c'est que cette action est quelquefois singulièrement lente à se produire.

Les sources de Forges n'ont pas toutes les trois le même degré de minéralisation. C'est la Cardinale qui est la plus forte; vient ensuite la Royale; enfin la Reinette est la plus faible.

D'après les dernières analyses de M. O. Henry, c'est aux combinaisons du fer avec l'acide crénique et l'acide apocrénique que les eaux de Forges doivent leurs principes ferrugineux. Voici dans quelle proportion ces sels s'y trouvent :

Cardinale . . . . $0^{gr},098$.
Royale . . . . $0^{gr},067$.
Reinette . . . . $0^{gr},022$.

Ces sources contiennent aussi de l'acide carbonique, mais infiniment moins que celles de Spa, Pyrmont et Schwalbach : leur température est de 6 à 7 degrés. Elles fournissent 36,720 litres d'eau par vingt-quatre heures.

L'eau de Forges a une limpidité et une transparence parfaites à son point d'émergence. Lorsqu'on découvre le bassin qui reçoit séparément chacune des trois sources, on aperçoit, à sa surface, des flocons rougeâtres, lanugineux, extrêmement légers, qui offrent une sorte de reflet métallique; quelques uns même sont tout à fait blancs et comme soyeux. Ce sont des conferves très bien organisées, qu'entoure une masse amorphe. Dans le reste de son parcours, l'eau forme un nouveau dépôt très abondant, qui tapisse les canaux souterrains, ainsi que la rigole par où le trop-plein des sources va se jeter dans la rivière d'Andelle. Ce dépôt, amené à l'état sec, a offert à l'analyse, pour 100 parties :

Matière organique (acide crénique et apocrénique) 14,7
Sesquioxyde de fer, avec traces de manganèse. 81,1
Mica, carbonate de chaux et conferves. . 4,2
100,0

C'est ce composé qui fait la base des eaux minérales de Forges et qu'on a voulu utiliser récemment sous forme de pastilles. J'ai conseillé celles-ci plusieurs fois avec succès, mais elles ne m'ont point paru offrir d'avantages marqués sur la plupart des autres préparations ferrugineuses.

On fait principalement usage des eaux de Forges à l'intérieur. Leur saveur, bien que franchement atramentaire, surtout la Cardinale, est loin d'avoir ce goût d'encre si prononcé et quelquefois si désagréable qu'on rencontre dans la plupart des sources dont le fer constitue la base; et cependant ce sont des eaux très fortes et très actives.

On commence d'habitude par boire de la Reinette, puis on passe à la Royale, puis enfin on arrive à la Cardinale. Très peu de malades peuvent supporter cette dernière source, pure, car elle est irritante et amène facilement des crampes d'estomac. En combinant l'eau de la Reinette et celle de la Cardinale, c'est-à-dire la source la plus faible et la source la plus forte, on obtient en général de ce mélange de très bons résultats.

C'est le matin, à jeun, immédiatement après le lever, que les malades doivent descendre aux fontaines pour prendre les eaux. Celles-ci sont d'une digestion lente, quelquefois même difficile, probablement à cause du peu de gaz qu'elles renferment : aussi doit-on mettre une demi-heure d'intervalle entre chaque verre, ne pas en boire plus de quatre ou cinq, et faire de l'exercice dans l'intervalle. On prend l'eau minérale à la température même des sources que nous avons dit être tout à fait froides. Quelques malades y ajoutent un peu de sirop de gomme, de guimauve ou du lait, pour en masquer la saveur et la rendre plus adoucissante.

On ne va plus boire aux fontaines dans le restant de la journée. Seulement il est d'usage, aux repas, de remplacer l'eau ordinaire par l'eau de la Reinette, que l'on coupe avec du vin.

Les eaux de Forges exercent sur l'économie animale une action essentiellement tonique et fortifiante. Elles conviennent dans toutes les affections caractérisées par la faiblesse des tissus, la langueur des fonctions et le peu d'activité des mouvements organiques : les tempéraments lymphatiques sont ceux qui s'en trouvent le mieux. Elles redonnent du ton et de la vie au principaux viscères. La chlorose, l'anémie causée par des hémorrhagies passives, certaines dyspepsies, les diarrhées séreuses par inertie de l'intestin, sont heureusement modifiées par l'emploi de ces eaux. Quelquefois aussi elles justifient leur ancienne renommée, en triomphant de la stérilité, surtout alors que celle-ci dépend de l'atonie de l'appareil utérin, du relâchement et de l'engorgement des muqueuses, ou de ces flux leucorrhéiques qui en sont si souvent la conséquence.

Le médecin inspecteur, M. Cisseville, qui a publié un bon travail sur les eaux de Forges, attribue une grande partie de leur efficacité à cette circonstance, que c'est l'acide crénique, et non l'acide carbonique, qui est combiné avec le fer. Il est possible que les crénates soient supérieurs aux carbonates ; mais pourtant je crois que M. Cisseville s'en exagère un peu l'importance.

Près des sources s'élève l'établissement thermal. C'est un élégant édifice, d'un style et d'une distribution sévères, où se trouvent plusieurs cabinets pour bains et douches, et qui offrirait aux malades des salons de réunion fort convenables, si l'habitude, à Forges, était de prendre quelques distractions : mais il n'en est rien. Aussi les personnes qui aiment le calme et le silence rencontreraient-elles difficilement ailleurs ces conditions réunies à un aussi haut degré.

TRANSPORT (*la Royale et la Reinette*). — Bouteilles de trois quarts de litre, capsulées.

Ce eaux ne se conservent pas longtemps. Elles prennent bientôt une odeur et un goût de soufre, et le fer se précipite. Mêmes usages qu'à la source.

PASSY
(Seine).

Il existe à Passy cinq sources ferrugineuses froides, voisines les unes des autres, et offrant entre elles la plus grande analogie de composition et de propriétés : on les distingue en *sources anciennes* et en *sources nouvelles*. Les sources anciennes, au nombre de deux, n'étant pas utilisées, nous ne nous occuperons que des nouvelles.

Les sources nouvelles jaillissent, à cent mètres des anciennes, dans une espèce de souterrain où elles ont été aménagées chacune dans un petit puits, de niveau avec le sol : on les désigne par des numéros d'ordre. Leur saveur est amère, styptique, avec un arrière-goût de plâtre tout à fait désagréable. Parfaitement limpides à leur point d'émergence, ces eaux se recouvrent promptement d'une pellicule irisée ; elles laissent aussi dans les canaux qu'elles traversent un dépôt abondant.

Les sources de Passy sont, comme celles de Cransac, des sources ferrugineuses sulfatées, sans toutefois contenir de manganèse. Le fer qu'elles renferment et qui se trouve associé à des quantités considérables de sulfate de chaux, provient probablement de la décomposition de pyrites schisteuses.

Ces eaux sont très fortement minéralisées. Ainsi le numéro trois, qui est celui dont on fait le plus d'usage, contient par litre $0^{gr},412$ de fer : doses énormes comparativement à celles des sources crénatées et carbonatées. Et pas un atome de gaz pour en faciliter la digestion ! Aussi est-il rare qu'on boive l'eau minérale pure. Ce n'est que quand elle a séjourné, pendant quinze jours ou trois semaines, dans de grands vases de terre, où elle forme un abondant résidu, qu'elle est livrée à la consommation. Il est vrai qu'alors cette eau ne dépose plus et que sa saveur a cessé d'être désagréable; mais, ce qu'on oublie quelquefois d'ajouter, c'est que, privée ainsi de la plupart de ses principes minéralisateurs, elle n'est plus qu'une eau assez semblable à de l'eau ordinaire. M. O. Henry, qui a analysé les sources de Passy avec son talent habituel, déclare que l'eau *dépurée* ne donne presque aucun indice de fer.

Il ne faut donc pas tant reprocher aux médecins de Paris leur indifférence au sujet de ces sources. Ce n'est point parce qu'elles sont trop voisines de la capitale qu'on néglige leur emploi. Ce n'est point non plus leur prétendu bon marché (1) qui fait qu'on les dédaigne. Non : le véritable motif, c'est que, tout en étant utiles dans quelques uns des cas où les eaux ferrugineuses sont indiquées, les sources de Passy sont bien loin de valoir celles que nous avons à juste titre l'habitude de leur préférer.

TRANSPORT. — Bouteilles d'un litre, capsulées.

Ces eaux se conservent d'autant mieux qu'on les a *dépurées*. Or, nous venons de voir qu'on leur enlève ainsi tout à la fois leurs principes ferrugineux et leur action thérapeutique. On les boit aux repas : doses indifférentes; effets presque nuls.

AUTEUIL
(Seine).

Sur le plateau qui domine le village d'Auteuil, près Paris, se trouve une source ferrugineuse froide,

---

(1) Chaque buveur paie, à la source même, *cinquante centimes par séance*. Comme il est rare qu'en une séance on boive plus de

très modestement captée dans un puits, d'où l'on fait monter l'eau, à l'aide d'une pompe, pour l'usage des malades. Cette eau est limpide, sans odeur aucune. Sa saveur, sucrée d'abord, laisse un arrière-goût atramentaire. Exposée à l'air dans un vase clos, elle conserve très longtemps sa transparence, puis finit par précipiter un dépôt grisâtre, légèrement ocracé.

D'après l'analyse qui en a été faite par M. Henry, la source d'Auteuil contient, par litre, un peu plus de 3 grammes de principes fixes, dont $0^{gr},715$ d'un sulfate double de fer et d'alumine. Elle renferme également une notable quantité de manganèse. Cette source rappelle donc par sa composition les sources de Passy et celles de Cransac.

L'eau ferrugineuse d'Auteuil, bien qu'elle ne date que d'hier, est déjà d'un usage assez répandu. L'estomac la supporte très bien. Prise à la dose d'un à deux verres le matin, et pendant les repas, elle convient dans les gastralgies, les affections chlorotiques, l'anémie; en un mot, dans les différentes circonstances où il s'agit de redonner du ton aux organes et de fortifier la constitution.

Transport. — Bouteilles d'un litre.

Se conservent bien. Même mode d'emploi et même action qu'à la source.

ENGHIEN
(Seine-et-Oise).

Il est de ces endroits privilégiés dont le nom seul

deux ou trois verres, je n'ai vu nulle eau minérale se vendre aussi cher que celle de Passy.

éveille dans l'esprit les idées les plus riantes et les perspectives les plus gaies. Madame de Sévigné, admirant, pendant son séjour à Vichy, les paysages environnants, écrivait à sa fille : « Le pays seul me guérirait. » Qu'aurait-elle dit, si elle eût daté ses lettres d'Enghien ! « Là se présente aux regards le plus magni-
» fique, le plus gracieux, le plus attrayant des spec-
» tacles. Tout y charme, tout y retient, tout y séduit.
» Un site délicieux, un lac d'une étendue proportionnée
» au paysage, des maisons élégantes et variées dans
» leur construction, des jardins admirablement des-
» sinés ; partout des fleurs, des arbres, des prome-
» nades, de l'ombre, de beaux effets de lumière, quel-
» que chose qui rappelle le pays le plus heureux, le
» climat le plus fortuné. »

Cette description, empruntée à un de nos plus spirituels confrères (1), n'est point le rêve d'une imagination poétique : c'est un tableau fidèle de ce qui existe réellement. En effet, tel est Enghien, si même ce n'est davantage.

Les sources minérales furent découvertes en 1766 par le père Cotte, curé de Montmorency ; mais ce n'est que successivement, et après de nombreuses vicissitudes, qu'elles ont acquis de l'importance. Ces sources, au nombre de cinq, sont : les sources Cotte, Deyeux, de la Rotonde, Bouland et la source de la Pêcherie. Elles sont aménagées dans autant de bassins séparés, de manière à prévenir leur altération par les infiltrations et les eaux pluviales.

---

(1) Reveillé-Parise, *Une saison aux eaux minérales d'Enghien.*

Le trop-plein de toutes ces sources se déverse dans un réservoir d'où l'eau minérale est conduite, par des canaux de zinc, dans les diverses parties de l'établissement thermal. Il faut en élever artificiellement la température; car, n'ayant que 14 degrés centigrades, ce sont des eaux froides.

Existe-t-il une source mère des eaux d'Enghien? On le présume, et cependant plusieurs jaugeages ont été déjà tentés sans succès. Toujours est-il que, d'après l'identité de leur composition, elles paraissent provenir du même foyer, qui n'est peut-être que le lac lui-même.

Ces sources, claires et limpides à leur point d'émergence, exhalent une forte odeur d'hydrogène sulfuré : exposées à l'air libre, elles se troublent, et l'odeur disparaît. Leur saveur est fade, un peu douceâtre, et elle est suivie d'une légère amertume qui a quelque chose d'astringent et de marécageux.

Il résulte des analyses de M. O. Henry que les eaux d'Enghien ont pour base des sels calcaires, et que le soufre s'y trouve à l'état de sulfhydrate de chaux, mêlé de gaz acide sulfhydrique libre.

La proportion de soufre qu'elles renferment a offert d'assez nombreuses variations; elle est d'environ $0^{gr},07$ pour 1,000 grammes d'eau minérale. Comme ces eaux s'échappent d'un banc de gypse, le soufre paraît provenir de la décomposition réciproque des sulfates calcaires et des matières organiques : aussi l'eau d'Enghien est-elle citée par M. Fontan comme le type des eaux sulfureuses accidentelles.

L'eau d'Enghien est une eau assez remarquable qui

mérite d'être prise en sérieuse considération. Mais que veut-on prouver, en rappelant sans cesse, comme on le fait, qu'elle contient plus de soufre que Luchon et que Baréges, qui sont les sources les plus puissantes des Pyrénées? Nous avons vu, en parlant de Passy, qu'il ne faut pas toujours juger des vertus d'une eau minérale par la quantité même de ses principes minéralisateurs : or les mêmes réflexions s'appliquent en partie aux sources d'Enghien. Le parallèle qu'on a voulu établir entre ces sources et celles des Pyrénées tournerait tout à l'avantage de ces dernières. En effet, les eaux d'Enghien renferment des sels de chaux et point de barégine, ce qui les rend un peu rudes à la peau; elles ne sont point gazeuses : pour les employer en bains et en douches, il faut en élever artificiellement la température, et l'on altère toujours ainsi plus ou moins leurs éléments. Au contraire, les sources des Pyrénées contiennent des sels de soude et beaucoup de barégine, substances auxquelles elles doivent des propriétés onctueuses ; le gaz azote s'y trouve en grande abondance : quant à leur température, elle serait plutôt trop élevée que pas assez. Enfin, vous n'obtiendrez pas avec les premières les effets thérapeutiques si admirables que vous offrent les secondes.

Mais si nous envisageons les eaux d'Enghien en elles-mêmes, et indépendamment de toute comparaison avec d'autres sources, nous verrons qu'elles jouissent de propriétés réelles.

Bues le matin, à la dose de deux ou trois verres, elles augmentent sensiblement l'appétit. Chez quelques malades cependant, elles déterminent de la pesanteur à l'estomac : il faut alors soit en diminuer la quantité, soit les couper avec du lait ou quelque autre liquide adoucissant.

Presque toujours on associe les bains à la boisson. Ces bains, pris à une température simplement tiède, activent la circulation générale : le pouls s'accélère, le visage se colore, ou même le cerveau tend à se congestionner, ce qui oblige quelquefois de tempérer la trop grande activité de l'eau minérale par l'addition d'eau commune. Les bains augmentent notablement l'énergie de l'enveloppe tégumenteuse ; ils *décapent* la peau, pour ainsi dire, mais en même temps ils la fortifient et la rendent moins impressionnable aux influences atmosphériques. Comme l'eau d'Enghien ne contient pas de barégine, on remplace, bien incomplètement sans doute, cette substance, par une dissolution de gélatine que l'on ajoute au bain.

Les douches forment également une partie importante du traitement; la hauteur de leur chute est considérable, et leur action sur la peau des plus énergiques.

En résumé, les eaux d'Enghien sont des eaux excitantes. Dans les premiers jours de leur emploi, elles déterminent des phénomènes saburraux plutôt qu'une véritable fièvre thermale ; souvent, à cette période, un léger laxatif est utile, d'autant plus que ces eaux constipent. Elles conviennent surtout aux tempéraments lymphatiques ou scrofuleux, notamment chez les sujets pâles, bouffis, étiolés, dont le sang est appauvri et les fonctions languissantes.

Les maladies contre lesquelles on prescrit ces eaux avec avantage sont assez nombreuses. Nous citerons en première ligne celles qui affectent les organes de la respiration, spécialement les affections catarrhales du larynx et des bronches, et certains emphysèmes. Vous verrez quelquefois, sous leur influence, la toux et l'expectoration se modifier heureusement, puis finir par disparaître.

Les sources d'Enghien justifient aussi en partie la réputation dont jouissent les eaux sulfureuses dans le traitement des maladies chroniques de la peau : elles agissent en imprimant aux éruptions un caractère d'acuité qui est presque toujours la transition nécessaire pour la guérison.

Les rhumatismes, certains engorgements articulaires, les leucorrhées, différentes espèces de paralysies, constituent autant d'affections pour lesquelles les eaux d'Enghien peuvent être utiles.

Ces eaux sont contre-indiquées chez les personnes dont le système nerveux est irritable et la constitution pléthorique. Elles ne conviennent pas non plus aux goutteux. M. de Puisaye m'a cité à cet égard l'observation d'un malade qui, ayant voulu prendre les eaux, malgré ses avertissements, fut saisi, immédiatement après le premier bain, d'une attaque de goutte des plus violentes.

L'eau minérale, sous quelque forme qu'on l'emploie, est administrée dans l'établissement thermal qui contient dix cabinets de douches et vingt cabinets de bains : on peut y donner environ deux cents bains par jour. Des améliorations ont été exécutées déjà, et l'on en projette de nouvelles, surtout pour ce qui se rattache au mode de chauffage des eaux, les procédés actuels ne prévenant pas suffisamment l'évaporation des principes sulfureux. Mais ne pourrait-on pas aussi adoucir le tarif des bains et des douches ?

Si les sources d'Enghien ne nous offrent ni inscriptions votives, ni mosaïques, ni bronzes, ni vestiges d'antiquité, la vallée où elles jaillissent est remplie de souvenirs du plus haut intérêt. Tout près est l'Ermitage où Jean-Jacques écrivit quelques unes de ses pages tout à la fois si éloquentes et si dangereuses. On vous montre, à Saint-Gratien, les restes du château qu'habitait Catinat. Qui n'a présent encore à la mémoire le lugubre drame de Saint-Leu, et la fin si lamentable du dernier des Condés ? Ainsi les lettres, les armes et la naissance ont eu ici d'illustres représentants. La médecine non plus n'a point été oubliée. C'est à Sannois, à quelques minutes d'Enghien, que se trouve la maison de campagne d'un savant, mon ancien maître, dont je ne prononce jamais le nom qu'avec affection, respect et reconnaissance, de M. Magendie.

Transport. — Bouteilles de trois quarts de litre, de demi-litre et de quart de litre, capsulées.

Pendant les premiers jours de sa mise en bouteille, l'eau devient légèrement laiteuse, puis elle dépose un précipité blanchâtre qui paraît être en grande partie formé de soufre, et elle reprend sa transparence. Employée dans les mêmes cas et aux mêmes doses que les Eaux-Bonnes et la Raillère ; mais son action sur la poitrine est infiniment moindre.

PIERREFONDS
(Oise).

Pierrefonds est situé au milieu de la forêt de Compiègne. Ce que je viens de dire des eaux d'Enghien est applicable en partie à celles de Pierrefonds. Ce sont également des eaux sulfureuses froides, contenant de l'acide sulfhydrique libre ou combiné avec la chaux, mais en proportion moindre que dans les sources d'Enghien. Quant à leurs vertus thérapeutiques, elles sont les mêmes : seulement les eaux de Pierrefonds conviennent dans beaucoup de cas où celles d'Enghien seraient trop excitantes.

Ces eaux sont employées en boisson, en bains et en douches.

Enfin pour que l'analogie soit complète, Pierrefonds ne le cède en rien à Enghien pour la beauté des sites et la salubrité de l'atmosphère. Là aussi vous avez une vaste forêt, des ruines riches en souvenirs, un lac magnifique, de ravissantes promenades, en un mot tout ce qui peut charmer et distraire. Que Pierrefonds développe son établissement minéral, et bientôt les malades iront demander à ses eaux les récréations champêtres et la santé !

TRANSPORT. — Bouteilles de trois quarts de litre, capsulées.

Mêmes propriétés et même mode d'emploi que les eaux d'Enghien : action plus douce. Il m'a semblé qu'elles supportaient mieux le transport.

BAGNOLES
(Orne).

Bagnoles est un établissement thermal situé sur les confins du Maine et de la Normandie, dans une vallée des plus pittoresques, et tout près de la magnifique forêt d'Andaine. Il y a aussi un petit hôpital militaire. Les sources minérales, au nombre de trois, fournissent en abondance une eau incolore, onctueuse, presque sans saveur, d'où s'exhale une faible odeur de gaz sulfhydrique : cependant l'analyse n'a pu y faire découvrir l'existence du soufre. Comme ces sources sont en grande partie minéralisées par des sels calcaires, surtout des sulfates, et qu'elles jaillissent à travers des dépôts limoneux, il est probable que l'odeur d'hydrogène sulfuré provient de la décomposition d'une portion de ces sulfates. Ce seraient donc des eaux sulfureuses accidentelles.

On fait surtout usage des eaux de Bagnoles en bains, douches et étuves, mais il faut en élever artificiellement la température, car la source la plus chaude n'a que 27 degrés centigrades.

Quant à leurs vertus thérapeutiques, ce sont, à un faible degré, celles de la plupart des sources sulfureuses. Ainsi elles conviennent principalement dans les affections scrofuleuses, les blessures, les ulcères et les maladies de la peau. On les a vantées également dans le traitement des gastralgies et de certains engorgements du foie.

Il n'y a pas de village aux sources mêmes : le plus voisin est celui de Couterne, distant de trois kilomètres. Les malades logent dans la maison des bains, où tout a été convenablement disposé pour les recevoir et pour administrer les eaux.

— Nous en resterons là de cette revue, car nous n'avons point, dans l'Ouest, d'eaux minérales assez importantes pour qu'elles me paraissent réclamer une mention spéciale. Mais aussi quelle richesse, quelle abondance et quelle variété dans les autres parties de la France dont nous venons de décrire les admirables ressources hydrologiques!

§ V.

EAUX MINÉRALES DE LA CORSE.

Le temps n'est plus où un voyage en Corse exigeait une navigation de plusieurs jours qui avait ses fatigues et même ses dangers. Grâce à la vapeur, il ne faut que vingt-quatre heures aujourd'hui pour se rendre de Marseille à Calvi, à Bastia ou à Ajaccio ; et cependant combien peu de personnes entreprennent une semblable excursion !

« Mon patriotisme souffre, dit le docteur Donné(1), lorsque je vois la France, par mode ou par ignorance, aller chercher hors d'elle-même ce qu'elle possède, et demander à des pays étrangers des avantages que ses diverses contrées lui offrent à un degré égal ou supé-

(1) Feuilleton des *Débats* du 15 février 1852.

rieur. Je ne parle ici que des avantages de climat et de saison, des ressources naturelles hygiéniques et médicales que l'on peut trouver sur le sol de la France, et que, par routine, on va chercher autre part. Quel plus beau climat que celui de la Corse et d'Ajaccio en particulier ! Il faut aller jusqu'aux îles de la Grèce pour trouver une température aussi douce, un hiver aussi clément, un été aussi tempéré : c'est déjà le ciel de l'Afrique, avec un soleil moins ardent, mais non moins pur. Quel plus beau lieu ! quelle plus délicieuse plage ! quel air plus tiède pour faire concurrence à Nice ! Et cette terre nous appartient, et nous y sommes chez nous, et, en faisant la fortune de ce pays, nous enrichissons nos concitoyens. »

Ce que dit M. Donné du climat de la Corse, je pourrais le dire également de ses eaux minérales. Peu de contrées, en effet, sont aussi heureusement dotées en sources de toute nature. Les plus connues et les seules que nous allons décrire sont les suivantes :

EAUX SULFUREUSES THERMALES : Pietrapola, Guagno, Guitera et Caldaniccia.

EAU SULFUREUSE FROIDE : Puzzichello.

EAU GAZEUSE ET FERRUGINEUSE : Orezza.

Si je n'ai point parlé des eaux de la Corse dans la première édition de mon ouvrage, c'est que je n'avais point encore pu recueillir de matériaux suffisants ; mais aujourd'hui, grâce à la collaboration de M. Carlotti, médecin des plus distingués, qui en a fait une étude tout à fait spéciale, je suis en mesure de donner quelques indications pratiques sur les sources de la Corse qui se recommandent le plus par leurs vertus médicinales. Je vais donc essayer de combler la lacune qui existait dans mon premier travail.

PIETRAPOLA.

La vallée de Pietrapola, placée au centre du canton de Prunelli, à cent quatorze mètres d'élévation au-dessus du niveau de la mer, à vingt lieues de Bastia et douze de Corte, est comme encaissée au milieu de montagnes de l'aspect le plus pittoresque. Les sources thermales sont au nombre de dix, toutes sulfureuses, d'une température qui varie de 32 à 58 degrés centigrades. Leur saveur est celle d'un bouillon assez fortement salé. Elles sont claires, limpides, onctueuses au toucher et dégagent une forte odeur de gaz sulfhydrique.

Analysées par M. Henry, ces eaux ont offert, sur un litre, environ $0^{gr},025$ de sulfure de sodium et quelques sels alcalins ; mais comme on opérait sur l'eau minérale transportée, il est probable qu'elle avait déjà perdu de sa force, et que, puisée directement au griffon, elle offrirait une proportion de soufre plus considérable. Une nouvelle analyse, faite sur les lieux mêmes, est donc à désirer.

L'établissement thermal, qui, jusqu'en 1840, ne consistait qu'en deux piscines qu'on abritait par des branches de chêne, à l'époque de la saison, se compose maintenant de trois vastes piscines dont deux peuvent contenir quarante personnes chacune et l'autre quinze, de douze cabinets de bains, d'un bassin de réfrigération et de trois bâtiments offrant cent cinquante chambres. Tout est donc très convenablement disposé pour les malades.

On administre les eaux de Pietrapola en boisson et en bains. Ces deux modes sont presque toujours employés simultanément.

L'eau de la source dite de la *Doccia* est celle que beaucoup de malades préfèrent : d'abord, parce qu'elle a un goût beaucoup moins nauséabond que les autres; ensuite, parce qu'elle pèse beaucoup moins à l'estomac, et que même elle paraît avoir une action fortifiante sur cet organe. La dose habituelle est de trois à huit verres par jour. Ainsi administrée, cette eau augmente la sécrétion urinaire et appelle la transpiration vers la peau.

C'est dans les piscines qu'on se baigne le plus ordinairement. Il est d'usage de ne commencer les bains que cinq ou six jours après que l'on prend l'eau sulfureuse en boisson. La température de ces bains est rarement au-dessous de 43 degrés centigrades; leur durée d'une demi-heure à une heure. Beaucoup de malades arrivent à prendre deux bains par jour.

L'action des eaux de Pietrapola est si complexe et si multiple; elle varie si fortement, selon qu'on les emploie à telle ou telle dose, à telle ou telle température, qu'il est impossible de définir rigoureusement leurs effets thérapeutiques. Voici comment M. Carlotti, le médecin inspecteur, s'exprime à ce sujet :

« Ce sont des eaux hyposthénisantes, spécifiques pour plusieurs affections, ayant une action élective sur le système nerveux de la vie de relation et plus particulièrement sur celui de la vie organique, et pouvant rendre d'importants services comme moyen perturbateur. »

J'énumérerai rapidement les principales affections pour lesquelles les eaux de Pietrapola sont employées avec le plus de succès.

En première ligne se placent les affections nerveuses, spécialement les névralgies non périodiques et certaines formes de l'hystérie : il faut apporter ici la plus grande surveillance à la température du bain, qui doit toujours être un peu basse. Les rhumatismes subaigus, surtout avec prédominance de l'éréthisme nerveux, se trouvent également bien de l'action de ces eaux, pourvu qu'on sache éviter la fièvre thermale, de peur de raviver les symptômes.

Les maladies scrofuleuses sont, après les affections du système nerveux, celles contre lesquelles les eaux de Pietrapola jouissent de la plus grande efficacité. Comme il s'agit, dans ce cas, de modifier profondément les humeurs, la boisson joue un rôle plus important encore que le bain. C'est à la source dite *Solata* qu'on donne la préférence, à cause de la grande quantité de chlorure de sodium qu'elle contient. On comprend que la médication sulfureuse aura d'autant plus d'action que la diathèse scrofuleuse sera moins généralisée ; aussi est-ce au moment de la puberté que les eaux offrent le plus de chances de réussite.

L'époque la plus favorable pour prendre les eaux de Pietrapola est du 15 mai au 15 juillet, et de la fin d'août aux premiers jours de novembre. Dans le cœur de l'été, les chaleurs seraient trop vives, et les malades pourraient en être incommodés.

GUAGNO.

Près de la montagne de Toridore, située au versant sud-ouest du Rotondo, le mont le plus élevé de la Corse, sourdent trois sources d'eau sulfureuse auxquelles le village le plus rapproché, celui de Guagno, a donné son nom. La température de ces eaux réunies est, à leur point de jonction, d'environ 50 degrés centigrades.

D'après les analyses qui en ont été faites par M. Thiriaux, les eaux de Guagno contiennent une notable proportion de soufre à l'état de gaz sulfhydrique et quelques sels sodiques.

Il y a un hôpital militaire et un établissement civil qui a été, dans ces derniers temps, l'objet de grandes améliorations.

Les eaux de Guagno, prises à l'intérieur, irritent assez facilement les voies digestives. En bain, elles conviennent dans les maladies cutanées, les rhumatismes, les engorgements articulaires et les accidents consécutifs aux plaies d'armes à feu.

GUITERA.

Les eaux de Guitera jaillissent, comme les précédentes, dans l'arrondissement d'Ajaccio, au milieu d'une vallée remarquable par sa riche végétation et la douceur de son atmosphère. Il n'y a qu'une source, mais elle est très abondante. On a construit, à l'endroit même où elle s'échappe du sol en bouillonnant, un bassin circulaire de granit grossier, dans lequel les malades se baignent, à ciel ouvert, sans ordre et sans méthode. Par une convention tacite et constamment appliquée, les deux sexes se présentent au bain à des heures différentes.

La température des eaux de Guitera est de 55 degrés centigrades. Bien qu'elle diminue de plusieurs degrés pendant le temps que le bassin met à se remplir, on comprend qu'elle reste encore trop élevée pour beaucoup de malades : aussi la durée de l'immersion n'est-elle, en général, que de quelques minutes.

Malgré cet inconvénient, qui est des plus graves, deux ou trois cents personnes, appartenant à la classe pauvre des cantons voisins, se rendent chaque année à ces thermes. On y vient surtout pour des maladies de peau. Leur action thérapeutique rappelle assez celle des eaux de Pietrapola.

La vallée de Guitera est entourée de tous côtés par des montagnes, des forêts, des makis (1), de sorte que l'accès en est des plus difficiles. On s'occupe aujourd'hui d'ouvrir un chemin de grande vicinalité qui rendra les communications plus aisées, et même on a le projet de construire un établissement thermal. Il est bien à désirer que de semblables améliorations aient lieu au plus tôt, car, dans l'état actuel des choses, Guitera, malgré la bonté de ses eaux sulfureuses et les mœurs tout à fait pastorales de ses habitants, est un séjour entièrement inhospitalier.

---

(1) On appelle *makis*, en Corse, les terres couvertes de broussailles et d'arbustes sauvages, tels que le myrte, l'arbousier et la bruyère.

CALDANICCIA.

A douze kilomètres nord-est d'Ajaccio, près des bords de la Grovona, existe un endroit où le sol est formé de granit et d'une matière pulvérulente, ressemblant à la lave des volcans. C'est là que jaillit la source sulfureuse dont la température est de 34 degrés centigrades. Quant à sa composition, elle paraît contenir du gaz sulfhydrique libre et des sels de potasse et de soude; mais une analyse exacte est encore à faire.

L'eau est reçue dans un grand bassin d'où elle se distribue dans un vaste bâtiment qui contient vingt-quatre cabinets de bains. Aucun malade ne loge près de la source, faute d'établissement convenable.

Ces eaux n'ont pas une grande puissance d'action. Elles conviennent surtout aux personnes délicates et nerveuses, qui ont besoin d'une médication adoucissante. On les prescrit aussi avec avantage pour servir de transition à l'emploi des sources sulfureuses plus énergiques.

PUZZICHELLO.

M. Blanqui, s'adressant à l'Académie des sciences morales et politiques, disait en 1838 : « Je crois pou- » voir assurer à l'Académie, d'après les autorités les » plus respectables, qu'il n'existe en Europe aucune » source comparable à celle de Puzzichello pour la » guérison radicale de certaines affections invétérées » et réputées incurables. » En effet, ces eaux méritent à plus d'un titre d'appeler toute notre attention.

Les sources de Puzzichello, au nombre de deux, sans compter une source ferrugineuse dont la découverte est toute récente, jaillissent sur le bord d'un ruisseau qui se perd dans le Tagnone, et au milieu d'une vallée qu'ombragent de gracieuses collines. L'odeur d'œufs couvis qui s'en exhale, dès qu'on approche du griffon, est des plus désagréables.

L'une de ces sources est limpide, l'autre grisâtre, caractère dû à un peu de soufre tenu en suspension. Leur saveur est styptique et nauséeuse. Elles forment dans leur bassin respectif et sur leur passage un dépôt presque noir, très abondant, qu'on applique, en cataplasmes, sur les parties tuméfiées ou ulcéreuses.

Ce sont des eaux froides dont la température varie de 12 à 15 degrés centigrades. Analysées par M. Loetscher, professeur à l'école Paoli, elles ont fourni, par litre, environ $0^{gr},0473$ de gaz sulfhydrique, quelques sels à base de chaux et de magnésie, et une matière bitumineuse particulière.

Avant 1840, époque à laquelle M. Filippini fit l'acquisition des sources, il n'y avait ni une baignoire ni un abri. On se baignait dans des espèces de cuves et on logeait sous des tentes : la buvette était un simple goulot de bouteille. Aujourd'hui les malades sont reçus dans un spacieux établissement, et ils trouvent, dans le bâtiment consacré aux bains, seize baignoires, deux grandes piscines, un local pour l'emploi des boues, et deux buvettes, le tout bien organisé. Il y a dans les environs de jolies promenades et des excursions pleines d'intérêt.

Les eaux de Puzzichello sont administrées en boisson, en bains, et en fomentations. Pour les bains, on fait chauffer l'eau minérale au moyen d'un fourneau qui transmet la chaleur à un vaste réservoir.

Cette eau paraît douée d'une grande énergie d'action. Prise le matin à la dose de quelques verres, elle éveille l'appétit, produit une sensation agréable de chaleur qui de l'estomac se répand vers toute la périphérie du corps, accélère le mouvement du sang et augmente les sécrétions. Il n'est peut-être pas d'agent qui pousse à la peau avec plus de force et de célérité. Je citerai comme preuve le fait suivant.

Un homme contracte la gale, et, au moyen de pommades astringentes, fait immédiatement disparaître l'éruption. Il se croit guéri lorsque, peu de temps après, il est pris dans tous les membres de douleurs tellement vives, qu'elles le minent peu à peu et le réduisent à une sorte de marasme. On l'envoie aux eaux de Puzzichello. Dès le quatrième jour, des boutons pustuleux se montrent sur tout son corps, et bientôt il a recouvré ses forces et la santé.

Il paraît prouvé également que ces eaux produisent des engorgements hémorrhoïdaux et favorisent les flux de même nature. Elles ne seraient donc pas, à cet égard, sans quelque analogie avec les eaux salines de Marienbad.

Vous verrez bon nombre de goutteux se trouver à merveille des eaux de Puzzichello. Elles favorisent la disparition des tophus, et rendent les attaques plus rares et plus légères : c'est surtout alors par la boisson qu'elles agissent. Quant aux bains, il faut commencer par les administrer tièdes, puis on en abaisse graduellement la température, jusqu'à ce qu'on arrive à les donner presque froids. On aura soin d'appliquer en même temps des cataplasmes de boue sur les articulations affectées, et d'en continuer longtemps l'usage.

D'autres maladies sont plus ou moins profondément modifiées par les eaux de Puzzichello : telles sont les diverses espèces de dermatoses, surtout les dartres vives et ulcéreuses, les anciennes syphilis, les affections scrofuleuses et certaines formes de rhumatismes. Ce sont donc des eaux qui offriraient à la thérapeutique de précieuses ressources, si elles étaient mieux connues. Or, combien peu de médecins, en France, savent seulement qu'elles existent!

OREZZA.

Tandis que les sources qui viennent de nous occuper sont toutes sulfureuses, celles d'Orezza contiennent au contraire des sels de fer. Il est probable qu'elles se minéralisent en traversant les terrains d'où elles sourdent, le sol étant presque exclusivement formé d'argile marneuse, dans laquelle le fer existe avec tant d'abondance qu'il est à peine oxydé.

Ces sources sont au nombre de deux : l'une appelée *Sottana*, c'est la plus importante; l'autre, *Soprana*. Elles sont situées, à peu de distance l'une de l'autre, dans une vallée profonde du canton de Piedicroce, sur la rive gauche du Fiumalto.

L'eau d'Orezza est d'une grande fraîcheur et d'une limpidité parfaite. Des bulles de gaz se dégagent au griffon et forment une légère écume. Recueillie dans un vase, elle se ternit immédiatement. Sa saveur a une acidité assez agréable, et elle laisse un arrière-goût styptique très prononcé.

On ne possède point d'analyse exacte de ces sources. Elles sont très riches en acide carbonique, et le fer paraît s'y trouver à l'état de crénate et de carbonate.

Les eaux d'Orezza ne sont utilisées qu'en boisson, soit à la source même, soit à domicile. Des muletiers de la localité en transportent des quantités considérables dans les principales villes de la Corse.

La saison des eaux commence, pour l'ordinaire, le 10 juillet et se termine le 20 août.

L'éloignement des sources oblige les malades qui sont venus loger dans les villages voisins à faire de l'exercice le matin et avant le dîner, pour aller boire l'eau minérale. Ce genre de vie, et surtout l'air si pur et si vif que l'on respire sous les châtaigniers qui ombragent les promenades, ajoutent puissamment à l'action des eaux. Celles-ci conviennent dans les divers cas où il s'agit de redonner du ton à la fibre, d'activer les fonctions digestives et de remonter les forces de l'organisme : c'est du reste l'histoire de toutes les eaux ferrugineuses.

Mais, pour donner une idée exacte de l'action thérapeutique des eaux d'Orezza, j'ai besoin d'entrer dans quelques explications sur certains états morbides particuliers à la localité.

Tout le littoral de la Corse, et beaucoup d'endroits dans l'intérieur, sont infectés par des miasmes marécageux d'une grande malignité. Aussi les habitants reçoivent-ils, à des degrés différents, l'atteinte de cette espèce d'intoxication qui, chez les uns, se traduit par des fièvres périodiques plus ou moins dangereuses, et, chez d'autres, détermine de graves altérations des viscères. Bientôt même vous reconnaîtrez ces malades à la couleur pâle et mate du visage, à la bouffissure des membres, à l'augmentation du volume du ventre, à la marche lente et pénible, puis enfin à l'extrême découragement.

Les eaux d'Orezza, pourvu qu'il n'y ait point encore d'organes trop profondément compromis, produisent en peu de jours une modification des plus salutaires, et même un retour complet à la santé. Ce sont les eaux les plus puissantes et les plus efficaces que je connaisse pour détruire l'effet de l'empoisonnement paludéen, et rétablir le jeu des organes.

— Il existe en Corse beaucoup d'autres eaux minérales, qui sont utilisées par les gens du pays; mais, comme elles n'ont été jusqu'ici l'objet d'aucune étude, il serait impossible d'en donner une description satisfaisante. Que les médecins placés près des sources suivent l'exemple de M. Carlotti et se mettent à l'œuvre : c'est pour eux une affaire de science, j'ajouterai de patriotisme. Quand ils auront fait connaître les richesses hydrologiques de leur île, les malades du continent auront bientôt oublié le chemin de Naples et de Palerme, pour aller demander à une terre française, à la Corse, ses eaux si puissantes et son climat si favorisé.

EAUX MINÉRALES

DE

LA BELGIQUE.

La Belgique ne possède qu'une eau minérale, celle de Spa, qui mérite une description particulière.

Nous mentionnerons seulement la source de Chaufontaine, située dans le petit village de ce nom, à deux lieues de Liége. L'eau en est douce, limpide et sans saveur aucune ; elle contient quelques bulles de gaz acide carbonique et des traces insignifiantes de substances salines. On l'emploie surtout en bains, que l'on prend à la température native de la source, qui est de 31 à 32 degrés centigrades. Ces bains sont calmants : quant à leurs propriétés médicinales, je doute qu'ils l'emportent de beaucoup sur les bains d'eau tiède ordinaire.

SPA.

Quand on quitte la station de Pépinstère et qu'on pénètre dans les Ardennes, on ne se douterait jamais, à l'aspect sauvage des montagnes et des bois, qu'on approche d'une ville où le luxe et les arts ont élevé d'élégants édifices : mais bientôt tout s'explique. La formation de Spa est un de ces miracles comme les eaux minérales sont habituées à en produire (1). Sous leur magique influence, le sol le plus ingrat est devenu un riant séjour où se rend chaque année une société choisie et élégante.

Spa est situé au pied d'une montagne escarpée qui le protége contre les vents du nord. Vers le sud, s'élève une autre montagne dont le versant, cultivé en partie, est partout ailleurs recouvert de rochers et de forêts : c'est là que jaillissent les principales sources qui doivent nous occuper.

Ce sont des sources ferrugineuses froides, très gazeuses. Le fer s'y trouve surtout à l'état de carbonate : le gaz acide carbonique, en excès, se dégage spontanément sous forme de bulles abondantes, qui simulent un véritable bouillonnement. Cette eau est d'une limpidité parfaite. Sa saveur fraîche et piquante laisse un arrière-goût atramentaire des plus prononcés, qui la fait paraître beaucoup plus ferrugineuse qu'elle ne l'est réellement : c'est que le fer est associé à trop peu de substances salines pour qu'elles en masquent la saveur, ainsi qu'on l'observe à Schwalbach et dans d'autres endroits.

Un mot sur chacune de ces différentes sources.

Le Pouhon. — Cette source, la seule qui se trouve dans la ville, est aménagée dans un puits quadrangulaire qu'entoure un petit pavillon d'une architecture

---

(1) Urbes aquæ condunt. (PLINE.)

assez prétentieuse. Une inscription, gravée au frontispice, rappelle que c'est à Spa que Pierre le Grand recouvra la santé. L'eau du Pouhon, dont la température est de 9 degrés, s'échappe en bouillonnant des fentes de roches micacées : c'est la source la plus fréquentée et la plus active de Spa : elle contient environ $0^{gr},05$ de carbonate de fer, par litre.

La Géronstère. — Éloignée de Spa d'environ une lieue, elle sourd au milieu d'un bosquet et est encaissée dans un petit bassin que recouvre une assez élégante coupole. Le chemin qui y conduit offre, dans toute sa longueur, de frais ombrages et de charmants points de vue. Cette eau est une des moins ferrugineuses, car elle renferme à peine $0^{gr},03$ de fer par litre ; mais une partie de ce fer est à l'état de crénate, ce qui ajoute peut-être à sa valeur thérapeutique. C'est, avec le Pouhon, la source dont on fait le plus d'usage. Elle dégage une légère odeur sulfureuse, provenant des terrains tourbeux que l'eau minérale traverse avant de s'échapper du sol. Température, 8 degrés.

La Sauvenière et le Groesbeeck. — Ces deux sources, presque voisines l'une de l'autre, sont situées à une demi-lieue de la ville, sur le même côté de la montagne que la Géronstère : tout près, est un petit bois dont les jolies promenades contrastent agréablement avec la bruyère sauvage qui couvre le sol. Elles jaillissent chacune dans un puits carré, taillé dans la roche vive et surmonté d'un petit dôme. Température, 10 degrés. Leurs qualités physiques se ressemblent beaucoup et rappellent tout à fait celles des autres sources de Spa : comme le Groesbeeck contient moins de fer et plus de gaz que la Sauvenière, sa saveur plaît davantage.

C'est dans la pierre qui entoure le puits de la Sauvenière que se trouve le trou si connu sous le nom de *pied de saint Remacle*.

Sources du Tonnelet. — On en distingue deux principales. Situées également à une demi-lieue de Spa, ces sources jaillissent au milieu d'un terrain marécageux et couvert de joncs, en faisant entendre un bouillonnement assez fort pour être perçu à distance : c'est le gaz carbonique qui s'échappe. Ce gaz existe en telle abondance, non seulement dans les sources, mais dans le sol lui-même, qu'on a vu des animaux être frappés spontanément d'asphyxie. Comme les eaux du Tonnelet sont les plus gazeuses de Spa, ce sont celles qu'on préfère pour boire aux repas ; mêlées au vin, elles forment une boisson fraîche, aigrelette et piquante.

Il y a bien encore d'autres sources qui, dans une contrée moins riche en eaux ferrugineuses, auraient de la valeur ; mais elles sont ici complétement abandonnées.

Nous remarquerons que les sources de Spa, excepté une seule, jaillissent toutes à une certaine distance de la ville, au milieu des bois et des montagnes. Cet éloignement n'est pas sans offrir quelque utilité, en ce qu'il force le malade à se lever de bonne heure, à respirer un air vif et frais et à faire de l'exercice. C'est le matin qu'on va prendre l'eau minérale, laquelle doit être bue à la source même ; transportée, elle perdrait de ses gaz, et en même temps de son efficacité. Un des premiers effets du traitement sera donc de substituer aux habitudes énervantes des grandes villes une vie plus active et une meilleure hygiène.

Quels sont les malades qui se rendent de préférence à Spa? Ce sont les mêmes que vous rencontrez à toutes les sources ferrugineuses, car les eaux de cette classe, si elles diffèrent quelquefois par leur composition chimique, possèdent toutes, à des degrés variables, les mêmes propriétés et les mêmes vertus. Ainsi leur action est essentiellement fortifiante. Elles facilitent la digestion, relèvent les forces, rendent le sang plus riche et plus vermeil, provoquent des crises salutaires, ramènent à leur type physiologique les sécrétions suspendues ou viciées; en un mot, elles déterminent dans l'économie une transmutation intime qui retrempe nos organes, et imprime à l'ensemble de nos fonctions une nouvelle activité.

Les sources de Spa sont donc fortifiantes et toniques : seulement nous trouverons dans leur mode d'action sur les organes certaines nuances que nous avons signalées dans la proportion de leurs éléments, telle source plus forte convenant mieux à tel malade, et telle source plus faible à tel autre. Voici, à cet égard, ce qu'apprend l'observation.

L'eau du Pouhon doit être spécialement recommandée pour certaines affections abdominales, quand il y a perte d'appétit, que la langue est pâle, la digestion difficile et le ventre paresseux. Ses propriétés astringentes ont plus d'une fois fait cesser des diarrhées opiniâtres, qui paraissaient liées à une sorte de débilité de l'intestin. Je les ai prescrites aussi avec succès contre certains flux gonorrhéiques (gouttes militaires) entretenus par le relâchement et l'atonie de la muqueuse urétrale.

L'anémie, surtout quand elle est consécutive à des hémorrhagies passives, se trouve, quelquefois, très rapidement modifiée par l'usage de cette eau, à la condition qu'on ne l'emploiera qu'avec ménagement, car le Pouhon est une source extrêmement active, que les constitutions un peu robustes peuvent seules supporter.

C'est à la Géronstère que vous enverrez de préférence les personnes d'un tempérament faible et délicat, qui ont besoin d'une médication tonique plutôt qu'excitante, et dont les organes sont très impressionnables. Cette source convient donc particulièrement pour les femmes. Les orages qui paraissent à l'époque de la puberté, la chlorose et les désordres qui en sont la suite, l'irrégularité des menstrues, les flueurs blanches par inertie des muqueuses, l'épuisement qu'entraînent des couches laborieuses ou un allaitement prolongé, se dissipent le plus souvent par l'usage bien dirigé de l'eau de la Géronstère.

On a beaucoup vanté les eaux de Spa contre la stérilité. Quelle est, à cet égard, l'eau minérale qui n'ait pas fait ses preuves, et qui ne cite avec orgueil les naissances les plus illustres ! Mais à Spa on va plus loin, et, si l'on n'attribue l'heureux privilège qu'à une seule source, la Sauvenière, on se dédommage en subordonnant la réussite à cette condition que la jeune femme, pendant qu'elle boit l'eau, tiendra le pied posé sur l'empreinte de celui de saint Remacle, et répétera, neuf jours de suite, la même cérémonie.

Plaisanterie, dira-t-on. Bien d'accord. Cependant, comme le merveilleux plaît toujours, peu de femmes omettent cette formalité.

La préférence accordée à la Sauvenière vient peut-être de ce que cette source étant un peu plus diurétique que les autres, on en a conclu qu'elle devait avoir une influence plus directe sur l'appareil utérin. Quoi qu'il en soit, les eaux de Spa, de même que celles de Forges, de Schwalbach, de Pyrmont et de tant d'autres dont le fer constitue la base, ne peuvent être utiles contre la stérilité qu'en fortifiant certains organes, et en rendant par suite leur vitalité plus normale. Elles seront nécessairement inutiles dès l'instant où il existera un vice de conformation ou une lésion de tissus.

Le Groesbeeck est employé avec avantage contre certaines affections des voies urinaires, où il faut redonner du ton aux reins et à la vessie.

Enfin les deux Tonnelets agissent à la manière de l'eau de Seltz et des autres sources gazeuses, où prédomine l'acide carbonique ; elles méritent donc à peine le nom d'eaux ferrugineuses.

On se baigne très peu à Spa, le traitement consistant presque exclusivement dans la boisson. On commence par deux ou trois verres, le matin à jeun, puis on arrive graduellement jusqu'à en prendre sept ou huit, dose qu'on peut ne pas atteindre, mais qu'il faut rarement dépasser. Les personnes dont l'estomac est irritable se trouvent bien de couper cette eau avec un peu de lait.

Comme les eaux de Spa contiennent beaucoup moins

de sels neutres que celles de Schwalbach, avec lesquelles elles offrent tant d'analogie, elles constipent davantage, ce qui oblige à prendre de temps à autre un léger laxatif.

Quant aux soins d'hygiène, ce sont les mêmes que pour les autres eaux en général. Surtout on ne devra pas oublier que Spa est un pays de montagnes, que les matinées y sont fraîches ainsi que les soirées, et que, par conséquent, on ne saurait trop se tenir en garde contre les variations de température.

Je ne dirai rien des distractions de Spa, de ses promenades si vantées, de ses fêtes si brillantes dans les magnifiques salons du Kursaal. Au lieu d'y ajouter, je voudrais plutôt en retrancher quelque chose, ne fût-ce que ce tapis vert, où les chances inégales d'un jeu mensonger ont compromis tant de fois la fortune et la santé des malades. « Quand vous arrivez aux eaux mi- » nérales, dit Alibert, faites comme si vous entriez » dans le temple d'Esculape ; laissez à la porte toutes » les passions qui ont agité votre âme et toutes les » affaires qui ont tourmenté votre esprit. »

TRANSPORT (*le Pouhon*). — Bouteilles de trois quarts de litre, capsulées et clissées d'osier.

Ces eaux, bien que bouchées avec un soin extrême, ne se conservent pas longtemps. On en fait une très grande consommation, surtout aux repas. Même usage qu'à la source, mais action moindre.

EAUX MINÉRALES

DE

L'ALLEMAGNE.

Les sources minérales qui jaillissent en Allemagne sont, pour la plupart, privilégiées entre toutes par la beauté des sites, les agréments du séjour et l'admirable organisation des établissements thermaux. Aussi le seul aspect des localités est-il déjà une disposition favorable à l'action du traitement. L'imagination est si doucement impressionnée! Comment la nature si belle, si libérale, pourrait-elle refuser au malade une faible partie de cette force vitale qu'elle prodigue autour de lui avec tant d'abondance!

Le nombre des personnes qui se rendent aux eaux d'Allemagne devient chaque année plus considérable; mais il est rare qu'on dépasse de beaucoup la ligne du Rhin. Les sources qui se trouvent à une plus grande distance, celles de la Bohême, par exemple, sont en quelque sorte au delà des limites de nos pérégrinations habituelles, et vous n'y rencontrerez que fort peu de malades venus de France.

Je crois donc devoir décrire dans deux chapitres séparés, et avec des développements différents, les eaux minérales qui avoisinent le Rhin, et celles qui en sont plus éloignées.

§ I*er*.

EAUX MINÉRALES VOISINES DU RHIN.

Ces sources appartiennent pour la plupart à la classe des eaux salines muriatiques qui se trouvent, en Allemagne, en si grande abondance.

Elles ont été récemment l'objet d'intéressantes recherches de la part de MM. Trousseau, Lasègue et de M. Donné. Des analyses ont été faites également par MM. Mialhe et Figuier, qui ont indiqué de remarquables ressemblances entre ces sources et quelques unes des nôtres. Mais ce sont là plutôt des aperçus et des généralités que des traités pratiques : aussi est-ce surtout à ce dernier point de vue que je les ai étudiées, et que je vais maintenant les décrire.

AIX-LA-CHAPELLE
(Prusse).

La destinée des sources d'Aix-la-Chapelle n'est pas sans quelque analogie avec celle de la ville dont elles portent le nom. Ces sources ont, pendant des siècles, rivalisé de vogue et d'éclat avec les thermes les plus célèbres de l'Europe ; puis, après de nombreuses vicissitudes, elles sont tombées au rang modeste où nous les voyons aujourd'hui. Cependant ni l'analyse ni l'observation ne prouvent qu'elles aient rien perdu de leur vertu première. Pourquoi donc les malades négligent-ils de plus en plus les eaux d'Aix-la-Chapelle? C'est là sans doute un caprice du sort, mais il faut également s'en prendre à la ville elle-même qui ne s'occupe pas assez d'en rendre le séjour agréable aux étrangers. En effet, vous n'avez pour promenade qu'une petite enceinte plantée d'arbres : il n'y a pas à proprement parler de Kurhaus, car je ne saurais donner ce nom à l'ancienne Redoute, malgré les améliorations dont elle a été l'objet. Ensuite, pendant l'été, qui est la saison des eaux, les rues sont mal entretenues, de sorte que l'air qui y circule n'a ni cette pureté ni cette fraîcheur qui constituent la condition première d'une bonne hygiène.

Les sources d'Aix-la-Chapelle jaillissent à l'intérieur même de la ville. Elles sont au nombre de six principales, divisées, d'après leur position, en sources supérieures et en sources inférieures.

Les sources supérieures sont :

La source de l'Empereur. — Température, 55 degrés centigrades. Elle fournit une quantité d'eau assez considérable pour alimenter quatre établissements, savoir le Bain de l'Empereur, celui de la Reine de Hongrie, le Bain-Neuf et la Fontaine-Élise.

La source du Büchel ne diffère en rien de la précédente, et elle se distribue au Bain de l'Empereur ainsi qu'au Bain-Neuf.

La source de Saint-Quirin. — Température, 45 degrés. Elle est répartie également entre le Bain de ce nom et celui de la Reine de Hongrie.

Les sources inférieures sont situées dans la rue dite Comphausbad ; elles sont moins chaudes et renferment moins de parties solides et gazeuses que les sources supérieures, dont elles ne diffèrent que fort peu par le goût et l'odeur. Ce sont : la *source du Bain de la Rose,* la *source Sainte-Corneille* et l'*ancienne fontaine des Buveurs.*

Ces sources, dont la température varie de 44 à 45 degrés, se distribuent chacune à autant d'établissements particuliers.

Toutes ces sources, et nous prendrons pour type celle de l'Empereur, qui est la plus chaude et la plus minéralisée, laissent dégager une forte odeur d'hydrogène sulfuré. L'eau, vue dans les réservoirs, a une couleur un peu verdâtre ; mais, recueillie dans un verre, elle est limpide et parfaitement incolore ; des bulles de gaz la traversent dans tous les sens. Son goût, tant soit peu salé, rappelle assez celui d'un bouillon faible, sans offrir cette saveur d'œufs couvis si désagréable dans certaines sources sulfureuses.

Et d'abord les eaux d'Aix-la-Chapelle appartiennent-elles réellement à la classe des eaux sulfureuses ? Jetez un simple coup d'œil sur le griffon de la source de l'Empereur, vous verrez l'énorme quantité de soufre sublimé qui le tapisse et qui se renouvelle rapidement à mesure qu'on l'enlève : d'ailleurs les analyses récentes de M. Liebig ont prouvé que cette eau renferme une proportion considérable de sulfure et de gaz sulfhydrique (1). Poser la question dans ces termes, c'est donc la résoudre. Mais l'eau minérale a une température trop élevée pour qu'elle puisse être employée en bains, immédiatement à sa sortie du sol ; il faut la laisser refroidir, ou la refroidir artificiellement, en y ajoutant de l'eau froide, pour la ramener au degré convenable. Or, à ce moment, c'est-à-dire à l'instant où le malade entre dans le bain, l'eau conserve-t-elle encore quelques uns de ses principes sulfureux ? M. Fontan déclare que non, et voici les raisons sur lesquelles il s'appuie.

Il fait d'abord remarquer combien le soufre contenu dans ces eaux est volatil, puisqu'il s'en dégage de véritables masses à leur point d'émergence. A cette première perte, qui est nécessairement considérable, il faut joindre encore celle que fait éprouver le refroidissement. Comment, en effet, expliquer autrement que par l'altération du principe sulfureux, la teinte laiteuse et blanchâtre que l'eau minérale prend dans la baignoire ? Enfin, et ceci est beaucoup plus grave, le même observateur affirme n'avoir pu, à l'aide des réactifs les plus sensibles, retrouver dans cette eau *la moindre trace* de principes sulfureux.

D'où M. Fontan conclut « que la source de l'Em-
» pereur, qui passe pour être une des plus sulfureuses
» de l'Europe, perd, par la simple chute de l'eau dans
» la baignoire, tout son principe sulfureux, et que l'eau
» de cette source devient dans le bain une simple

---

(1) D'après M. Liebig, les eaux d'Aix-la-Chapelle contiennent également de l'iode et du brome.

» source salée, chloro-natreuse, comme elle était à
» son origine, avant d'avoir contracté un peu de sul-
» fure par son passage à travers des matières orga-
» niques. »

Quelque rigoureuse et quelque logique que paraisse être, chimiquement parlant, cette déduction, j'avoue qu'il m'est impossible d'en accepter, d'une manière aussi absolue, les applications à la thérapeutique. En supposant que l'eau, analysée dans ces conditions, ne contienne plus de soufre accessible à nos instruments, il reste encore l'épreuve clinique, et celle-là est la plus importante. Le soufre, par cela seul qu'il a séjourné dans l'eau minérale, qu'il a circulé avec elle, qu'il a formé un de ses principes constituants, n'a-t-il pas pu lui communiquer des vertus spéciales, perceptibles seulement pour nos organes? Le corps de l'homme est souvent dans ce cas le meilleur des réactifs : or il est d'observation que les eaux d'Aix-la-Chapelle sont utiles pour beaucoup d'affections dans lesquelles les eaux sulfureuses sont indiquées, et où les eaux simplement salines auraient été impuissantes. Je crois donc que, tout en tenant compte des remarques de M. Fontan, il ne faut pas non plus éliminer entièrement ces sources de la classe des eaux sulfureuses.

Quant à l'origine du soufre qu'elles contiennent, je suis tout à fait de l'avis de M. Fontan, qui l'attribue à la décomposition des sulfates et à leur transformation en sulfure par les matières organiques contenues dans les terrains qu'elles ont traversés. Ces terrains sont tous de formation secondaire, ainsi que le témoignent les coquilles et les détritus de plantes marécageuses qu'on y rencontre : ce seraient donc des sources primitivement salines, qui ne deviendraient sulfureuses qu'accidentellement.

J'ai cru devoir entrer à ce sujet dans quelques détails, car les eaux d'Aix-la-Chapelle sont, avec celles de Weilbach, les seules sources sulfureuses de quelque importance qui existent dans cette partie de l'Allemagne, si riche d'ailleurs en eaux minérales.

Passons maintenant à la partie thérapeutique. Je suis heureux de pouvoir joindre à mes observations celles qu'ont bien voulu me communiquer M. Hartung, médecin à Aix-la-Chapelle, et M. Martin-Solon, un de nos savants confrères, qui a expérimenté sur lui-même les effets de ces eaux.

Les eaux d'Aix-la-Chapelle, prises à la dose de trois ou quatre verres, n'ont pas sur l'économie d'action bien sensible : c'est à peine si elles sont un peu diurétiques. On va boire, le matin, à la Fontaine Élise, monument assez élégant, élevé sur la petite place qui sert de promenade : à côté est une galerie couverte qui sert d'abri quand le temps est mauvais. Peu importe, du reste, la source dont on boit, puisqu'elles ont toutes une origine commune, et renferment les mêmes éléments.

Ces eaux sont surtout employées en bains et en douches. C'est la douche qu'on prend la première, le malade étant placé dans sa baignoire, qui est assez grande pour que le doucheur descende à côté de lui, et dirige ainsi plus facilement l'eau minérale sur les parties du corps qui doivent en recevoir le choc. La douche donnée, et l'on y associe d'habitude les frictions et le massage, on n'a plus, pour le bain, qu'à remplir la baignoire. La durée du bain est, comme celle de la douche, d'une demi-heure environ, puis il est d'usage d'aller se remettre au lit, et d'y prendre quelques instants de repos, car la douche vous a ébranlé profondément. On n'a pas à craindre, en sortant de l'eau, de se refroidir au contact de l'air, les bains se trouvant d'habitude dans l'hôtel où on loge.

Les bains de vapeurs, établis au-dessus même du griffon des sources, ont une grande puissance par la chaleur vive et la quantité de soufre qui se répandent dans l'atmosphère : aussi faut-il ne les employer qu'avec beaucoup de réserve.

Les eaux d'Aix-la-Chapelle sont plus excitantes par leur température que par leur composition. Combien, sous ce rapport, leur effet est faible à côté des sources de Baréges, auxquelles on a voulu à tort les comparer ! Sans doute, elles déterminent des phénomènes de réaction, mais celle-ci atteint rarement les proportions d'une véritable fièvre thermale.

Cependant les émissions sanguines, spécialement les ventouses, sont d'un grand usage à Aix-la-Chapelle : on y a recours surtout au début de la cure. Elles ont moins pour objet de produire la déplétion mécanique des vaisseaux, que de déterminer vers la peau une révulsion puissante, qui aide à l'action résolutive des eaux. Ce sont, en général, les doucheurs qu'on charge de la pose des ventouses, et ils les appliquent avec une merveilleuse adresse.

On conseille les eaux d'Aix-la-Chapelle pour un

grand nombre de maladies, ce qui s'explique par leur composition fort remarquable qui tient à la fois des eaux sulfureuses et des eaux salines. En effet, indépendamment du soufre, elles renferment du chlorure de sodium en quantité notable, du carbonate de soude, du sulfate de soude, des carbonates de chaux, de magnésie et quelques autres sels.

Enfin, quelques unes de ces sources sont assez riches en fer et en sels alcalins pour mériter d'être rangées parmi les eaux ferrugineuses et alcalines.

On vient surtout à Aix-la-Chapelle pour les maladies de la peau. Celles-ci sont, en général, améliorées, je n'ose dire guéries, car quelles sont les eaux minérales qui les guérissent réellement? Les vieux ulcères, les anciens trajets fistuleux, certaines caries se trouvent bien également de l'emploi de ces eaux.

On les prescrit très souvent avec avantage contre le rhumatisme et certaines gouttes de forme rhumatismale. Elles réveillent momentanément les douleurs, mais presque toujours cette légère exacerbation est suivie d'un mieux notable. Elles seront de même utiles contre les engorgements articulaires chroniques, les tumeurs blanches, les gonflements osseux et certaines contractures; elles conviennent aussi dans quelques cas de paralysies produites par la débilité des organes locomoteurs.

Beaucoup de malades viennent demander à Aix-la-Chapelle la guérison d'affections syphilitiques rebelles ou de désordres occasionnés par l'abus des mercuriaux. Ces sources pourront sans doute rendre de grands services, mais seulement dans certaines circonstances et avec les précautions que j'ai indiquées dans un autre travail (1), auquel je ne puis que renvoyer.

Telles sont les principales maladies pour lesquelles les eaux d'Aix-la-Chapelle semblent jouir de propriétés incontestables.

Disons maintenant quelques mots des sources de Borcette, qui n'en sont, pour ainsi dire, qu'une dépendance.

BORCETTE.

Borcette est un gros bourg, situé à une petite distance d'Aix-la-Chapelle, dont le sépare le viaduc du chemin de fer. Il s'y trouve, comme dans cette dernière ville, des eaux sulfureuses, alcalines, ferrugineuses, en nombre considérable. Parcourez les prairies voisines, vous pourrez juger, à la quantité de sources qui se perdent sans emploi, et aux dépôts diversement colorés qu'elles laissent après elles, que, de toutes parts, le sol est traversé par les courants d'eau minérale les plus variés.

Les eaux de Borcette ne sont ni moins actives, ni moins efficaces que celles d'Aix-la-Chapelle. Si elles n'ont pas la même vogue, c'est que celles-ci, sur lesquelles plane toujours le souvenir de Charlemagne, avaient déjà leur réputation établie quand les premières ont commencé à faire parler d'elles : la concurrence n'a donc pas été possible.

On a également divisé les sources de Borcette en

(1) *De l'emploi des eaux minérales dans le traitement des accidents consécutifs de la syphilis,* par le docteur Constantin James.

supérieures et en inférieures. Je ne décrirai point toutes ces sources, car ce serait une énumération fastidieuse et sans utilité ; je mentionnerai seulement :

Le *Kochbrunnen*. Température, 60 degrés. C'est une eau simplement alcaline : elle sourd en plein air, au milieu de la ville, dans un bassin large et profond qu'entoure une muraille. Une pompe sert à puiser l'eau pour les bains.

La *source alcaline et sulfureuse*. Température, 51 degrés. Elle s'échappe d'une espèce de borne-fontaine, et est surtout remarquable par la quantité de sels alcalins qu'elle renferme.

La *source du Bain de la Rose*. Température, 65 degrés. Elle se distribue dans un bel établissement dont les bains et les douches m'ont paru bien disposés.

La *source du Bain de l'Épée*. Température, 75 degrés. C'est la plus chaude et la plus riche en éléments salins de toutes les sources de Borcette : elle alimente quatre maisons de bains.

Les propriétés thérapeutiques de ces sources sont absolument les mêmes que celles d'Aix-la-Chapelle. Je n'ai donc rien à ajouter à ce que j'ai dit plus haut : seulement, je ferai remarquer que les sources supérieures de Borcette ne contiennent ni gaz sulfhydrique, ni sulfure de sodium, ce qui modifie un peu leur action, et les rend moins appropriées au traitement des maladies de la peau.

Le séjour de Borcette est triste et monotone. Quand on veut des distractions, il faut aller les chercher à Aix-la-Chapelle. Mais là encore elles sont peu variées, car elles consistent surtout à entendre parler de Charlemagne, qui aimait, dit-on, à se baigner dans la piscine commune, et à contempler les quelques reliques du grand empereur.

KREUZNACH
(Prusse rhénane).

C'est, avec Aix-la-Chapelle, le seul établissement thermal de quelque importance que nous ayons à étudier sur la rive gauche du Rhin : les autres se trouvent sur la rive opposée.

Kreuznach n'est qu'à trois lieues de Bingen ; aussi est-ce par cette voie qu'on s'y rend. La route qui relie ces deux villes est assez jolie, sans offrir toutefois rien de bien intéressant : elle longe, dans la plus grande partie de son trajet, la petite rivière de la Nahe, dans une vallée qui s'étend, en se rétrécissant, jusqu'au rocher de Munster.

A Kreuznach, comme à Nauheim, les bains ne sont que l'accessoire de grandes entreprises commerciales pour l'extraction du sel contenu dans les sources minérales. Quant aux procédés d'exploitation, ils intéressent surtout l'industrie ; cependant je crois essentiel d'en dire quelques mots, car nous verrons que le résidu fournit aux bains un précieux auxiliaire, ou même constitue leur principale activité.

L'eau salée sort de terre à un degré de concentration peu avancé. Pour en obtenir une plus forte, on conduit cette eau, à l'aide de machines hydrauliques, à la partie supérieure de vastes hangars formés de fascines superposées avec ordre : ce sont les bâtiments de graduation. L'eau pénètre goutte à goutte à travers les ramilles, se divise à l'infini, et, dépouillée par l'évaporation d'une partie de ses principes aqueux et des sels les moins solubles, elle tombe dans de vastes réservoirs, d'où elle est reprise et dirigée sur de nouvelles fascines. Ce n'est qu'après six opérations de ce genre qu'elle marque à l'aréomètre un degré suffisant de concentration; alors on la transporte dans d'immenses chaudières, où elle est soumise à une ébullition prolongée. Peu à peu le sel marin se dépose sous forme de cristaux brillants, qu'en enlève à mesure avec des râteaux, et que l'on fait sécher dans des corbeilles d'osier avant de le livrer au commerce. Quant à l'eau mère, ou *mutter-laüge,* on la réserve pour l'usage des bains.

Cette eau mère a une couleur d'un jaune foncé, assez analogue à une bière légère; elle offre quelque chose de gras et d'huileux au toucher. Son odeur rappelle celle de certains fucus qu'on trouve sur les bords de la mer. Enfin, sa saveur, salée d'abord, puis ardente, comme si l'on mettait sur la langue de l'éther concentré, laisse un arrière-goût amer et désagréable qui disparaît lentement.

D'après MM. Mialhe et Figuier, un kilogramme de cette eau mère contient environ 316 grammes de matières solubles, dont $2^{gr},60$ de bromure de magnésium, et $8^{gr},70$ de bromure de sodium. C'est par l'addition d'une certaine quantité de mutter-laüge à l'eau des bains, que ceux-ci acquièrent des propriétés particulières et énergiques, les sources de Kreuznach n'offrant par elles-mêmes aucune vertu remarquable.

La plus connue de ces sources est la source Élisabeth ; sa température est de 9 degrés. Elle est située à l'extrémité du petit parc de l'établissement, sur la rive droite de la Nahe, dont la sépare une terrasse, d'où l'on aperçoit les salines de Theodorshalle. Comme on est obligé de puiser l'eau à l'aide d'une pompe, elle sort un peu trouble. Sa saveur, âcre, salée et saumâtre, a quelque chose de nauséabond : aussi faut-il un véritable courage pour boire d'une pareille eau, qui n'est même pas gazeuse.

La composition de la source Elisabeth se rapproche tout à fait de celle des eaux de Soden, Hombourg et Nauheim. Ce sont les mêmes sels, environ 10 grammes par litre ; seulement elle renferme un peu plus d'iode et de brome.

Les autres sources de Kreuznach ne méritent aucune mention spéciale. L'une jaillit dans le lit même de la Nahe, et est amenée par des conduits au Kurhaus, où elle sert, conjointement avec la source Elisabeth, à l'usage des bains ; deux autres, le Carshalle et l'Oranienquelle se distribuent dans les établissements particuliers. Enfin on s'approvisionne encore d'eau minérale aux salines de Théodore et de Munster.

Kreuznach jouit, en Allemagne, d'une réputation méritée pour la cure des affections scrofuleuses. Mais, ainsi que nous l'avons déjà dit, ce n'est pas à l'eau minérale elle-même qu'il faut rapporter l'honneur des succès ; c'est bien plutôt à la mutter-laüge. Les bains constituent presque tout le traitement. Avant d'entrer dans les détails de leur emploi et de leurs effets, je vais indiquer le procédé dont on se sert pour chauffer l'eau, car il m'a paru fort ingénieux, et nous le retrouverons adopté dans plusieurs établissements de l'Allemagne. Ce procédé s'appelle *Méthode de Schwarz.*

Chaque baignoire est munie d'un double fond, dont la paroi supérieure est de cuivre et l'inférieure de bois. A ce double fond est adapté un robinet d'où part un tube qui communique avec un réservoir de vapeur d'eau bouillante. Veut-on préparer le bain ? En même temps qu'on fait arriver l'eau minérale dans la baignoire, on ouvre le robinet qui livre passage à la vapeur : celle-ci se précipite dans l'espace vide du double fond, échauffe la paroi supérieure de cuivre, et, par suite, communique avec une telle rapidité son calorique au bain qu'en une dizaine de minutes il atteint 32 à 35 degrés centigrades. Alors vous fermez le robinet. La vapeur n'arrivant plus, le fond de cuivre se refroidit jusqu'à ce qu'il se soit mis en équilibre avec la température de l'eau, et le malade peut entrer dans le bain.

Cette méthode a l'avantage sur les autres d'être expéditive, et d'exposer beaucoup moins à la décomposition de l'eau minérale.

Au début du traitement, on prépare les bains avec l'eau minérale simple : ce n'est que plus tard qu'on y ajoute la mutter-laüge. On commence par un ou deux litres, en augmentant graduellement jusqu'à ce qu'on ait atteint la dose de trente-cinq à quarante litres pour un bain : il est rare qu'on dépasse ce chiffre. Une fois qu'on a obtenu les effets désirés, il faut diminuer dans la même proportion a quantité d'eau mère, de manière à revenir à l'eau minérale pure. Si vous négligiez de ménager ainsi les transitions, il serait à craindre que, supprimant trop brusquement l'irritation à laquelle la peau est habituée, le succès du traitement ne se trouvât compromis.

L'action des bains est secondée par l'usage interne de la source Elisabeth. Trois ou quatre verres de cette eau, bus le matin, à jeun, sont le plus souvent suffisants, car il ne s'agit pas de purger, mais plutôt d'obtenir, par une stimulation douce, un effet légèrement laxatif.

On rencontre à Kreuznach toutes les nuances et toutes les formes de l'affection scrofuleuse, depuis la simple prédisposition caractérisée par la bouffissure du visage, l'enflure œdémateuse de la lèvre supérieure, du nez et des paupières, jusqu'aux scrofules confirmées, ou même arrivées à leur période extrême, telles que les abcès froids, les tumeurs blanches et les caries. Il s'en faut que la curabilité soit la même pour ces divers degrés. Parmi les nombreuses lésions qu'entraîne le vice scrofuleux, ce sont celles des membranes muqueuses qui retirent le plus de bénéfice de l'emploi de ces eaux.

Quelle que soit l'espèce de scrofules, la guérison, ou tout au moins l'amélioration, s'effectue par les mêmes procédés. Il se déclare une véritable fièvre thermale : c'est cette fièvre que M. Prieger, médecin des eaux de Kreuznach, a très bien décrite sous le nom de *crise des bains*. Voici quelques uns des principaux caractères qu'il lui assigne.

Au bout de quelques jours de l'usage des eaux, il

survient des maux de tête, de l'agitation, de l'insomnie et un sentiment de courbature générale. Les yeux sont rouges et larmoyants; le nez et l'arrière-gorge se prennent comme dans le coryza; la langue est saburrale, la soif assez vive, l'appétit nul. Toutes les sécrétions paraissent modifiées. La salive devient plus visqueuse, une bile âcre et filante s'échappe par le vomissement, et les urines déposent un sédiment épais.

En même temps, les tumeurs et les ulcérations, qui sont le produit de l'affection scrofuleuse, offrent les caractères d'une vive stimulation, comme si l'action minérale se faisait sentir jusque dans la profondeur de leur parenchyme.

La peau non plus ne tarde pas à s'affecter. Des éruptions paraissent sur divers points de sa surface, principalement à la partie postérieure du tronc, et elles présentent les aspects les plus variés. Ce sont, le plus souvent, des colorations diffuses, des rougeurs vagues, ou de petites vésicules semblables à des boutons de miliaire; quelquefois aussi des pustules, ou même de véritables furoncles. Dans certains points, vous diriez des taches ecchymotiques. Il semble que l'organisme tout entier, pénétré des éléments curatifs des eaux, s'efforce d'éliminer au dehors les principes morbides qui vicient la constitution.

On comprend combien il faut, de la part du médecin, de prudence et d'habitude pour bien diriger ces mouvements critiques, d'où dépend presque toujours le succès de la cure.

Il est probable que c'est à l'iode et au brome qu'elle tient en dissolution que la mutter-laüge doit la plus grande partie de son efficacité. Sous ce rapport, les bains de Kreuznach peuvent, dans la plupart des cas, être remplacés avec avantage par les bains de mer, avec lesquels, d'ailleurs, ils offrent la plus grande analogie.

Kreuznach est un séjour assez agréable : certains sites, dans les environs, méritent d'être visités. Quant à l'établissement thermal, qui m'a paru magnifique, il était autrefois séparé de la ville par une assez longue avenue. Mais cette avenue se borde, chaque année, de nouvelles constructions, qui lui donnent déjà l'aspect d'une rue élégante et semblent indiquer que les eaux minérales ne sont pas moins favorables à la prospérité du pays qu'à la santé des étrangers.

TRANSPORT. — On n'expédie point l'eau minérale elle-même, mais seulement le résidu de l'évaporation de la mutter-laüge. C'est ce qu'on désigne dans le commerce sous le nom de *sel de Kreuznach*. Ce sel contient des quantités notables d'iode et de brome, et sert à la préparation des bains salins artificiels. Employé avec succès contre les affections scrofuleuses.

EMS
(duché de Nassau).

Ems est aujourd'hui un des établissements les plus en vogue de tous ceux qui bordent le Rhin. A voir le nombre de princes et de têtes couronnées qui s'y réunissent tous les ans, on dirait presque un congrès. Jamais, du reste, vogue ne fut mieux méritée, sous le double rapport de l'efficacité des sources et de la beauté des sites.

La route ou plutôt la promenade qui relie Ems à Coblentz, la jolie vallée qu'elle traverse, le petit fleuve qu'elle côtoie, enfin la double rangée de collines si vertes et si riantes qui l'entourent de chaque côté, tout annonce un séjour enchanteur. La ville, presque entièrement bâtie sur la rive droite de la Lahn, se compose de magnifiques hôtels, adossés à la montagne qui la protége contre les vents du nord. Sur la rive opposée, s'étendent, par un agréable contraste, des prairies, des potagers et des terres livrées à la culture. L'air qu'on respire à Ems est pur et balsamique : la température en est douce, et, sauf un peu d'humidité inséparable du voisinage des forêts et de la profondeur de la vallée, elle offre peu de variations.

Quel pays privilégié que ce petit duché de Nassau! Ses vignobles, et il suffit de citer le Johanisberg, sont connus de toute l'Europe. En quelle autre contrée trouverez-vous, dans un rayon aussi modeste, des sources plus remarquables? Indépendamment d'Ems, vous avez Schwalbach, Schlangenbad, Wiesbaden, Selster, Geilnau, Weilbach, Soden et Fachingen.

Les sources d'Ems sont nombreuses. Il y en a dix-huit, très bien cuvelées, dont la température varie de 27 à 52 degrés centigrades, et qui, pour la plupart, jaillissent dans le Kurhaus même. C'est un grand bâtiment, situé à l'extrémité de la ville et relié au Kursaal par une galerie ornée d'élégantes boutiques.

Pendant la nuit, l'eau de ces sources est recueillie dans de vastes réservoirs où on la laisse refroidir pour l'usage des bains. Il se dépose, à sa surface, une couche mince, blanchâtre, et comme crémeuse, laquelle n'est autre chose qu'une partie du principe minéral qui se précipite au contact de l'air.

Parmi ces sources, trois ont été aménagées à part pour être prises en boisson. Ce sont : le Kesselbrunnen, température 43 degrés ; le Kraenchen, température 28 degrés ; le Fürstenbrunnen, température 32 degrés. Elles jaillissent, toutes les trois, au Kurhaus, dans les salles assez sombres du rez-de-chaussée. La première est isolée ; c'est la plus abondante et la plus gazeuse : les deux autres sont réunies dans la même enceinte, qui est trop étroite pour que plus de trois ou quatre personnes en approchent à la fois.

L'eau de toutes ces sources a une transparence parfaite. Sa saveur, légèrement alcaline, est assez prononcée : on dirait un faible bouillon de veau. La source de Kraenchen a quelque chose de plus piquant et de plus agréable, qu'on a comparé souvent à un petit goût de pommes de reinette : aussi est-ce de cette source que l'on boit de préférence.

Les eaux d'Ems doivent être rangées parmi les eaux alcalines. C'est le bicarbonate de soude qui en constitue la base : deux grammes par litre. Par leur composition, elles se rapprochent donc beaucoup de celles de Vichy, à l'exception que ces dernières sources sont bien plus fortes, puisque, pour une égale quantité d'eau, elles contiennent environ cinq grammes du même sel.

Les eaux d'Ems se prennent en boisson, en bains et en douches.

En boisson. On commence en général par deux ou trois verres, et l'on arrive facilement jusqu'à cinq ou six par jour. Le matin est l'instant où l'on boit ; c'est aussi celui où l'orchestre, placé dans le jardin du Kursaal, lance dans l'air ses notes les plus harmonieuses. Entre quatre et cinq heures, vous rencontrez de nouveau quelques malades qui se promènent, le verre à la main, dans le voisinage des sources, mais c'est le plus petit nombre. Cette eau est facilement digérée ; l'estomac la supporte d'autant mieux qu'elle contient une notable quantité de gaz acide carbonique et d'azote. On trouve toujours au Kurhaus du lait et autres liqueurs adoucissantes ; de sorte que chacun peut à son gré, et suivant le besoin, édulcorer l'eau minérale.

En bains. Le temps n'est plus où l'on prenait, à Ems, les bains à une température brûlante et où l'on y restait plusieurs heures de suite. Aujourd'hui les médecins donnent la préférence aux bains tièdes, dont la chaleur ne dépasse pas 26 à 28 degrés Réaumur, et il est rare qu'on y reste plus de vingt-cinq à trente minutes. Les baignoires du Kurhaus sont des espèces de bassins en maçonnerie, assez larges pour que l'on puisse y exécuter quelques mouvements de natation. En entrant au bain, on éprouve un sentiment de bien-être tout particulier ; la peau se colore légèrement et devient onctueuse et lisse comme si l'eau tenait en dissolution un corps savonneux. Sous ce rapport, comme sous quelques autres, Ems n'est pas sans analogie avec Schlangenbad.

En douches. Les douches sont organisées à Ems, de même que dans presque tous les établissements du

Rhin, de la manière la plus défectueuse. Ainsi, au lieu de tomber d'un réservoir élevé, l'eau est lancée au moyen d'une pompe portative dont le tuyau mobile est introduit dans la pièce où se trouve le malade. C'est pendant le bain que se prend la douche : pour la recevoir, on se tient debout ou assis sur les marches de la baignoire; puis, la douche finie, on se remet au bain. Ces douches ne doivent heureusement jouer qu'un rôle tout à fait secondaire dans le traitement, car leur action est à peu près nulle.

La douche et les bains se prennent presque toujours conjointement avec la boisson. Voici les phénomènes qui se développent d'habitude pendant la durée de la cure :

Les premiers jours présentent rarement autre chose qu'un surcroît d'appétit, et une augmentation de la sécrétion urinaire et cutanée; on se sent plus agile, plus fort. Mais bientôt à cette première impression succède un état tout opposé. Les malades deviennent tristes, abattus, moroses : ils ont la bouche pâteuse, des flatuosités, une constipation opiniâtre, de véritables accès fébriles. C'est ce qu'on appelle les symptômes de saturation; quelques jours de diète et d'interruption des eaux suffisent ordinairement pour les dissiper. Souvent aussi, à cette période, on administre avec avantage une légère purgation qui consiste en quelques grammes de sel de Carlsbad, ou un verre d'eau de Kissingen.

Quelquefois la crise provoquée par les eaux est plus forte; d'anciennes douleurs se réveillent, celles qui existaient augmentent, des exanthèmes miliaires ou même des furoncles se manifestent sur diverses parties du corps. Mais ces accidents, qui peuvent avoir aussi leur degré d'utilité, se dissipent rapidement, et ils sont beaucoup plus rares aujourd'hui qu'à l'époque où l'on employait les eaux à une température très élevée. D'ailleurs, on peut presque toujours les prévenir, en évitant une trop grande saturation.

Passons maintenant à l'exposé des maladies pour lesquelles les eaux d'Ems peuvent être le plus utilement employées.

En première ligne se placent les affections de poitrine. Vous verrez principalement à ces eaux des personnes atteintes de phthisie pulmonaire, de bronchites et de laryngites chroniques. Si l'on croyait tout ce qu'on raconte à ce sujet, la source de Kesselbrunnen jouirait d'une sorte de spécificité pour faire cesser la toux, dissiper l'irritation, éliminer les produits morbides, et même cicatriser les cavités ulcéreuses des poumons. C'est surtout depuis que l'impératrice de Russie a recouvré la santé aux eaux d'Ems que la réputation de ces eaux est devenue en Allemagne l'égale de celle de nos Eaux-Bonnes. Or, que démontre l'observation?

Elle ne donne que trop de démentis à cette manière empirique de généraliser les faits. Sans doute les eaux d'Ems ont rendu et rendent chaque jour de grands services dans le traitement des tubercules pulmonaires, mais c'est plutôt à titre de médication préventive. Je m'explique.

On voit des malades devenir en peu de temps, et sans cause connue, pâles, tristes, languissants : leurs digestions s'entravent. Il se déclare une toux sèche, à petits accès, qu'on regarde au début comme simplement nerveuse, et qu'on néglige; puis des douleurs vagues, sans caractères bien tranchés, traversent par moments la poitrine, surtout au niveau des régions scapulaires. L'individu maigrit. Cependant l'auscultation ne dénote point encore la présence des tubercules. Ne seraient-ce point là les prodromes insidieux d'une phthisie commençante? Vous envoyez ce malade aux eaux d'Ems, et bientôt l'appétit renaît, les traits se colorent, les forces reparaissent et tout rentre dans l'ordre. Peut-être n'était-il pas encore phthisique; mais nul doute que, abandonné à lui-même, il n'eût point tardé à le devenir.

C'est dans des cas de cette nature que les eaux d'Ems peuvent rendre d'importants services à la thérapeutique. Elles conviennent également pour les catarrhes bronchiques et certaines affections du larynx caractérisées par l'enrouement ou même l'aphonie. Le choix de la source et la température de l'eau qu'on doit boire seront soigneusement surveillés : il faut dans beaucoup de cas accorder la préférence au Fürstenbrunnen, qui est moins chaux et moins gazeux que le Kesselbrunnen; ce n'est que pour les tempéraments lymphatiques et peu irritables qu'on aura recours à cette dernière source.

Vous trouverez également à Ems des jeunes filles dont l'état de langueur et d'anémie paraît tenir tout à la fois de la chlorose et de l'affection tuberculeuse. A cet appauvrissement du sang se joignent souvent des troubles de l'innervation. Dans ces cas de diagnostic douteux, les eaux d'Ems seront souvent une excellente pierre de touche pour juger la nature même de la maladie, et plus d'une fois elles ont rendu la santé à des personnes qui paraissaient destinées à mourir poitrinaires.

Mais qu'on se garde d'oublier que ces eaux ne doivent point agir, à la manière des Eaux-Bonnes ou du Mont-d'Or, en provoquant des crises. Il faut au contraire, dans leur emploi, s'attacher à obtenir une combinaison lente, insensible, de l'eau minérale avec nos fluides et nos tissus, d'où résultera une douce impulsion de tout l'organisme : dès l'instant où il surviendrait de l'excitation, ces eaux pourraient devenir rapidement fatales. Aussi, chez les individus pléthoriques, ayant eu des hémoptysies, ou offrant déjà de l'accélération du pouls et de la chaleur à la peau, les eaux de Weilbach devront être préférées à celles d'Ems, à cause de leurs vertus hyposthénisantes.

Quant aux phthisies confirmées, offrant les signes stéthoscopiques et autres d'une lésion pulmonaire, j'ai entendu dire aux médecins d'Ems eux-mêmes que les eaux, en pareil cas, ne sauraient que hâter la catastrophe.

Les maladies nerveuses sont, avec les maladies de poitrine, celles qui forment la principale clientèle des eaux d'Ems : aussi les femmes s'y trouvent-elles en majorité. Ce que nous avons dit de l'action sédative des bains explique comment ces eaux peuvent être utiles contre les palpitations, les spasmes, l'hystérie, la chorée, certains tics douloureux ; en un mot, contre la nombreuse classe des névroses. Ordinairement on se trouve bien, en pareil cas, d'associer aux bains d'Ems l'usage intérieur des eaux de Schwalbach. N'est-ce pas, en effet, la meilleure manière de prévenir le retour des accidents nerveux, que de fortifier la constitution, en agissant sur le sang lui-même ? Sydenham l'a dit : *Sanguis moderator nervorum*.

Les eaux d'Ems ont été beaucoup vantées contre la stérilité. Ce sont même aujourd'hui les sources les plus en faveur ; car, chose triste à avouer, la mode a fait irruption jusque dans le domaine de nos prescriptions médicales. La source privilégiée d'Ems a reçu le nom de Bubenquelle (*source aux garçons*) à cause de ses vertus merveilleuses. Voici comment elle est disposée et la manière dont on en fait usage.

Dans une chambre élégamment ornée, s'élève, du fond d'un bassin de marbre, un mince jet d'eau, à la hauteur d'un mètre environ ; au-dessus du jet, est un trépied de bois, percé à son centre d'une large ouverture. La jeune femme s'y assied, et reçoit ainsi, pendant une dizaine de minutes, une douche ascendante sur l'appareil sexuel.

Je ne puis que répéter, à propos d'Ems, ce que j'ai déjà eu l'occasion de dire au sujet de ces prétendues sources fécondantes : tout dépend de la cause même de la stérilité. Il est évident qu'ici la douche d'eau minérale ne pourra favoriser la conception qu'en diminuant l'irritabilité de l'utérus, en dissipant les engorgements du col, et en ramenant l'organe et ses annexes à une vitalité plus normale.

Comme eau alcaline, les sources d'Ems exercent une action remarquable sur les membranes muqueuses et les tissus glanduleux. Elles conviennent dans les dyspepsies avec rapports acides, les flux diarrhéiques par vice de sécrétion, la gravelle rouge et certaines affections catarrhales de la vessie et des reins ; elles agissent comme fondants dans l'*obstruction* des viscères abdominaux, principalement du foie et de la rate. Ces eaux rappellent donc assez bien celles de Vichy. Comme elles sont beaucoup moins fortes, on devra les préférer toutes les fois qu'il s'agira en même temps de calmer et d'adoucir : sous ce rapport, leur mode d'action m'a paru se rapprocher davantage des sources d'Evian.

Autrefois les rhumatisants se rendaient en foule aux eaux d'Ems, tandis que c'est à peine si l'on y en rencontre aujourd'hui quelques uns. D'où vient cet abandon de toute une classe de malades ? Ce n'est pas l'eau minérale qui a changé, mais son mode d'administration. On ne prend maintenant à Ems que des bains tempérés : or ces bains n'ont pas contre les affections rhumatismales chroniques l'efficacité dont ils jouissaient quand on les employait à des températures élevées. C'est tout au plus s'ils conviennent pour certaines formes de rhumatismes où prédomine l'élément nerveux, car alors il n'est pas besoin de ramener la maladie à une période aiguë.

Les mêmes remarques sont applicables à la goutte. Si elle est tonique, et qu'il s'agisse par conséquent de stimuler les articulations passivement engorgées, l'action des eaux d'Ems n'est plus assez puissante. Vous les réserverez pour ces gouttes avec éréthisme, qui tiennent un peu de la névralgie, que la moindre excitation exaspère, et qui réclament avant tout une médication sédative.

Les détails dans lesquels je viens d'entrer suffisent pour faire connaître dans quelles circonstances et suivant quelle mesure les eaux d'Ems peuvent être utilement employées (1). Je n'ai plus que peu de mots à ajouter.

Le Kurhaus et les Quatre-Tours sont les deux principaux établissements de bains. Ce dernier bâtiment, bien que mieux organisé, est cependant moins fréquenté que le Kurhaus, parce que son éloignement des sources oblige de se servir de tuyaux pour y transporter l'eau minérale, et qu'on craint que celle-ci n'ait perdu, dans ce trajet, quelques unes de ses propriétés, ce qui n'est pas impossible.

Le séjour d'Ems est agréable, la nouriture assez bonne, et l'on parle français dans la plupart des grands hôtels; ressource précieuse, car la ville est essentiellement allemande. Les distractions du jour consistent surtout dans la promenade. Pour les excursions un peu éloignées, on se sert de petits ânes bien soignés, bien coquets, symétriquement rangés le matin en ordre de cavalerie, et dont la selle rouge, à l'anglaise, se marie agréablement avec l'élégant uniforme des jockeys qui les conduisent. (Il paraît que ces équipages que j'avais vus si frais auraient bien grand besoin aujourd'hui d'être renouvelés.) C'est à peu de distance d'Ems que se trouvent le château gothique de Stolzenfels, qui a été restauré avec tant de goût, et la for-

(1) Consulter, pour plus de renseignements, le remarquable travail de M. Fauconneau-Dufresne sur les eaux d'Ems.

midable forteresse d'Ehrenbreitstein, ce Gibraltar du Rhin.

Le soir, on se réunit dans les salons étincelants du Kursaal, où respire un parfum de bonne compagnie qu'on trouve rarement ailleurs au même degré. L'habitude est de se séparer d'assez bonne heure : malheureusement, au lieu de nos bons lits de France, on est condamné à ces abominables lits tudesques, avec leurs draps trop courts, leurs couvertures trop légères, ou leurs étouffants édredons. On parle beaucoup, de l'autre côté du Rhin, de réformer les institutions. La réforme que je conseillerais aurait, avec moins de dangers, un mérite plus facilement appréciable. Que ne s'occupe-t-on aussi un peu de réformer les lits?

TRANSPORT (*le Kraenchen*). — Cruchons ficelés et goudronnés.

Ces eaux se conservent bien ; cependant le transport m'a paru affaiblir sensiblement leurs vertus thérapeutiques. La dose est de deux verres le matin, tiédis au bain-marie. Utiles dans les irritations chroniques du larynx et des bronches, mais sans spécificité d'action bien appréciable. Je les ai vues réussir contre certaines affections de l'estomac et de la vessie, où les eaux de Vichy auraient été trop excitantes. Quelques malades en boivent au repas.

SCHWALBACH
(duché de Nassau).

Situé dans le fond d'une vallée étroite, au milieu d'une nature tout à la fois sauvage et cultivée, Schwalbach ressemble moins à un village qu'à une sorte d'étape placée sur la grande route d'Ems à Wiesbaden. Les maisons y ont un style sévère : l'établissement des bains n'offre rien de monumental. Vous ne trouverez à Schwalbach que des distractions paisibles et des récréations champêtres, en rapport avec le genre de vie que réclament les maladies qu'on y traite.

En effet, les personnes qui se rendent à ces eaux y viennent surtout pour réparer leurs forces et en chercher de nouvelles. Ce sont des jeunes filles chez lesquelles la menstruation a de la peine à s'établir ou est irrégulière, et dont la pâleur décèle un état chlorotique. Ce sont des jeunes femmes qu'ont épuisées des couches laborieuses, des hémorrhagies utérines, ou chez lesquelles d'abondantes leucorrhées entretiennent une langueur générale. Ce sont des jeunes hommes que la vie fatigante des grandes villes, des excès de travail, le plus souvent l'abus des veilles et des plaisirs, ont affaiblis avant l'âge, ou peut-être menacent d'une caducité prématurée. Enfin vous y verrez aussi des vieillards chez lesquels des digestions lentes et laborieuses, une somnolence habituelle, des lassitudes insolites, réclament une douce stimulation de l'estomac et des principaux viscères. De quoi serviraient alors, avec un semblable personnel, des réunions bruyantes et des fêtes animées !

Les eaux de Schwalbach sont ferrugineuses et essentiellement gazeuses. Le fer s'y trouve surtout à l'état de crénate : quant au gaz, c'est de l'acide carbonique, mêlé à peine d'un millième d'azote ; son extrême abondance doit rendre très réservés les buveurs qui auraient quelque disposition aux congestions vers le cerveau.

Ces sources sont au nombre de quatre principales, d'une température de 10 degrés centigrades. Ce sont :

Le *Weinbrunnen*. C'est la source la plus anciennement connue de Schwalbach, et une des plus ferrugineuses ; elle contient environ $0^{gr},04$ de fer par litre. Mais le goût du métal est presque entièrement masqué par la saveur aigrelette et piquante de l'acide carbonique qui la sature : aussi son nom signifie-t-il *source de vin*.

Le *Paulinbrunnen* est situé plus loin que la précédente, tout à fait au bout de la promenade ; il renferme un peu moins de fer, mais davantage encore de gaz. D'après M. Katsner, la proportion d'acide carbonique, pour une livre allemande, serait de trente-neuf pouces cubes. La saveur de cette eau m'a paru des plus agréables.

Tout à côté est la souce de *Rosenbrunnen*. Très peu gazeuse, lourde à l'estomac, elle n'est employée qu'en bains.

Enfin, la quatrième source, le *Stahlbrunnen*, jaillit dans une autre vallée, derrière l'établissement thermal. Bien qu'elle ne soit pas la plus ferrugineuse, on l'appelle la *source de fer* : c'est qu'ici le gaz acide carbonique n'est pas en assez grande quantité pour dissimuler complétement, comme dans le Weinbrunnen, la saveur atramentaire ; on s'en est donc rapporté à la sensation, et non à l'analyse.

J'ai vu en Allemagne des sources où le fer existe en

quantité égale, et même supérieure à celle des eaux de Schwalbach, mais aucune où il soit d'une plus facile digestion, et mêlé à moins de substances étrangères.

On va boire les eaux, le matin, à la dose de cinq ou six verres, ou même davantage. Le Weinbrunnen est en général la source qu'on préfère : ses éléments paraissent plus heureusement combinés, et, comme elle contient un peu plus de sels neutres, c'est celle qui échauffe le moins. Si cependant l'estomac ne la supporte pas bien, on devra essayer d'une autre source, et il est peu de malades qui ne finissent par en trouver une à leur convenance.

L'eau de ces diverses sources est conduite dans l'établissement thermal, pour l'usage des bains et des douches. Il y a quarante-sept cabinets vastes et bien aérés : ceux du premier étage surtout sont magnifiques. Comme on se sert, pour chauffer l'eau minérale, de la méthode de Schwartz (1), elle atteint, en quelques minutes, le degré de température convenable, avant d'avoir pu subir de notables déperditions de gaz.

Les bains forment une partie très accessoire du traitement : il en est de même de la douche qui, au lieu de représenter une chute d'eau d'une certaine hauteur, n'est, comme à Ems, qu'un simple jet lancé par une petite pompe.

L'allée Saal, avec sa terrasse plantée en avenue et ses frais ombrages, est la promenade favorite. Quand le temps est humide, on se réunit dans la grande ga-

---

(1) Voyez les détails à la page 314.

lerie couverte qui règne au-dessus de l'élégante façade de l'établissement.

Schwalbach est un but fréquent d'excursions; on y vient, en partie de plaisir, de la plupart des établissements voisins. C'était autrefois une sorte de lieu de pèlerinage pour les jeunes femmes privées du bonheur d'être mères. Ces sources étaient même réputées si efficaces contre la stérilité, que les bourgeois de Francfort avaient la précaution de stipuler, dans leurs contrats de mariage, que leurs femmes n'iraient pas plus de deux fois en leur vie aux eaux de Schwalbach, de peur qu'elles ne devinssent trop fécondes. Ces craintes sont dissipées aujourd'hui, bien qu'on cite encore des grossesses tout à fait inespérées.

Vers la fin de la saison, il se rend chaque année à Schwalbach un certain nombre de malades pour y achever leur cure commencée à d'autres sources, et se reposer en même temps des fatigues qui, dans les localités trop bruyantes, compromettent si souvent le succès des eaux.

Transport (*Stahlbrunn*). — Cruchons goudronnés. Se conservent bien. Excellentes eaux qui conviennent dans tous les cas où le fer est indiqué. La quantité d'acide carbonique qu'elles contiennent empêche qu'elles ne pèsent à l'estomac.

SCHLANGENBAD
(duché de Nassau).

Schlangenbad n'est qu'à une lieue de Schwalbach. Le chemin qui relie ces deux villages serpente au milieu des bois, le long des riantes et fertiles vallées du Taunus : on se croirait transporté dans un des sites les plus gracieux de l'Oberland.

Les quelques maisons qui composent Schlangenbad sont bâties, à mi-côte, dans la forêt même, et ont assez bon aspect; il y a plusieurs hôtels tout à fait élégants.

On compte huit sources d'eau minérale, distinguées entre elles par un numéro d'ordre. Ces huit sources se rendent, par groupes de quatre, dans deux établissements thermaux peu éloignés l'un de l'autre, et désignés, à cause de leur situation sur un plan différent, sous le nom de bâtiment *supérieur* et de bâtiment *inférieur*. Elles servent à alimenter les bains; l'une d'elles fournit à la buvette qui se trouve sur la place publique, au pied de la terrasse.

L'eau de ces différentes sources est claire, transparente et d'une parfaite limpidité : quand on l'examine en masse, elle offre une teinte légèrement bleuâtre. Sa température varie de 25 à 30 degrés centigrades. Sa saveur est nulle; on dirait de l'eau ordinaire, un peu tiède. Elle est à peine gazeuse, et l'analyse n'y constate que quelques centigrammes, par litre, de bicarbonate de soude, des traces de chlorure et autres sels à peu près insignifiants.

Quand on froisse cette eau entre les doigts, on éprouve une sensation douce, veloutée, en quelque sorte savonneuse, qu'on ne sait trop à quel principe attribuer. Comme il faut en tout du merveilleux, on affirme, dans le pays, que l'onctuosité des sources dépend d'une matière animale que viennent y déposer de petites vipères : de là le nom de Schlangenbad (*bain des serpents*). Je présume que c'est tout simplement une substance argileuse, infiniment divisée, dont l'eau se charge dans son trajet souterrain, et qui lui communique aussi son reflet azuré. Si c'était l'espèce de bitume ou *schleim* qu'on observe dans les eaux de Gastein et de Wilbad, elle laisserait, comme celles-ci, un résidu limoneux dans les réservoirs ; or, on n'en trouve pas de traces.

On comprend combien un bain, pris dans de semblables conditions, doit apporter de bien-être et même de jouissances. Rien n'a été négligé pour le rendre plus agréable encore. Ainsi les baignoires sont larges et spacieuses : celle dite des Électeurs est une véritable piscine, toute de marbre, dans laquelle on peut nager facilement. Ce qui ajoute encore aux séductions du bain, c'est que, par une sorte d'effet optique, la teinte bleuâtre de l'eau minérale fait ressortir davantage la blancheur de la peau, à tel point que, chez les personnes déjà favorisées, vous diriez de l'albâtre. N'est-ce pas un peu la fontaine de Jouvence? Malheureusement, quand on sort du bain, une partie du charme s'évanouit.

Les femmes, bien entendu, sont en grande majorité à Schlangenbad. « Nos eaux, me disait un des médecins de l'endroit, sont des eaux de petites-maîtresses. » Cependant elles ont des propriétés thérapeutiques plus sérieuses. Ainsi, dans la plupart des affections liées aux troubles de l'innervation, les migraines opiniâtres, certaines insomnies, les douleurs utérines, surtout aux époques menstruelles, en un mot dans les diverses névroses, les sources de Schlangenbad exercent une action calmante des plus salutaires. Elles sont également fort utiles dans les maladies de la peau caractérisées par l'irritabilité de cette membrane.

On les emploie surtout en bains : comme leur température est un peu trop basse, on est obligé de l'élever de quelques degrés.

Il est rare qu'on fasse usage de ces eaux à l'intérieur. On leur préfère d'habitude celles de Schwalbach, lesquelles, loin de contrarier les effets adoucissants du bain, aident au traitement, en redonnant du ton aux organes, et en fortifiant le système nerveux.

Quelques malades viennent suivre à Schlangenbad une cure de petit-lait : des chèvres, à cet effet, ont été amenées de Suisse, et elles vont dans la journée brouter les herbes odorantes jusqu'aux sommets de la chaîne du Taunus. On prend le petit-lait, le matin, sur la jolie terrasse qui domine la vallée.

Schlangenbad n'offre d'autres distractions que de ravissantes promenades où l'on respire un air d'autant plus pur et plus vivifiant que le village est situé au milieu des bois. Pour beaucoup de malades, c'est peut-être un genre de vie un peu monotone. Mais il ne faut qu'une heure pour se rendre à Wiesbaden, et la route est si belle !

WIESBADEN
(duché de Nassau).

Wiesbaden est la capitale du duché de Nassau. Ce qui frappe le plus en y entrant, c'est la blancheur éclatante des maisons, toutes peintes à l'huile, la largeur des rues et leur parfaite régularité. Une double rangée d'arbres encadre la ville et forme autour de son enceinte de magnifiques boulevards; mais si l'on pénètre au cœur même de la cité, on ne rencontre plus que des rues étroites, tortueuses et mal bâties, véritables constructions du moyen âge. Aussi les malades logent-ils presque exclusivement dans les quartiers modernes, où ils trouvent de l'espace, de l'air et toutes les commodités de la vie.

Les sources minérales de Wiesbaden paraissent être les *Fontes Mattiaci* dont parle Pline, car la description qu'il en donne s'applique très exactement à ces sources : elles sont au nombre de dix-huit et jaillissent dans la partie vieille de la ville, vers la pente méridionale du Taunus, dont la chaîne s'étend dans la région du nord. Toutes ces sources sont thermales ; une seulement mérite une description particulière, car c'est la plus abondante, la plus riche en principes salins, celle dont on boit, et la seule qui soit publique : cette source s'appelle le *Kochbrunnen*.

L'eau du Kochbrunnen (*source bouillante*), bien que la plus chaude de toutes, n'atteint cependant pas une température assez élevée pour justifier son titre, car elle ne marque que 67 degrés centigrades. Cette source, située dans une sorte de petit bassin qu'entoure un pavillon découvert, s'échappe d'une double coquille de fonte et bouillonne comme de l'eau en ébullition. C'est de là que partent les divers tuyaux qui conduisent l'eau thermale aux hôtels qui ont des établissements de bains : il se dégage de la source un nuage de vapeur qu'on aperçoit de loin. En face est une petite placé, plantée d'acacias, au milieu de laquelle s'élève un groupe allégorique, de marbre, dédié à la déesse Hygie.

L'eau de cette source est claire et limpide ; elle répand une légère odeur, comme de la chaux qu'on éteint : sa saveur ne peut être mieux comparée qu'à celle d'un mauvais bouillon, fortement salé. Au fond du bassin où elle sourd est un dépôt ocreux, et il se forme à sa surface une pellicule blanchâtre, irisée, qui n'est autre chose qu'un carbonate alcalin précipité par le contact de l'air.

Les autres sources se trouvent dans les hôtels particuliers dont elles sont la propriété : les deux principales, le Schutzenhof et l'Adlerquelle, ne diffèrent du Kochbrunnen qu'en ce qu'elles sont moins chaudes et moins minéralisées.

Les sources de Wiesbaden appartiennent toutes à la classe des eaux salines muriatiques. Le Kochbrunnen contient, par litre, environ huit grammes de sels, dont un peu plus de sept grammes de chlorure de sodium : quant à l'acide carbonique, il est en bien moindre quantité que ne semble l'indiquer le bouillonnement de la source, ce bouillonnement étant produit en partie par le dégagement de l'air atmosphérique en dissolution dans l'eau minérale.

C'est en analysant ces eaux que M. Walchner a, pour la première fois, constaté la présence de l'arsenic, qu'on a ensuite reconnu dans la plupart des sources minérales.

On vient surtout à Wiesbaden pour faire usage des bains. Cependant, vous apercevez le matin, vers sept heures, un certain nombre de malades réunis près du Kochbrunnen ; ils boivent l'eau minérale, mais avec précaution et par petites gorgées, car elle est si chaude, que, pour éviter de se brûler les mains, on est obligé de se servir de verres à anse. Quelques personnes, au lieu de l'eau puisée immédiatement à la source, en prennent dans des bouteilles de grès qui ont été remplies dès la veille, et qu'on a eu soin de ne pas boucher pour que l'eau se refroidît plus vite. C'est une méthode très défectueuse, l'eau minérale perdant ainsi non seulement ses gaz, mais la plupart de ses principes salins : mieux vaudrait ajouter à l'eau trop chaude un peu d'eau minérale froide, que de la laisser ainsi s'évaporer.

Cette eau, à la dose de trois ou quatre verres, est ordinairement laxative, bien que chez quelques malades elle produise l'effet tout opposé. L'estomac la supporte, en général, fort bien ; le plus souvent, il en résulte une augmentation notable d'appétit et des digestions plus faciles.

Les bains, avons-nous dit, constituent la partie essentielle du traitement. Ils sont extrêmement excitants, bien que leur température dépasse rarement 26 à 27 degrés Réaumur, et qu'ils aient perdu beaucoup de leur force par l'obligation où l'on a été de laisser refroidir l'eau minérale, afin de la ramener à un degré convenable. Quelquefois, pourtant, vous voyez des malades être pris, en entrant dans le bain, de maux de tête, d'éblouissements et de vertiges ; d'autres supportent bien la première immersion, puis ils éprouvent une sorte de somnolence qui indique que le cerveau tend à se congestionner : il ne faut pas hésiter, en pareil cas, à quitter le bain, ou du moins à en mitiger l'action, en ajoutant de l'eau ordinaire à l'eau minérale.

Les bains, combinés avec la boisson, déterminent d'habitude, au commencement de la cure, certains phénomènes de saturation que nous avons déjà mentionnés à propos d'autres sources, et qui se rattachent à la fièvre thermale. Ces phénomènes, dont la durée dépasse rarement trois ou quatre jours, se traduisent par l'insomnie, l'accablement, l'inappétence, le ballonnement du ventre, l'accélération du pouls et même l'oppression : en général, ils se dissipent d'eux-mêmes par le repos. D'autres fois, il est bon de recourir à un léger évacuant, car ce qui prédomine habituellement dans cet ensemble de symptômes, c'est l'état saburral de l'estomac et un sentiment de plénitude.

Il est une autre série de phénomènes qui ne dépendent plus de l'impression produite sur les organes par le premier contact de l'eau thermale, mais qui paraissent être la conséquence du passage dans le sang des principes minéralisateurs, et de leur combinaison intime avec nos humeurs : c'est ce qu'on appelle la *fièvre critique* des bains.

Cette fièvre se déclare rarement avant le deuxième septénaire. Elle s'annonce de même par les phénomènes de saturation et d'accélération du pouls ; mais ce qui la distingue essentiellement, c'est qu'au lieu de se dissiper d'elle-même par degrés et sans secousse, elle provoque presque toujours une véritable crise qui en est comme l'aboutissant. Ainsi les malades sont pris tout à coup d'une transpiration excessive, et en même temps la peau se recouvre d'une éruption miliaire. D'autres fois, il survient une diarrhée abondante dont la couleur, la viscosité et l'odeur offrent quelque chose de tout à fait spécifique. Dans quelques cas, la crise se portant sur les reins, les urines deviennent troubles et laissent déposer un sédiment rouge, épais, ammoniacal, comme dans le catarrhe de la vessie. Quel que soit, du reste, le mode de terminaison de ces crises, et les trois formes que je viens d'indiquer sont les plus fréquentes, on voit la fièvre décroître, puis disparaître à mesure que le principe morbifique qui viciait l'économie trouve une issue au dehors. Ce sont là, je le sais, des explications et un langage empruntés à la médecine humorale ; mais qu'importe ! Pour tout esprit qui sait observer, l'étude des maladies chroniques ne permet pas de méconnaître la part immense qu'il faut attribuer, dans l'appréciation des lésions, à l'état du sang et des autres liquides.

Les eaux de Wiesbaden conviennent dans ces nombreuses affections chroniques qui semblent être du domaine de presque toutes les eaux minérales, pourvu que celles-ci aient une température élevée ; mais on les recommande plus spécialement contre la goutte et le rhumatisme. Comme on désigne ainsi, d'habitude, divers états morbides qui n'ont souvent de commun entre eux que la douleur et la gêne des mouvements, il importe d'établir à leur sujet quelques distinctions pratiques.

Et d'abord, pour ce qui est de la goutte, je commence par déclarer qu'aucune eau minérale, pas plus qu'aucun médicament, ne jouit du privilége spécial de la guérir. Quelquefois elle revêt des formes si complexes, que chacune d'elles réclame une médication particulière ou même différente.

Quelle est celle pour laquelle les eaux de Wiesbaden devront être conseillées ?

Il est évident, d'après l'action de ces eaux, que ce sera surtout la forme passive ou atonique : nous désignons ainsi cette goutte vague, mal définie, sans réaction vive, qui s'annonce plutôt par l'engourdissement que par la douleur, et qui entraîne presque toujours l'œdème des parties atteintes. La crise ne débute pas franchement par une articulation ; elle se porte de l'une à l'autre, du pied au genou, du bras à l'épaule, passe quelquefois d'un côté du corps au côté opposé, ou même s'attaque aux organes les plus essentiels de la vie : c'est cette extrême mobilité qui en constitue le caractère distinctif. Les eaux de Wiesbaden, employées dans ce cas, auront pour effet de raviver le principe goutteux, d'en réunir les éléments disséminés dans la profondeur des tissus, et, par une sorte de travail éliminatoire, de les diriger au dehors. Une crise surviendra ; mais cette crise, souvent douloureuse, n'aura qu'une durée passagère, et, à mesure qu'elle diminuera, vous verrez les articulations affectées redevenir de plus en plus libres.

Les goutteux qui se rendent à Wiesbaden pour réclamer le bénéfice de ses sources ne doivent donc pas se faire illusion sur la nature même du traitement. Il leur faudra presque toujours passer par la période d'aggravation, avant de sentir leur état s'améliorer, et encore cette amélioration n'est-elle pas certaine.

Ce que je viens de dire de la goutte s'applique également bien au rhumatisme : d'ailleurs ces deux affections se confondent quelquefois au point de ne plus sembler en faire qu'une seule.

Il est des malades chez lesquels le rhumatisme s'est tellement identifié avec les tissus fibreux et musculaires, qu'il fait en quelque sorte partie de l'individu lui-même. On dit : « J'ai mes douleurs, » pour indiquer que celles-ci s'exaspèrent. Les souffrances reviennent ainsi à des époques plus ou moins éloignées, sans offrir d'accès proprement dits, de sorte qu'il y a plutôt recrudescence d'un mal continu qu'intermittence véritable. Cette variété du rhumatisme, qui est surtout influencée par les variations atmosphériques, spécialement le froid et l'humidité, succède le plus souvent à un état aigu; mais quelquefois elle se développe d'emblée avec les caractères chroniques qu'elle ne doit plus quitter. On ne saurait, en pareil cas, recourir trop tôt aux sources de Wiesbaden. Si le rhumatisme n'est pas arrêté dans ses progrès, il envahit successivement un plus grand nombre d'articulations; les têtes osseuses se déforment et se gonflent, les ligaments s'engorgent, les mouvements deviennent de jour en jour plus difficiles, et il en résulte un état d'endolorissement général qui amène l'immobilité. C'est ce que, dans le langage du monde, on appelle *être perclus*.

La douche aidera puissamment ici à l'action des bains. On comprend combien l'emploi de ces moyens énergiques exige de prudence; car, si l'on imprimait à la constitution une secousse trop violente, peut-être ensuite ne serait-on plus maître des accidents qu'on aurait imprudemment provoqués.

Il est une autre forme de rhumatisme, qu'on peut appeler *rhumatisme noueux*, pour laquelle on est souvent consulté, et qui se reconnaît aux caractères suivants : Les malades, surtout les femmes, éprouvent, sans cause appréciable, de la douleur dans l'articulation d'une phalange ; puis, au bout d'un certain temps, une autre articulation se prend, et ainsi de suite, jusqu'à ce que toutes les phalanges aient été envahies. La douleur n'est jamais très vive : elle se calme d'elle-même, mais en laissant dans les parties atteintes de la gêne et du gonflement. Bientôt les extrémités osseuses se tuméfient ; les doigts paraissent raccourcis, et la jonction des phalanges se courbe en saillies anguleuses ; enfin, le poignet peut également s'entreprendre, de sorte qu'il arrivera un moment où le malade se trouvera presque entièrement privé de l'usage de ses mains.

Cette variété du rhumatisme, dont la marche est si insidieuse et la nature en apparence si peu grave au début, est une des plus rebelles à l'action des eaux. Celles-ci, quelque persistance qu'on mette dans leur emploi, ne guériront point le mal ; elles pourront tout au plus l'atténuer ou en arrêter les progrès.

Si je voulais passer en revue les différentes maladies articulaires pour lesquelles les eaux de Wiesbaden doivent être conseillées, ou, au contraire, défendues, je serais entraîné bien au delà des limites de ce travail. Qu'il me suffise d'avoir indiqué les principaux types. D'ailleurs, souvent les espèces se mêlent et se confondent, chez le même malade, de manière à former un tout complexe dont il est impossible d'isoler ou de définir les éléments.

Les sources de Wiesbaden conviennent encore dans beaucoup d'autres affections où il s'agit de produire une stimulation énergique : sous ce rapport, leur composition et leurs vertus thérapeutiques présentent de notables analogies avec les eaux de Bourbonne. Ainsi, on les emploie contre certaines paralysies des membres, les rétractions musculaires et tendineuses, les entorses, les ankyloses incomplètes, les roideurs consécutives aux anciennes fractures, et les plaies d'armes à feu trop lentes à se cicatriser.

On les conseille également contre certains symptômes de pléthore abdominale qui paraissent se rattacher à des embarras de circulation dans la veine porte, et qu'on appelle *Unterleibsvolblütigkeit*. (Je ne serai plus repris à faire des citations en allemand.) Par la congestion artificielle qu'elles produisent dans les plexus veineux du rectum, ces eaux ont pour effet de dégager les viscères, et d'imprimer au sang une direction meilleure.

Je n'ai rien de particulier à dire de l'hygiène des baigneurs ; elle est à Wiesbaden la même que dans les autres établissements thermaux. Comme les vallée où se trouve la ville est très peu profonde, que le climat est fort doux, et que la chaîne du Taunus forme un rempart contre les vents du nord, on est peu exposé aux variations brusques de l'atmosphère : aussi la saison des eaux se prolonge-t-elle jusqu'au mois d'octobre.

On se baigne dans les hôtels particuliers. Le Kursaal n'est destiné qu'aux fêtes et aux jeux; ses longues galeries, avec leurs élégantes boutiques, ses salons grandioses et leur splendide ameublement, son parc si frais, si coquet, en font un véritable palais tout à fait digne de la capitale du duché de Nassau et de l'importance de ses sources.

Wiesbaden est un séjour des plus animés. La dernière fois que je visitai cette ville (août 1850), elle était devenue le rendez-vous des personnages les plus éminents, qui, de toutes les parties de la France, s'étaient empressés de venir présenter leurs hommages au plus noble des exilés. Je ne sais si pareille bonne fortune lui est encore réservée; mais on est toujours sûr d'y rencontrer une société choisie, d'agréables distractions, une existence facile, et, ce qui n'est pas moins attrayant, on a bien des chances d'y recouvrer la santé.

WEILBACH
(duché de Nassau).

Quand on va de Mayence à Francfort par le chemin de fer, on aperçoit sur la gauche, en face de la station de Florsheim, un vaste édifice entouré de quelques arbres, et isolé de toute habitation : c'est l'établissement thermal de Weilbach. Là jaillit une source sulfureuse que nous connaissons à peine de nom en France, bien que chaque année, en Allemagne, on en expédie plus de cent mille bouteilles. Cependant il ne faudrait pas juger des vertus de cette eau par le chiffre seul de son exportation, car on doit mettre aussi en ligne de compte l'extrême rareté des eaux sulfureuses dans toute cette partie du Rhin.

Il n'y a qu'une source à Weilbach : elle est renfermée dans un élégant pavillon, tout près de l'établissement. L'eau s'échappe, par quatre robinets, d'une sorte d'urne disposée en pyramide, pour retomber dans un bassin de marbre, d'où elle est transportée par des tuyaux pour l'usage des bains. Autrefois les malades étaient obligés de loger dans le village, qui est éloigné d'une demi-lieue : ils trouvent aujourd'hui, près de la source, un appareil de bains bien ordonné, et des appartements tout à fait convenables.

L'eau de Weilbach est claire et limpide comme de l'eau de roche; sa saveur est à peine sulfureuse, son odeur presque nulle. Quand on compare cette source à celles d'Aix-la-Chapelle, on n'hésite pas à la regarder comme bien moins sulfureuse, et cependant l'analyse démontre que le contraire existe. C'est que les eaux de Weilbach, par cela même qu'elles sont tout à fait froides (11 degrés Réaumur), conservent presque en totalité le principe sulfureux que nous avons dit être si volatil dans les eaux thermales d'Aix-la-Chapelle.

Le soufre s'y trouve surtout à l'état de gaz acide sulfhydrique libre : la dose, d'après M. Kastner, serait d'un peu plus de deux pouces cubes, par livre allemande de seize onces. Il y a aussi une légère proportion d'acide carbonique et d'azote.

M. Fontan range la source de Weilbach dans la classe des eaux sulfureuses accidentelles. Il s'appuie principalement sur ce qu'elle sort d'un terrain formé de calcaire grossier, alternant avec des couches d'argile mêlées de lignite et de houille. Remarquons toutefois que les quelques sels en dissolution dans cette eau sont à base de soude : or, d'après M. Fontan, les eaux sulfureuses accidentelles devraient contenir des sels à base de chaux.

On prend l'eau de Weilbach en boisson et en bains. Il est d'usage de la boire à la source même, en ayant soin de remplir le verre très doucement, dans la crainte que le gaz, agité par le choc, ne s'évapore. Quant aux bains, ils méritent à peine qu'on en parle, car il faut faire chauffer l'eau, et le gaz sulfhydrique, quelque précaution qu'on prenne, s'échappe presque en totalité : au lieu de bains sulfureux, ce sont donc tout simplement des bains un peu alcalins.

C'est surtout dans le traitement des affections chroniques de la poitrine que les eaux de Weilbach sont les plus renommées : on va même jusqu'à leur accorder une sorte de spécificité contre les catarrhes pulmonaires et les phthisies commençantes. Nous avons en France les Eaux-Bonnes, la Raillère et le Mont-d'Or, dont la réputation, justifiée par tant de succès, n'a rien à leur envier. Toutefois je n'ai pas dû passer sous silence les eaux de Weilbach, car nous allons voir qu'il est des cas où elles peuvent être employées avec avantage, quand les nôtres seraient impuissantes ou même dangereuses.

Ainsi, tandis que nos principales sources provoquent d'abord une excitation artificielle, et n'agissent qu'en substituant momentanément un état aigu à un état chronique, les eaux de Weilbach calment d'emblée et sans déterminer aucun phénomène critique. Il n'est même pas rare que, sous leur influence, le pouls diminue, dès les premiers jours, de quinze à vingt pulsations, et, de fébrile qu'il était, tombe au-dessous de son rhythme normal. Notons ce fait : il est capital par les conséquences pratiques qui en découlent.

Cette action sédative des eaux de Weilbach peut même quelquefois devenir tout à fait débilitante. Chez les personnes à tempérament lymphatique, surtout celles dont les cheveux sont blonds, la fibre molle, la peau décolorée, vous ne tarderez pas à voir, sous l'influence de ces eaux, la pâleur augmenter ainsi que la faiblesse. Bientôt des bruits de souffle se feront entendre au cœur et aux carotides : ce sera une véritable chlorose. Cependant l'estomac digère bien, et l'appétit continue d'être excellent. Le médecin de Weilbach, M. Roth, croit pouvoir expliquer cet effet des eaux en disant qu'elles s'attaquent aux globules du sang et les dissolvent.

On commence par boire, le matin, un à deux verres d'eau minérale, mais seulement par demi-verres à la fois ; puis on arrive à trois verres, puis à quatre, en prenant toujours l'expectoration pour guide. Celle-ci augmente-t-elle, on diminue la dose ; on l'augmente, au contraire, quand l'expectoration diminue : car il est d'observation que, lorsque la sécrétion de la muqueuse devient plus abondante, c'est plutôt par le fait d'une congestion passive que par la surexcitation de la membrane.

Il résulte de ces remarques que l'eau de Weilbach doit être surtout utile aux individus pléthoriques, dont le pouls est habituellement élevé, et dont la constitution offre les attributs du tempérament sanguin. Les hémorrhagies nasales, les congestions actives du poumon, bien loin d'être des motifs de s'abstenir, sont autant d'indications de l'emploi de ces eaux. On a noté aussi que les hommes s'en trouvent mieux que les femmes : ce sont surtout les jeunes gens de dix-huit à vingt-cinq ans, alors, en quelque sorte, que chez eux la séve est dans la plénitude de sa vitalité. Sous ce rapport, je ne connais que les eaux de Penticouse (Espagne), qui jouissent, comme celles de Weilbach, de propriétés primitivement sédatives dans le traitement des maladies de l'appareil pulmonaire.

Weilbach est un séjour des plus tristes ; il y a quelques jolis points de vue, mais très peu de promenades, et encore moins de visiteurs. On dirait une sorte de monastère qu'entourent les cités les plus bruyantes, mais d'assez loin cependant pour respecter son silence et son recueillement.

Transport. — Il est à regretter que ces eaux soient si peu connues en France, qu'on ait dû renoncer à en expédier. Elles se conservent très bien en bouteilles, et je ne connais aucune autre eau sulfureuse qui, dans certains cas, puisse les remplacer complétement.

SODEN
(duché de Nassau).

Soden est un joli village situé, au pied même du Taunus, entre Weilbach et Francfort, à trois lieues seulement de cette dernière ville. Au milieu des élégantes constructions élevées pour les baigneurs, on remarque surtout le Kursaal qui se dresse gracieusement en amphithéâtre et domine le parc : son architecture rappelle les chalets de la Suisse.

Les sources, au nombre de vingt-cinq, sont disséminées de distance en distance dans le village et les promenades ; on les désigne chacune par un numéro d'ordre. Comme plusieurs ont le même numéro, une lettre de l'alphabet sert à les distinguer.

Ces sources ont une température qui varie de 12 à 24 degrés Réaumur. Elles sont limpides et incolores. Le numéro 6, qui jaillit au milieu du parc, et est une des sources les plus estimées, a un goût salé et nauséabond, rappelant celui des eaux de Kreuznach ; d'autres soures, au contraire, sont très agréablement sapides, ce qu'elles doivent à la quantité de gaz acide carbonique qui les sature. C'est ainsi que le numéro 19 est communément appelé *source de Champagne* (*Champagnerbrunnen*). Il est certain qu'à sa sortie du sol, cette eau mousse et pétille comme le liquide dont elle porte le nom ; seulement j'ai trouvé, en y goûtant, l'assimilation quelque peu ambitieuse.

De même que toutes les sources muriatiques, ce sont des eaux très fortement chargées de sel marin. Ainsi, d'après l'analyse de MM. Figuier et Mialhe, le numéro 6 A, qui est une des plus minéralisées, contient, sur $15^{gr},691$ de substance saline, par litre, $14^{gr},327$ de chlorure de sodium.

Les sources de Soden ne sont pas toutes employées en médecine. Je vais indiquer les plus usitées, en y joignant quelques uns des renseignements que voulut bien me communiquer le docteur Thilenius.

Numéro 1. — 19 degrés. Convient surtout aux poitrinaires. On en boit de deux à trois verres le matin à jeun : ne purge pas.

Numéro 2. — 17 degrés. Prescrite de même dans le catarrhe bronchique avec menace de tubercules pulmonaires. N'est pas sans quelque analogie avec les sources d'Ems : un peu plus laxative que la précédente.

Numéro 4. — 16 degrés. Purge beaucoup. C'est la source la plus minéralisée ; très peu gazeuse. Conseillée principalement dans les embarras de la veine porte et les *obstructions* des viscères abdominaux. Elle agit comme un puissant révulsif dans les congestions de la tête et de la poitrine, surtout quand il est question de rappeler d'anciens flux hémorrhoïdaux.

Numéro 6. — 6 A, 15 degrés ; 6 B, 13 degrés. Mêmes propriétés et mêmes usages que le numéro 4.

Numéro 7. — 14 degrés. N'est usitée qu'en bain.

Numéro 18. — 12 degrés. Un peu moins purgative que les numéros 4 et 6 : convient dans les mêmes affections ; quelques malades la supportent mieux, à cause de sa température très basse. On l'a comparée avec quelque raison aux sources de Hombourg et de Kissingen.

Numéro 19. — 12 degrés. C'est la source dite de Champagne, celle qu'on préfère à cause de sa saveur aigrelette et piquante : par son action tonique, elle restaure l'estomac que fatiguerait à la longue l'emploi des autres sources plus actives.

Enfin, ce sont les numéros 4, 6 et 7 qu'on emploie le plus habituellement pour les bains.

M. Thilenius administre rarement ces eaux à doses purgatives. Il préfère un simple effet laxatif dont l'action, plus douce, a des résultats plus durables.

Il se rend, chaque année, à Soden, bon nombre de personnes malades de la poitrine. Sans aucun doute, les conditions atmosphériques n'ont pas ici une influence moindre que l'action des eaux. Quelle disposition plus heureuse que celle du village, adossé à la montagne et protégé contre les vents du nord par le Feldberg (1) et l'Altkœnig, les deux cimes les plus élevées de la chaîne du Taunus! Aussi l'air y est-il d'une pureté parfaite et d'une température presque toujours égale. Joignez à ces avantages un genre de vie calme et paisible, des distractions champêtres, de beaux sites, des promenades sans fatigue dans des sentiers ombragés, et vous aurez, mieux que par l'analyse chimique, le secret de l'efficacité de ces eaux contre les affections pulmonaires.

KRONTHAL
(duché de Nassau).

Sur la lisière du Taunus, à une lieue de Soden, se trouvent deux sources ferrugineuses froides. Elles sont extrêmement gazeuses, et jaillissent au pied de la montagne sur laquelle s'élève la ville de Kronberg, dont le vieux château offre des ruines si pittoresques et si riches en souvenirs.

Les eaux, indépendamment du fer, renferment une notable proportion de chlorure de sodium. Sous ce

---

(1) La hauteur du Feldberg est d'environ 1,000 mètres au-dessus du niveau de la mer.

rapport, elles conviennent quelquefois mieux que les eaux de Schwalbach, qui, moins chargées de principes salins, exercent une action plus astringente.

Les eaux de Kronthal sont éminemment toniques et stimulantes ; on les emploie surtout à l'intérieur. Le docteur Kuster utilise, comme à Nauheim, le gaz acide carbonique en douches et en bains.

Kronthal reçoit très peu d'étrangers ; cependant ses sources ont une valeur très réelle, et il ne leur manque que la vogue pour qu'elles prennent place aux premiers rangs des eaux ferrugineuses.

SELTZ OU SELTERS.

C'est dans le duché de Nassau, à onze lieues de Francfort et à dix de Mayence, que se trouve cette fameuse source, une des plus gazeuses de l'Europe, dont on exporte chaque année près de deux millions de bouteilles. L'eau de Seltz jaillit de terre avec force et en faisant entendre un grand bruit ; sa température est de 16 degrés centigrades. Il n'y a pas d'établissement thermal. Près de la source sont symétriquement rangées des pyramides de cruchons qui servent à l'exportation.

L'eau de Seltz naturelle ressemble très peu aux eaux artificielles du même nom, qui ne sont que de simples dissolutions de gaz acide carbonique dans de l'eau. Elle est moins chargée de gaz libre, mais elle contient quatre grammes environ, par litre, de muriate et de carbonate de soude, ainsi que des traces de fer. Quant à ses usages, ils intéressent autant l'hygiène que la médecine.

Transport. — Cruchons et demi-cruchons, goudronnés.

Ces eaux sont tellement connues et usitées, que je crois ne devoir entrer dans aucun détail sur leur emploi ni sur leurs effets.

Le duché de Nassau renferme beaucoup d'autres sources gazeuses : les deux principales sont celles de Fachingen et de Rippoldsau. La première est plus riche que l'eau de Seltz en fer et en carbonate de soude ; la seconde, plus riche en sulfate de soude et en carbonate de chaux : du reste, l'emploi thérapeutique de ces sources est à peu près le même que celui de l'eau de Seltz.

HOMBOURG
(Hesse).

Les sources de Hombourg sont, parmi les eaux d'Allemagne, celles que célèbrent chaque jour avec le plus de fracas toutes les trompettes de la publicité. Jamais peut-être le prospectus et l'annonce n'ont poussé aussi loin l'abus de la réclame. Qu'en est-il résulté? C'est qu'on se rend à Hombourg plutôt pour se divertir que pour se soigner, et que la roulette fait une telle concurrence aux sources, qu'on y voit beaucoup plus de joueurs que de malades ; et cependant ces eaux sont également favorisées au point de vue de l'hygiène et de la thérapeutique.

Hombourg, capitale du Landgraviat et résidence du souverain, est une petite ville, presque entièrement neuve, bâtie sur le penchant d'une colline, à l'extrémité orientale de la chaîne du Taunus. Une route magnifique la relie à Francfort, dont elle n'est distante que de trois lieues.

Le Kursaal est, sans contredit, un des plus beaux établissements de ce genre : situé au centre de la ville, et séparé de la rue principale par une place encadrée de parterres, son aménagement intérieur répond à l'aspect monumental du péristyle. De vastes salons ornés de colonnes de marbre, un riche ameublement, des peintures à fresque dans le goût de la renaissance, une belle exposition, tout concourt à l'embellissement de ce splendide édifice. Sur la façade qui regarde la forêt, s'étend une large terrasse qui communique avec le jardin du Kursaal : à droite est un kiosque pour les symphonies, et, un peu plus loin, le parc, avec ses ravissants bosquets, où jaillissent les sources.

Celles-ci, au nombre de quatre, sont froides : 10 à 11 degrés centigrades. Elles appartiennent à la classe des eaux salines muriatiques et offrent dans leur composition, ainsi que dans leurs propriétés, la plus grande analogie. Les chlorures, surtout le chlorure de sodium, en constituent les éléments essentiels ; elles renferment aussi du fer : toutes sont gazeuses. Un mot maintenant sur chacune.

Source Elisabeth. — C'est la plus fréquentée et celle qui a commencé la réputation de Hombourg. Elle est claire, limpide, et dégage beaucoup d'acide carbonique : sa saveur, franchement salée et piquante, n'a rien de désagréable ; elle contient environ 13 grammes de substances fixes par litre. Comme c'est la moins minéralisée, c'est par elle, en général, qu'on commence le traitement.

Prise à la dose de trois ou quatre verres, cette eau est légèrement purgative. Lorsque, dans les premiers jours de son emploi, elle provoque de la chaleur et de l'agacement à l'épigastre, on y ajoute un peu de lait, ou simplement de l'eau ordinaire : bientôt on arrive à pouvoir la prendre pure.

Source Louis. — Même composition à peu près que la source Elisabeth et mêmes usages. Elle est plus gazeuse, et, par suite, elle est quelquefois mieux supportée par l'estomac.

Source de l'Empereur. — La plus purgative de toutes ; elle contient un peu plus de 20 grammes de sels par litre. Sa saveur, astringente et amère, offre un arrière-goût sulfureux qui répugne aux malades et occasionne parfois des vomissements : aussi ne l'emploie-t-on d'habitude que vers la fin de la cure, quand on est déjà accoutumé à l'impression des eaux.

Source Ferrugineuse. — C'est une eau qui tient le milieu entre les sources muriatiques et les sources ferrugineuses. Elle renferme à peu près la même quantité de sel marin que la source Élisabeth, mais moins de carbonate de fer : sous ce rapport, elle se rapprocherait assez des sources de Schwalbach, avec lesquelles, toutefois, elle ne saurait entrer en parallèle, ne fût-ce qu'à cause de sa saveur tout à fait désagréable.

Ces diverses sources, qui sont pour la plupart le produit de forages artésiens, sont situées à peu de distance les unes des autres et renfermées chacune dans un bassin de pierre qu'entoure une élégante balustrade : on met sept à huit minutes pour s'y rendre de l'établissement. Rien de plus gracieux ni de mieux tenu que les sentiers qui y conduisent. Près de la source Élisabeth, s'élève l'orangerie, vaste bâtiment qui, lorsque le temps est pluvieux, offre une promenade couverte aux buveurs.

On ne prend pas les eaux de Hombourg en boisson seulement. Des bains et des douches ont été organisés tout près du Kursaal ; ils sont alimentés par les sources de Louis et de l'Empereur, dont les eaux viennent se déverser dans un réservoir commun, d'où elles sont transportées à l'établissement pour être soumises à un réchauffement préalable. Mais qu'on ne se méprenne pas sur la valeur de ces bains : une eau minérale dont il faut élever artificiellement la température ne saurait jamais avoir les vertus médicinales d'une source naturellement chaude.

Quelles sont les maladies qu'on traite à Hombourg avec le plus de succès ? Ce sont les affections abdominales, surtout celles que caractérisent des troubles de la digestion, des alternatives d'appétit exagéré et d'anorexie, des borborygmes, des flatuosités, un vague sentiment de tension et de plénitude dans tout le ventre, principalement au-dessus des fausses côtes. Tantôt il existe une diarrhée séreuse ; le plus souvent, c'est une constipation opiniâtre ; quelquefois ces états opposés se succèdent, sans cause connue, chez le même individu. En vain on essaie de toutes les préparations pharmaceutiques : il semble que le mal fuie devant le remède ou même se transforme. Bientôt alors des inquiétudes vagues s'emparent de l'esprit des malades, qui deviennent tristes et moroses ; la vie leur est à charge : ce sont des hypochondriaques.

L'hypochondrie n'est donc pas toujours le fait d'une simple aberration cérébrale : le plus souvent elle se lie à des souffrances, exagérées sans doute, mais bien réelles, qui portent tour à tour sur les principaux viscères de l'abdomen, sans se fixer spécialement sur aucun.

Quelle que soit la nature même de l'hypochondrie, il est d'observation que les eaux salines muriatiques exercent sur elle la plus heureuse influence : sous ce rapport, celles de Hombourg se placent en première ligne. Prises le matin, à la dose d'un à deux verres, ces eaux activent les sécrétions, donnent du ton aux vaisseaux, plus d'énergie aux glandes, et, sous l'influence d'évacuations alvines modérément répétées, rendent, par une heureuse réaction, l'esprit plus facile et la tête plus libre. Rarement on les prescrit à doses purgatives. Si vous déterminez, dès le début, une crise violente par les selles, l'action en sera trop rapide pour avoir un effet durable ; elle sera de même trop intense pour pouvoir être longtemps continuée : il vous faudra, par suite, renoncer à un moyen dont l'emploi convenablement ménagé eût encore été nécessaire pour le complément de la cure.

Presque toujours, dans ce cas, on associe à la boisson les bains d'eau minérale, qu'on rend plus actifs par l'addition d'une forte dose de mutter-laüge, apportée des salines de Nauheim.

Quant au traitement moral de l'hypochondrie, car

on ne saurait trop s'en préoccuper, vous ne trouverez nulle part, plus qu'à Hombourg, des éléments de distraction. Seulement il en est des plaisirs comme des eaux minérales : il faut savoir en user avec réserve.

Transport (*source Elisabeth*). — Cruchons goudronnés.

Ces eaux se conservent bien. Deux verres pris le matin, à jeun, produisent un effet doucement laxatif, et font disparaître l'état saburral des premières voies. Il est rare aujourd'hui qu'on les prescrive : on leur préfère avec raison les eaux de Kissingen.

NAUHEIM
(Hesse).

On met une heure, par le chemin de fer, pour aller de Francfort à la station de Friedberg, où l'on descend : de cette station partent des omnibus qui conduisent à Nauheim en dix minutes.

L'aspect de Nauheim n'offre rien de ce gracieux ni de ce confortable qui donne un cachet particulier aux localités où existent des établissements thermaux. Devant vous s'allongent, comme de sombres remparts, les bâtiments de graduation dressés pour les salines : à peine avez-vous franchi la voûte qu'elles forment au-dessus du chemin, que vous êtes averti, par la fumée des fourneaux, l'odeur des usines et l'architecture plus que modeste des habitations, que vous entrez dans une ville consacrée surtout à l'industrie. Cependant cette ville renferme des eaux minérales très remarquables au point de vue thérapeutique.

Les sources de Nauheim étaient autrefois très nombreuses, et on les distinguait entre elles par des numéros d'ordre ; mais, à la suite de forages artésiens, les anciennes sources ont disparu et de nouvelles ont jailli, qui l'emportent de beaucoup sur les premières par leur volume, la richesse de leurs éléments et leurs propriétés médicinales. Ces sources, aujourd'hui au nombre de trois, sont :

Le *Kurbrunnen*. Température, 19 degrés centigrades. C'est une eau très claire et très transparente ; elle contient beaucoup de gaz acide carbonique, moins cependant que ne semble l'indiquer son bouillonnement : sa saveur piquante et salée n'a rien de désagréable. On l'emploie seulement en boisson et elle est légèrement laxative.

Le *Grosser-Sprudel*. Température, 31 degrés. C'est sans contredit la plus belle source de toute cette contrée du Rhin. Qu'on se représente une volumineuse gerbe d'eau, d'une blancheur éblouissante, qui s'élève, en bouillonnant, à six mètres au-dessus du sol, puis retombe dans un bassin de rocaille, où elle se brise en écume. La quantité d'acide carbonique dont elle est saturée la fait ressembler à une pyramide de neige.

Le forage de cette source a offert une particularité assez curieuse. On était arrivé à une profondeur de 553 pieds, sans rien obtenir, et, depuis quatre années, les travaux étaient abandonnés, lorsque tout à coup, dans la nuit du 22 décembre 1846, un craquement souterrain se fit entendre, et en même temps une sorte d'inondation se déclara dans le voisinage du puits artésien : l'eau venait de jaillir spontanément par son orifice. Depuis cette époque, elle n'a pas cessé de couler limpide et abondante.

Cette source est très purgative ; un seul verre suffit ordinairement : aussi n'en boit-on que dans quelques cas particuliers. Des tuyaux la transportent dans un bâtiment spécial, construit tout près de la source, où elle est employée à sa température naturelle, qui est la même que celle du bain. Elle se renouvelle constamment dans la baignoire, de sorte que le malade se trouve plongé dans un véritable courant d'eau minérale : tel est en effet le volume de cette source, qu'on pourrait donner huit cents bains par jour, et qu'il resterait encore assez d'eau pour l'usage des salines.

La source *Gazeuse*. Ainsi nommée parce que c'est celle qui renferme le plus de gaz acide carbonique. On l'appelle aussi source *Intermittente* à cause des variations périodiques et régulières qu'elle offre dans son mode de jaillissement : ainsi, toutes les demi-heures, le niveau du jet s'élève de 14 à 15 pieds, reste à cette hauteur environ une minute, puis retombe graduellement pour reprendre son premier niveau. Cette source, dont la température est la même que celle du Grosser-Sprudel, ne sert que pour les bains et les douches de gaz.

Ces nouvelles sources, dont l'analyse n'a point encore été complétement faite, appartiennent à la classe des eaux salines muriatiques, et, par conséquent, le chlorure de sodium en forme l'élément principal. Le Kurbrunnen, qui contient beaucoup moins de sel marin, est réservé pour la boisson, tandis que les deux autres sources servent à l'usage des bains et alimentent les salines, où elles sont soumises aux mêmes manipulations qu'à Kreuznach.

A Nauheim, comme à Kreuznach, la mutter-laüge constitue un puissant auxiliaire de la médication : c'est la même liqueur obtenue par des procédés identiques. Les eaux mères de Nauheim renferment plus de principes salins que celles de Kreuznach, mais elles sont moins riches en bromures (1). Du reste, ces différences, sensibles à l'analyse, ne le sont plus à l'observation clinique, car l'expérience de chaque jour prouve que ces eaux développent les mêmes phénomènes et jouissent d'une efficacité semblable dans le traitement des affections scrofuleuses. Je ne puis donc que renvoyer aux détails dans lesquels je suis entré en parlant des sources de Kreuznach.

Ce qui distingue surtout Nauheim, c'est le parti avantageux qu'on a su tirer de l'acide carbonique. Disons un mot sur la manière dont on recueille ce gaz et sur son emploi.

La source Intermittente jaillit au fond d'une espèce de citerne, et est reçue, à sa sortie du conduit artésien, dans un tonneau d'où part un tube vertical qui communique avec l'air extérieur. L'eau s'écoule par en bas, tandis que le gaz monte dans le tube et va se perdre dans l'atmosphère : veut-on l'utiliser, on ferme l'orifice du tube de dégagement et l'on ouvre une soupape intérieure, laquelle correspond à un conduit

---

(1) D'après MM. Mialhe et Figuier, 1000 grammes d'eaux mères de Nauheim contiendraient 383 grammes de matières solubles, dont 4,03 de bromures.

latéral qui aboutit à une boîte disposée comme pour les bains de vapeurs ordinaires. Le malade s'assied dans cette boîte, le visage au dehors, de manière à éviter de respirer le gaz. Bien qu'il ait conservé ses vêtements, il éprouve presque aussitôt une chaleur vive, accompagnée d'un prurit général ; c'est du côté des organes génitaux que l'excitation se fait le plus fortement sentir. Si l'on reste ainsi quelque temps plongé dans le gaz, la transpiration ne tarde pas à devenir abondante, ce qu'il faut attribuer autant à l'action chimique du gaz qu'à sa température élevée.

M. le docteur Bodé m'a dit avoir obtenu de très bons effets de ces bains gazeux contre certains affaiblissements musculaires ou même certaines paralysies commençantes, pourvu, bien entendu, qu'il n'y eût aucune lésion organique.

A côté de la source où se prennent ces bains, existe un petit bâtiment qui sert pour les douches de même nature. Le gaz est dirigé, au moyen de tubes de caoutchouc, sur toutes les parties du corps et spécialement sur les yeux et les oreilles, de manière à réveiller la vitalité des organes dont le système nerveux est affaibli.

Les sources de Nauheim sont à peine connues, même en Allemagne : je crois cependant que le moment n'est pas éloigné où elles pourront rivaliser avantageusement avec celles de Kreuznach. Elles l'emportent sur ces dernières par leur limpidité, leur saveur plus agréable, le gaz qui en rend la digestion plus facile et dont on a trouvé le moyen de faire d'utiles applications à la thérapeutique ; enfin elles l'emportent également par leur température, qui permet l'emploi immédiat de l'eau minérale, sans réchauffement préable. Ne sont-ce pas là des conditions suffisantes de succès et de vogue?

BADEN-BADEN
(duché de Bade).

Si l'on en jugeait par l'immense concours de personnes qui se rendent tous les ans à Baden-Baden, on pourrait croire que ces eaux minérales sont les plus puissantes et les plus efficaces de toute l'Allemagne. Cependant elles n'ont par elles-mêmes que peu de vertus thérapeutiques, et, sous ce rapport, elles occupent un rang tout à fait secondaire parmi les établissements qui avoisinent le Rhin. C'est que la plupart des étrangers qui affluent à ces sources célèbres y viennent moins leur demander la santé que des distractions et des fêtes.

Qui n'a entendu vanter le séjour de Bade, ses beaux sites, son vieux et imposant château, son doux climat, ses promenades et ses élégants palais? La plume et le crayon ont rivalisé bien des fois pour raconter toutes ces merveilles. Dernièrement encore, un de nos plus gracieux écrivains, M. Eugène Guinot, en a fait l'objet d'un livre des plus intéressants (1). Malheureusement toutes ces descriptions sont à peu près étrangères à notre sujet, et la seule chose qui nous intéresse réellement, celle qui a trait à l'action médicinale des sources, forme un bagage des plus mo-

(1) *Un été à Bade.*

destes. Voici les quelques détails que je puis donner à cet égard.

Les sources de Bade sont au nombre de douze, toutes thermales. La plus célèbre, la seule qui mérite une description particulière, a reçu le nom de *Ursprung* (origine), parce qu'on la regarde comme le point de départ des autres.

L'Ursprung, dont la température est de 63 degrés centigrades, se trouve tout près de l'église, sur une hauteur qui domine la ville, et elle est renfermée dans une espèce de tour circulaire, ouvrage des Romains : un nuage de vapeur s'en échappe comme d'une chaudière en ébullition. Cette source, que son abondance peut faire comparer à un ruisseau, s'échappe en bouillonnant à travers un pavé de marbre blanc, puis elle se rend à un réservoir d'où elle est conduite, par des tuyaux, de l'autre côté de la vallée, où les malades vont la boire.

La Trinkale, ou Buvette, est un élégant édifice situé dans le parc, tout près de la salle de Conversation. L'eau minérale y est distribuée par deux robinets disposés au pied d'une colonne qui se dresse au milieu de la pièce principale, et qu'entoure une petite balustrade ; à côté, se tient une jeune fille chargée de remplir les verres ; sous le péristyle règne une superbe galerie, ornée de peintures à fresque, qui sert de promenoir aux buveurs.

L'eau de l'Ursprung, de même que celle des autres sources, est parfaitement claire et limpide ; elle laisse à peine dégager quelques bulles de gaz. Sa saveur, légèrement salée, n'a rien de désagréable, et rappelle assez un faible bouillon de viande. Cette eau est douce au toucher, sans offrir toutefois, à un aussi haut degré, le caractère onctueux que nous avons noté à Ems et surtout à Schlangenbad.

Toutes ces sources appartiennent à la classe des eaux muriatiques, mais elles sont assez peu riches en principes minéralisateurs : ainsi, l'Ursprung ne contient que 2^{gr},70 de sels par litre. Comme le chlorure de sodium et le sulfate de chaux forment la presque totalité de ces sels, on comprend que, chimiquement parlant, ces eaux doivent avoir très peu d'activité.

L'observation clinique, d'accord ici avec l'analyse, prouve qu'en effet elles agissent beaucoup plus par leur température que par leur composition. Bues le matin, à la dose de cinq ou six verres, elles stimulent l'appétit, comme la plupart des eaux thermales, sans paraître exercer sur l'économie une action plus directe : aussi sont-elles principalement employées en bains.

Les médecins de Bade, surtout M. Gugert, se font si peu illusion sur la valeur thérapeutique de leurs eaux, qu'il est rare qu'ils les prescrivent seules. Voyez plutôt comment les choses se passent, le matin, à la Trinkale : les malades qui s'y rendent peuvent être divisés en trois catégories. Les uns viennent boire l'eau minérale, mais ils y mêlent presque toujours une dose de sels de Carlsbad; d'autres vont, dans une pièce voisine, remplir leurs verres avec du lait de chèvre, auquel ils ajoutent quelquefois de l'eau de la buvette; enfin, vous y rencontrez des malades qui ne boivent les eaux de Bade ni pures ni mélangées, et qui suivent une cure d'eaux minérales tout à fait étrangères à celles de la localité. Aussi a-t-on établi à la Trinkale un dépôt très bien approvisionné des principales sources de l'Europe.

Le sel de Carlsbad, dont on a fait un grand usage, est fabriqué tout simplement à Bade : c'est un mélange de sulfate et de carbonate de soude. Employé à la dose de huit à dix grammes, il a pour effet de prévenir, par une douce révulsion vers l'intestin, l'action échauffante de l'eau minérale.

La plupart des malades prennent en même temps des bains, ce qui rend l'appréciation du traitement tout à fait difficile et compliquée. Voici, par exemple, une personne qui boit les eaux de Vichy, de Plombières ou de Kissingen, et qui se baigne dans celles de Bade : comment ferez-vous la part de ce qui appartient à chacune de ces différentes sources ? Même embarras, s'il s'agit d'une cure de petit-lait combinée avec les bains d'eau minérale. Vous êtes exposé, dans l'analyse et la répartition des symptômes, à commettre de fréquentes méprises.

Quoi qu'il en soit, on aurait tort de refuser aux eaux de Bade toute espèce de propriétés médicales, et de ne les envisager simplement que comme un but de promenade et un motif de distraction. Leur action est tonique : mal dirigée, elle deviendrait trop excitante. Aussi un seul bain par jour est-il d'habitude suffisant; les malades très impressionnables sont même obligés de n'en prendre que tous les deux jours, et quelquefois de couper l'eau minérale avec un tiers ou moitié d'eau ordinaire.

Ces bains sont administrés dans les hôtels où des tuyaux apportent l'eau de l'Ursprung et des autres sources. L'usage de se baigner à l'endroit même où on loge est sans doute beaucoup plus commode pour les malades, mais il a l'inconvénient de rendre pour le médecin la surveillance plus difficile, et ses ordonnances moins bien exécutées que quand le bain est pris dans un établissement spécial.

On fait peu usage de douches, qui, du reste, sont fort mal organisées.

Enfin, la température élevée des sources permet de donner des bains de vapeurs, sans qu'il soit besoin de chauffer artificiellement l'eau minérale.

Quelles sont les maladies contre lesquelles les eaux de Bade pourront être avantageusement conseillées? Nous avons vu combien, en s'adjoignant les principales sources des autres contrées, elles agrandissent le cercle de leurs attributions. Réduites à leurs propres moyens, ces eaux paraissent surtout convenir dans les cas où il s'agit de redonner du ton aux organes et de stimuler doucement l'économie : or, que d'affections comprises par ces désignations un peu vagues ! Et il est difficile de préciser davantage, car on rencontre assez souvent des états maladifs qui semblent ne se rattacher à la souffrance d'aucune fonction isolée, mais plutôt dépendre d'une sorte de langueur et d'énervement de la constitution tout entière. Envoyez ces malades à Bade : quelques bains, de l'exercice, l'air vif des forêts, et ils seront promptement rétablis.

Certains rhumatismes pour lesquels les eaux de Wiesbaden auraient été trop actives pourront trouver à Bade un notable soulagement : il en sera de même de quelques affections goutteuses.

D'autres fois, il ne s'agit plus de provoquer une stimulation même légère, mais, au contraire, d'adoucir sans secousse et d'emblée : telles sont les névralgies et certaines formes de névroses. Ici encore les eaux de Bade seront utiles, à la condition que la température des bains ne dépassera pas 25 à 26 degrés Réaumur, et qu'on en prolongera la durée de manière à abattre l'éréthisme nerveux ; ils agiront donc surtout comme bains tempérés.

En résumé, les eaux minérales de Bade m'ont paru être des eaux fort complaisantes, dont les vertus sont un peu ce que l'on désire qu'elles soient.

Il y a aussi quelques petites sources ferrugineuses froides, dont les deux principales, le Falkenhald et le Ludwigsbad, sont surtout employées en bains : ces sources ont fort peu de valeur thérapeutique.

Bade est l'ancienne *civitas Aurelia* des Romains. Cette ville a dû avoir autrefois, comme aujourd'hui, une certaine importance qu'elle devait également à ses eaux thermales. C'est ainsi qu'en creusant près de l'église, on a trouvé une magnifique piscine, divisée en quatre compartiments, et partout revêtue de marbre, où un grand nombre de personnes pouvaient se baigner en commun et même se livrer à la natation. A quelques pas de l'Ursprung, existe un *vaporarium* construit également par les Romains. Vous y voyez encore les briques creuses, disposées en colonnes, où circulait la vapeur, et les ouvertures habilement ménagées par où celle-ci se répandait dans l'atmosphère de la pièce. C'est le monument de ce genre le mieux conservé et le plus intéressant que j'aie encore rencontré, même en Italie.

Les événements politiques avaient transformé Bade en une triste solitude, pendant la saison de 1849 : mais, l'année suivante, quel mouvement! quelle animation! Jamais peut-être la ville n'avait vu semblable réunion de souverains, venus de toutes les parties de l'Allemagne. Grâce au patronage de la princesse Bagration, que j'avais l'honneur d'accompagner, il m'a été permis de juger par moi-même de l'affabilité de leurs manières, et de la bienveillance de leur accueil : du reste, l'absence absolue d'étiquette officielle permet à chacun de les approcher librement. Un voyage à Bade ne serait-il donc pas quelquefois le meilleur moyen de dissiper certaines préventions, par cela seul qu'il ferait mieux connaître et mieux apprécier ceux qui en sont si injustement l'objet?

§ II.

EAUX MINÉRALES ÉLOIGNÉES DU RHIN.

Les eaux minérales d'Allemagne dont il me reste à parler s'éloignent de plus en plus du Rhin, et par conséquent de la frontière de France. Plusieurs de ces sources, ce sont même les plus importantes, se trouvent jusqu'en Bohême! Malgré leurs propriétés tout à fait remarquables, la grande distance fait que nous n'y envoyons nos malades que très rarement : aussi n'entrerai-je point à leur égard dans les mêmes développements que pour la description des sources que nous venons de passer en revue.

WILBAD
(Wurtemberg).

Wilbad est situé dans le royaume de Wurtemberg, à quelques lieues de Stuttgardt, au fond d'une des vallées les plus pittoresques de la forêt Noire, que dominent de hautes collines couronnées de sapins. La ville se compose d'une rue unique. Elle est divisée en ville basse et ville haute par une arche qui la coupe en deux moitiés à peu près égales, mais d'un aspect bien différent : d'un côté, des masures habitées par de pauvres familles ; de l'autre, d'élégantes constructions avec tout le luxe et le confortable de la vie des bains. Au milieu de la vallée coule la rivière d'Enz, dont les bords, plantés d'arbres, constituent la promenade publique.

L'établissement thermal est d'une très belle architecture ; son style sévère, la teinte sombre et rougeâtre de la pierre dont il est bâti, lui donnent un caractère en rapport avec la nature même de la localité. C'est là qu'ont été recueillies et aménagées les principales sources de Wilbad.

Cette eau n'a aucune espèce de saveur ni d'odeur. Elle est parfaitement limpide et transparente; d'une température qui varie, pour les diverses sources, entre 24 et 29 degrés Réaumur.

L'analyse n'y dénote pas de principes actifs. Qu'est-ce, en effet, que quelques centigrammes par litre de carbonates ou de chlorures alcalins? Cependant les sources de Wilbad ont une action réelle, qui ne réside pas dans l'imagination des malades, mais bien dans la vertu intrinsèque de l'eau minérale elle-même. Sans doute la température joue ici un rôle fort important, d'autant plus que le traitement consiste surtout dans l'emploi des bains; mais il y a certainement autre chose encore qu'une cause physique; la preuve, c'est que si vous vous servez de ces eaux à cinquante pas seulement de leur point d'émergence, elles ont déjà presque entièrement perdu leur action médicinale, bien que leur température n'ait point changé.

Les malades se baignent d'habitude en commun dans la magnifique piscine de l'établissement, établie sur l'emplacement même des sources. Cette piscine représente un large bassin divisé en plusieurs compartiments, de dimensions différentes, destinés à un nombre limité de personnes : chacune de ces divisions est désignée par un nom spécial. La plus vaste s'appelle *Herrenbad*, la plus élégante *Furstenbad;* celle-ci est décorée dans le style byzantin. Dans tous ces bains, un fond de sable fin et léger forme une sorte de tapis moelleux sur lequel les malades peuvent s'asseoir ou s'étendre. L'eau des sources s'échappe, à travers ce sable, en bouillonnant : en même temps des bulles de gaz azote, mêlées d'un peu d'oxygène et d'acide carbonique, glissent le long du corps du baigneur, et y produisent une légère titillation qui n'est pas sans charme. Aussi le bain forme-t-il un des plus délicieux passe-temps de la journée; mais on évite de le prolonger au delà d'une demi-heure à une heure, car il pourrait être l'occasion d'accidents cérébraux. N'est-ce pas le contraire qui arriverait, si l'eau de Wilbad n'agissait qu'à la manière des bains domestiques?

Cette coutume de se baigner plusieurs ensemble a toujours quelque chose qui blesse la délicatesse. Toutefois, quand on songe que la piscine est vidée et nettoyée entre chaque bain; qu'une fois remplie, l'eau n'a pas le temps d'y séjourner, puisque les sources la renouvellent sans cesse; puis enfin, que chacun est obligé, avant d'y être admis, d'avoir pris un bain de propreté, on ne tarde pas à faire comme tout le monde. L'exemple est un si puissant argument! Ajoutons que chaque baigneur est revêtu d'un long peignoir, et que les compartiments destinés aux femmes sont isolés de ceux des hommes.

Cependant les malades qui le désirent peuvent se baigner seuls dans des cabinets à part.

Les sources de Wilbad ont beaucoup d'analogie avec celles de Schlangenbad et de Gastein, tant par leur composition que par leurs vertus thérapeutiques : elles sont, comme elles, adoucissantes et sédatives, mais elles ont, sur l'une et sur l'autre, l'avantage de pouvoir être employées à leur chaleur naturelle, dans l'endroit même où elles s'échappent du sol.

Indépendamment des affections nerveuses, on traite avec succès, à Wilbad, certaines douleurs articulaires qui tiennent tout à la fois du rhumatisme et de la névralgie, et que les eaux fortement minéralisées ne feraient souvent qu'exaspérer.

Wilbad offre peu de distractions de société. Mais la beauté de ses sites, ses richesses géologiques, l'air vif et pur qu'on y respire au milieu des bois, sont de puissantes compensations. Au lieu de vanter sans cesse, comme on le fait, les douceurs de la vie des champs, ne devrait-on pas plutôt apprendre à les connaître et à les goûter?

PYRMONT
(Westphalie).

Pyrmont, capitale de la principauté de Waldeck, en Westphalie, renferme des sources ferrugineuses extrêmement remarquables, qui ont été bien plus en vogue autrefois qu'elles ne le sont aujourd'hui, bien qu'elles comptent encore chaque année beaucoup de buveurs. Ces sources, au nombre de huit, ont une température de 12 degrés centigrades : la plus employée et la plus célèbre est le Trinkbrunnen, dont on expédie dans toute l'Europe des quantités si considérables.

Les eaux de Pyrmont sont limpides et excessivement gazeuses. L'une de ces sources, le Brodelbrunnen, renferme une telle abondance d'acide carbonique, que le gaz, en s'échappant, produit une véritable explosion qu'on entend à une assez grande distance. Ces eaux contiennent $0^{gr},07$ de carbonate de fer par litre; proportion supérieure à celle qu'on trouve à Schwalbach, à Spa et à Forges. Ce fer ne pèse nullement à l'estomac, à cause sans doute du gaz qui le tient en dissolution.

L'eau de Pyrmont, bue le matin à la dose de quelques verres, produit, comme toutes les boissons fortement gazeuses, une espèce d'ivresse passagère, et un peu d'accélération du pouls. Elle favorise la sécrétion des urines, est légèrement laxative, et communique aux divers appareils une très grande activité. Aucune eau ferrugineuse ne saurait lui être préférée quand il s'agit de combattre des phénomènes de débilité générale; et, sous ce rapport, ce que nous avons dit des autres sources de la même classe s'applique parfaitement à celles de Pyrmont.

Je ne parlerai point de l'édifice thermal, de ses magnificences, ni de la délicieuse vallée qui l'entoure. Qu'il suffise de savoir que ces eaux, si remarquables à tant de titres, ne le cèdent en rien aux autres établissements de l'Allemagne.

KISSINGEN
(Bavière).

Kissingen est une petite ville située dans la partie de la Bavière appelée le Cercle, au milieu d'une vallée fort agréable que traverse le cours rapide de la Saale. Il faut, pour s'y rendre, passer par Francfort; de Francfort à Kissingen il n'y a plus de chemin de fer, et la malle met environ dix-sept heures à faire le trajet.

Les sources minérales sont au nombre de trois principales : le Pandur, le Ragozi et le Maxbrunnen. Leur température n'est que de 10 à 11 degrés centigrades : ce sont, par conséquent, des sources tout à fait froides.

Le Maxbrunnen est plutôt une source gazeuse qu'une source saline; sa saveur piquante et acidule la rapproche assez de l'eau de Seltz, dont elle rappelle les usages. Puisée à la source, elle est limpide comme le cristal : aussi les habitants en font-ils une grande consommation, et la boivent-ils d'habitude aux repas comme de l'eau ordinaire. Les sources réellement médicinales sont donc le Pandur et le Ragozi, et c'est pour elles surtout que les malades viennent à Kissingen.

Ces deux sources appartiennent à la classe des eaux muriatiques ferrugineuses ; elles sont l'une et l'autre fortement salines, la première moins que la seconde. Comme la médication principale consiste dans la boisson, que le Ragozi ne sert qu'à cet usage, et qu'on en expédie tous les ans des quantités énormes à l'étranger, c'est dans l'étude de cette dernière source qu'il convient spécialement de rechercher les vertus thérapeutiques des eaux de Kissingen.

Le Ragozi, situé à une très petite distance du Pandur, s'échappe, clair et limpide, d'une profondeur de quelques pieds, à travers des cailloux arrondis et des pierres basaltiques. L'eau n'exhale aucune odeur : sa saveur acidule et salée laisse un arrière-goût amer qui a quelque chose d'un peu vitriolique. Exposée à l'air, cette eau, au bout de quelque temps, ne tarde pas à se troubler et à déposer un sédiment jaune rougeâtre.

Le Ragozi contient, par litre, environ 11 grammes de principes fixes, dont 8 grammes de chlorure de sodium, et 0,06 de carbonate de fer. Sa composition est donc des plus remarquables.

Nous n'avons point en France de sources aussi riches tout à la fois en sels muriatiques et en sels ferrugineux. Les eaux de Balaruc et celles de la Motte sont les seules qui s'en rapprochent, avec cette différence qu'au lieu d'être froides, elles sont thermales. En Allemagne, c'est la source Elisabeth, à Hombourg, qui me paraît offrir le plus d'analogie avec celle de Kissingen, bien qu'elle soit loin de posséder toutes ses propriétés.

Les buveurs se rendent le matin, de très bonne heure, au Ragozi : quatre ou cinq verres suffisent en général pour produire des effets laxatifs.

Les eaux de Kissingen sont utiles toutes les fois qu'il s'agit de combattre l'état saburral des premières voies, ainsi que l'atonie et la débilité de l'intestin. Les évacuations qu'elles provoquent sont modérées et sans colique aucune. Comme ces eaux contiennent à la fois du fer et une notable quantité d'acide carbonique, la présence de ces principes contre-balance d'une manière heureuse l'action toujours un peu énervante des chlorures.

Depuis plusieurs années que l'usage des eaux du Ragozi a commencé à se répandre à Paris, je les ai prescrites, avec succès, contre certaines diarrhées séreuses et contre certaines constipations opiniâtres. Comment une même eau minérale peut-elle convenir ainsi dans des affections opposées? L'explication me paraît bien simple. En effet, l'inertie qui frappe l'intestin n'affecte pas toujours au même degré les diverses membranes de ce viscère; tantôt elle s'attaque spécialement à la muqueuse, d'où résulte une sorte de laxité des vaisseaux, et par suite l'augmentation toute passive des sécrétions ; d'autres fois, au contraire, elle se porte plus directement sur la tunique musculaire, dont la contractilité se trouve diminuée ou même suspendue. Dans le premier cas, il y a diarrhée ; dans le second, constipation. Et cependant, malgré la diversité des symptômes, l'un et l'autre état reconnaît, comme point de départ, l'atonie du conduit intestinal. C'est en fortifiant ce conduit que l'eau de Kissingen rétablit l'équilibre dans ses fonctions, et par suite les régularise.

Ces eaux, transportées loin de la source, conservent presque toute leur efficacité ; je les ai vues particulièrement réussir dans ces convalescences longues et pénibles, qu'on observe si souvent à la suite des affections cholériques. Je citerai, entre autres exemples, celui de madame la vicomtesse D.... (les pauvres prononcent son nom en toutes lettres), chez laquelle les eaux de Kissingen, prises le matin à la dose d'un à deux verres, firent disparaître presque instantanément des troubles de la digestion qui, depuis plusieurs mois, résistaient aux traitements les mieux suivis et les plus rationnels.

On comprend, toutefois, que ces eaux, bues à la source, ont une action toujours plus puissante : on a de plus l'avantage de pouvoir prendre les bains et les douches qui contribuent également aussi à fortifier la constitution.

Kissingen est un endroit assez agréable. Le Kursaal est très beau et l'on y donne de fort jolies fêtes. A quelques minutes de la ville se trouvent d'importantes salines, qu'on aime à visiter.

Mais, comme curiosité géologique, rien ne saurait

être comparé au nouveau puits artésien. A l'instant où la sonde eut percé la dernière couche, une énorme colonne d'eau, limpide comme du cristal, s'élança d'une profondeur de 622 mètres (1) jusqu'à une hauteur de 20, et là, s'étalant gracieusement comme les feuilles d'un palmier, elle forma un des plus magnifiques jets d'eau qu'on puisse imaginer. Cette source, qui est une richesse pour le pays par l'immense quantité de sel qu'elle renferme, n'a été obtenue qu'à la suite de difficultés inouïes de forage. On lira avec intérêt le récit qu'en a publié le docteur Granville, médecin à Kissingen, qui a suivi tous ces travaux avec l'attention d'un observateur et les a décrits avec le talent d'un savant.

TRANSPORT (*Ragozi*). — Cruchons à anse, goudronnés.

Ces eaux se conservent admirablement : c'est au point qu'elles sont presque aussi utiles transportées qu'à la source même. On emploie le Ragozi, à la dose d'un à deux verres, le matin. Je ne crois pas qu'il existe d'eau minérale qui soit préférable dans le traitement des affections intestinales.

HEILBRUNN
(Bavière).

Le village de Heilbrunn, situé à une petite distance de Munich, est célèbre par une source bromo-iodurée, désignée généralement sous le nom de source

---

(1) Le fameux puits artésien de Grenelle n'a que 500 mètres.

Adélaïde : elle contient, par litre, 22 milligrammes d'iode, 9 de brome, et environ 6 grammes de sels neutres. Je ne connais que la source de Hall (Autriche) qui soit plus riche en iode et en brome, car elle renferme 32 milligrammes du premier, et 12 du second.

L'eau d'Adélaïde est limpide, claire et fortement gazeuse. Sa saveur rappelle celle d'un bouillon un peu salé; mais elle laisse un arrière-goût de brome assez désagréable. Bue le matin à la dose de deux ou trois verres, elle excite l'appétit et active la sécrétion urinaire : à dose plus élevée, elle est légèrement laxative, et finirait par irriter.

L'eau d'Adélaïde convient dans tous les cas où les préparations d'iode sont indiquées : ses vertus thérapeutiques sont les mêmes que celles des eaux de Challes et de Wildegg, dont j'ai fait l'historique.

Transport (*source Adélaïde*). — Bouteilles goudronnées.

Ces eaux se conservent longtemps sans s'altérer. On les emploie aux mêmes doses qu'à la source dans les affections lymphatiques ou scrofuleuses, et certains accidents tertiaires de la syphilis. Utiles également en lotions. On en fait, de l'autre côté du Rhin, une énorme consommation.

ISCHL
(Autriche).

Les eaux d'Ischl ne sont connues en France que par le retentissement que leur donne le nom des hauts personnages qui s'y rendent chaque année pendant la saison des bains, et qui, pour la plupart, appartiennent aux sommités politiques. Aucun endroit ne l'emporte sur Ischl par l'heureuse situation et l'aspect ravissant de la contrée : aussi est-ce un séjour tout à fait digne de son opulente clientèle.

Ischl est une petite ville située à six lieues de Salzbourg, dans une vallée des plus pittoresques, que dominent de hautes montagnes qui la protégent contre les vents du nord. On y exploite, depuis un temps immémorial, une vaste saline, la plus belle peut-être de toute l'Autriche.

La source minérale d'Ischl, appelée Salzsoole, appartient à la classe des eaux muriatiques : sa saveur est fortement salée et amère. Elle contient, par litre, trente grammes de principes fixes, formés presque en totalité par le muriate de soude : cette source est également très riche en iode.

On prescrit les eaux d'Ischl de la même manière et dans les mêmes circonstances que celles de Kreuznach et de Nauheim, avec lesquelles elles offrent tant d'analogie. C'est aussi le résidu des salines, appelé mutter-laüge, qui constitue l'élément principal de la médication. On boit peu ces eaux ; cependant la grande quantité d'acide carbonique qu'elles renferment les rend d'une digestion facile.

Beaucoup de malades prennent à Ischl des bains de gaz acide carbonique, qui rappellent tout à fait ceux de Nauheim.

L'efficacité de ces eaux, dans le traitement des affections scrofuleuses, est des plus remarquables. Elles conviennent spécialement aux personnes d'un tempérament lymphatique, je dirais presque aux populations allemandes, chez lesquelles le sang pèche si souvent par défaut de cruor. Vous voyez, sous leur influence, les chairs reprendre plus de vigueur et de fermeté, les traits plus d'animation, et la constitution tout entière fonctionner avec une énergie plus grande.

GASTEIN
(Bavière).

Gastein est situé sur le versant des Alpes Noriques, entre la Salza et la Drane, à douze lieues de Salzbourg. Deux montagnes presque verticales dominent le village et présentent, à leur point de jonction, une des plus magnifiques cascades qui soient en Europe.

Les sources minérales sont très nombreuses ; elles forment un volume d'eau si considérable, que, à l'endroit où elles se jettent dans l'Ache, elles en grossissent sensiblement le cours.

Toutes ces sources sont thermales : la plus chaude est le Spitalquelle, dont la température a 45 degrés centigrades ; aussi est-ce la plus spécialement employée pour les bains et les douches de vapeur.

L'eau de Gastein sort de terre sans le moindre bruit et sans former de bouillonnement. Elle est brillante et pure comme la plus belle eau de roche ; sa saveur est tout à fait nulle, au point qu'elle défierait les palais les plus délicats. Elle n'a aucune odeur ; cependant, quand on entre dans les profonds caveaux où jaillissent ces sources, on est saisi par une sorte d'exhalaison particulière rappelant assez celle qui s'échappe d'un œuf frais dont on vient d'ouvrir la coquille.

La chimie, malgré la délicatesse de ses procédés actuels d'analyse, n'a constaté dans l'eau de Gastein que de faibles traces des sels les plus insignifiants : mieux vaut dire même qu'elle n'y a rien rencontré. Et cependant cette eau diffère si bien de l'eau tiède ordinaire, qu'autant celle-ci débilite, autant l'eau de Gastein est quelquefois active et stimulante.

On a souvent comparé les sources de Gastein à celles de Wilbad. Sans doute ces eaux ont entre elles beaucoup d'analogie par leur action sur le système nerveux, et aussi par les résultats négatifs que fournit l'analyse ; mais pourtant il existe des différences que je crois important de noter.

D'abord les bains ne peuvent être pris, comme à Wilbad, à la chaleur native des sources, car l'eau minérale a une température trop élevée, et il faut la soumettre à un refroidissement préalable.

Nous avons vu ensuite quelle sensation de bien-être et de détente produit sur le baigneur le contact de l'eau de Wilbad, et combien, après le bain, la peau reste lisse et onctueuse ; or, les eaux de Gastein déterminent tout d'abord des phénomènes opposés. Ainsi la première immersion a quelque chose d'un peu désagréable : au lieu de s'épanouir, la peau se resserre sur elle-même comme par l'effet d'une légère astriction. On éprouve, pendant quelques minutes, de la gêne à respirer ; le pouls est plein, dur, et, au moment où l'on quitte le bain, il existe habituellement de la somnolence. Il faut quelques instants de repos et de séjour au lit pour que la tête redevienne libre et que le malaise se dissipe : alors seulement le malade se sent tout à fait bien.

Enfin les eaux de Gastein sont plus actives que celles de Wilbad ; aussi doit-on leur donner la préférence lorsqu'il s'agit de provoquer dans l'économie des phénomènes, sinon tout à fait critiques, du moins de nature à modifier un peu plus vivement l'organisme, d'autant plus que les bains peuvent être administrés à une plus haute température.

On ne saurait assez admirer l'espèce de transformation que les eaux de Gastein opèrent quelquefois dans la *machine humaine* (et c'est avec intention que j'emploie un terme aussi vague, car il est impossible de localiser de semblables effets). Le célèbre Kopp a raconté lui-même la manière dont ces eaux lui rendirent l'existence : atteint d'un mal cruel, de souffrances continues, et sentant en quelque sorte la vie lui échapper, il était tombé dans une hypochondrie des plus sombres. Après avoir essayé de tout inutilement, il se rendit à Gastein. La première année lui procura un soulagement notable, et il lui suffit d'une seconde saison, passée aux mêmes sources, pour recouvrer complétement la santé.

C'est surtout en bains et en douches qu'on prend les eaux de Gastein ; cependant on en fait également usage à l'intérieur.

L'emploi de ces eaux réclame les plus grands ménagements. Vous les verrez spécialement réussir chez les personnes affaiblies, énervées, peu irritables ; mais elles seraient fatales aux constitutions plétho-

riques. C'est ainsi que succomba la comtesse de Ness...,
dont la mort eut tant de retentissement, et fut justement attribuée à l'action beaucoup trop active des
eaux de Gastein.

Si, au contraire, vous savez les prescrire avec discernement et méthode, nulle eau minérale ne jouira
tout à la fois de propriétés plus sédatives et plus vivifiantes. J'ai entendu raconter au maréchal Marmont
des cures réellement merveilleuses dont il avait été
témoin, et lui-même semblait être la preuve que les
eaux de Gastein possèdent quelquefois le privilége de
garantir l'esprit et le corps des atteintes du temps.

BADE
(Autriche).

Bade, appelé par les Romains *Aquæ Pannonicæ*,
est une charmante petite ville, située à quatre lieues
de Vienne, dans une vallée des plus pittoresques, et
comme perdue au milieu des montagnes et des bois.
Ses eaux minérales sont fortement sulfureuses. Elles
réunissent chaque année une société nombreuse qui
vient autant pour se distraire que pour y suivre la
cure. Bade est donc pour la capitale de l'Autriche ce
qu'Enghien est pour Paris : seulement, tandis que
les eaux d'Enghien sont froides, celles de Bade ont une
température qui varie de 35 à 40 degrés.

Les vertus thérapeutiques des eaux de Bade sont
celles de la plupart des sources sulfureuses. Elles ne
méritent aucune mention spéciale, surtout comparées
à nos eaux de France, qui, sous beaucoup de rapports,
leur sont infiniment supérieures.

PULLNA, SEIDSCHUTZ, SEDLITZ, BILIN
(Bohême).

Ces sources sont placées, à peu de distance les unes des autres, sur la route de Carlsal à Tœplitz. Elles jaillissent dans d'assez pauvres villages où les étrangers ne trouveraient pas à se loger ; aussi ne les boit-on que transportées. Comme elles sont tout à fait froides, elles se conservent plus facilement.

L'action purgative de ces différentes sources est due surtout à la présence du sulfate de magnésie et du sulfate de soude qui s'y trouvent dans une proportion considérable. La plus riche en principes actifs est l'eau de Pullna, qui en renferme un peu plus de 62 grammes par litre; puis vient l'eau de Sedlitz, dont la minéralisation est de 33 grammes. Quant aux sources de Bilin et de Seidschutz, ce sont les moins salines.

Il est peu de personnes qui n'aient appris à juger par elles-mêmes combien ces eaux sont amères et nauséeuses. L'eau de Sedlitz factice, dont on fait un si grand usage, ressemble à l'eau naturelle par sa saveur, mais elle en diffère essentiellement par sa composition. Ainsi, la première ne contient pas du tout de sulfate de soude et est saturée d'acide carbonique; au contraire, l'eau de Sedlitz naturelle est très sulfatée et à peine gazeuse.

Heureusement que ces diverses eaux peuvent être presque toujours remplacées sans désavantage par la limonade au citrate de magnésie.

Transport. — Cruchons d'un litre et demi et demi-cruchons, goudronnés.

Ces eaux se conservent parfaitement. La plus active et la plus usitée est l'eau de Pullna ; un demi-cruchon de quatre verres suffit pour purger. On préfère, par économie, les cruchons entiers, quand on ne veut prendre qu'un verre d'eau minérale le matin, et en faire usage pendant longtemps.

On expédie également des *sels naturels de Sedlitz*, provenant de l'évaporation de l'eau des sources ; 30 grammes de ces sels, dissous dans un verre, et bus en une fois, représentent à peu près, par les effets qu'ils produisent, une bouteille d'eau minérale.

EGER, FRAZENBAD
(Bohême).

Eger, ou Egra, est une ville d'une douzaine de mille âmes, célèbre par les eaux minérales qui portent son nom. Cependant celles-ci ne jaillissent pas à Eger même, mais à quelque distance, dans un petit village appelé Frazenbad, qui renferme environ soixante maisons et quelques hôtels.

Ces sources naissent d'un terrain volcanique, et sont au nombre de cinq. La principale est le Francensbrunn : c'est celle dont on fait le plus usage à l'intérieur. Deux autres, le Salzquelle et le Wiesenquelle, servent également à la boisson et se trouvent tout près l'une de l'autre, à quelque distance de la première. Enfin les sources qui sont employées en bains et en douches sont le Louizenquelle et le Kalte Sprudel.

Toutes ces eaux sont froides, leur température ne dépassant pas 11 ou 12 degrés centigrades. Et cependant les coulées de lave, ainsi que le voisinage du volcan de Kammerbuhl, indiquent que le sol d'où elles jaillissent a été ravagé par les feux souterrains.

L'eau de ces diverses sources, d'une parfaite limpidité, mousse et petille dans le verre, par le dégagement du gaz acide carbonique. Sa saveur piquante et salée laisse un arrière-goût légèrement astringent. Analysée par Berzelius, elle a fourni, pour un litre, environ quatre grammes et demi de substances fixes, dans lesquelles le sulfate de soude entre pour plus de moitié; il y existe aussi un peu de fer.

Ces sources exercent une action stimulante. Elles fortifient le système nerveux, et même provoquent, dans les premiers jours, une sorte de sentiment d'ivresse. Leurs propriétés légèrement laxatives les rendent utiles contre certains engorgements des viscères abdominaux.

On les emploie surtout en boisson, les bains n'étant prescrits qu'à titre de médication adjuvante. On utilise aussi, comme à Ischl et à Nauheim, l'acide carbonique d'une autre source, le Polterbrunn, pour administrer des bains et des douches de gaz.

Enfin, on fait un grand usage des *bains de boue*. Cette boue, qui a la couleur et l'éclat du jais, renferme beaucoup de sels ferriques, et provient d'un terrain marécageux, où elle se trouve disposée par couches : après l'avoir délayée dans de l'eau minérale, puis chauffée au degré convenable, on en remplit les baignoires. Ces bains sont fort utiles contre la débilité, et principalement contre les paralysies consécutives au rhumatisme et à la goutte.

Le séjour de Frazenbad offre ces récréations calmes et ces délassements paisibles si utiles aux hommes d'étude ou d'affaires, dont l'esprit a souvent tant besoin de repos. On visitera avec intérêt l'excavation très profonde que le comte de Sternberg fit creuser dans l'épaisseur même du Kammerbuhl, et dont Goëthe, auquel aucune science n'était étrangère, a donné une description géologique si curieuse.

A Eger, on vous montrera la maison, la chambre, et même le lit où Ferdinand II fit assassiner, en 1634, Albert de Wallenstein, l'adversaire de Gustave-Adolphe dans la guerre de trente ans. Combien les événements historiques impressionnent plus vivement l'esprit, quand on contemple les lieux mêmes qui en furent le théâtre !

CARLSBAD
(Bohême).

La ville de Carlsbad est située dans une vallée profonde que dominent des montagnes couvertes de forêts. Au milieu de la vallée coule le Téple, petite rivière dont le lit, pendant l'été, est presque entièrement à sec. Comme l'emplacement occupé par la ville est très restreint, les rues sont étroites et les maisons ont peu de développement; mais les environs en sont ravissants, et ils offrent les sites les plus pittoresques.

Les sources de Carlsbad sont nombreuses; il y en a neuf principales. La première de toutes par sa réputation, son abondance et sa haute température, est le Sprudel.

Cette source, la reine, sans contredit, de toutes les eaux minérales d'Allemagne, s'élance en bouillonnant au-dessus du sol, décrit une gerbe magnifique, puis retombe en écume avec un bruit pareil à celui d'une cataracte. Elle est placée au centre de la ville, sur la rive droite du Téple, dans un grand pavillon contigu à une galerie couverte qui sert de promenoir aux malades : sa température est de 73 degrés centigrades.

A côté du Sprudel est la source d'Hygie, moins chaude et moins abondante.

Les autres sources de Carlsbad peuvent être divisées en deux classes. Dans la première, sont le Mühlbrunn, le Neubrunn, le Theresienbrunn et la source d'Etienne, dont la température varie de 55 à 63 degrés. Nous rangerons dans la seconde le Bernardbrunn, le Spitalbrunn, ainsi que le Sauerquelle, qui ne se trouve pas à Carlsbad même, mais à un quart de lieue à peu près, sur la promenade de Posthof; c'est la moins chaude de toutes : elle a 50 degrés. Les sources de cette dernière classe sont très peu employées, tandis que celles de la première sont, ainsi que le Sprudel et l'Hygie, encombrées le matin par la foule des buveurs.

L'eau de ces différentes sources est limpide et transparente. Sa saveur un peu alcaline et salée n'est point désagréable; on l'a comparée à celle d'une eau de poulet légère.

Toutes les sources de Carlsbad ont une composition

identique. Ce sont les mêmes principes salins et les mêmes gaz, dans les mêmes proportions : elles ne diffèrent que par leur température. Aussi admet-on généralement qu'elles proviennent toutes d'un réservoir souterrain, dont on est même parvenu, à l'aide de la sonde, à traverser l'enveloppe calcaire, sans en avoir pu encore mesurer l'immense profondeur. Carlsbad serait donc bâti sur une espèce de volcan aquatique dont les fissures correspondent aux griffons des sources.

Ces eaux ont été analysées par Berzelius. Je vais, contre mon habitude, reproduire dans leurs détails les résultats obtenus par l'illustre chimiste, car son travail a été cité avec raison comme un modèle d'analyse.

Acide carbonique.	0,40
Sulfate de soude desséché.	2,58713
Carbonate de soude, id.	1,26237
Chlorure de sodium.	1,03852
Carbonate de chaux.	0,30860
— de magnésie.	0,17834
Silice.	0,07515
Carbonate de fer.	0,00362
— de manganèse.	0,00084
— de strontiane.	0,00096
Fluate de chaux.	0,00320
Phosphate de chaux.	0,00022
— d'alumine, avec excès de base.	0,00032
	5,45927

Ainsi, les eaux de Carlsbad renferment, par litre,

près de cinq grammes et demi des substances les plus différentes. Ce sont là sans doute des résultats tout à fait remarquables, mais ici encore les analyses, quelque parfaites qu'elles soient, ne jettent que très peu de lumière sur l'action thérapeutique. On comprend bien, d'une manière générale, que, par la multiplicité de leurs principes minéralisateurs, ces eaux doivent convenir dans une foule d'affections différentes : seulement, quand on arrive aux appréciations cliniques, il est impossible d'établir avec certitude en quoi tel principe doit modifier tel organe plutôt que tel autre.

Les sources de Carlsbad ne diffèrent, avons-nous dit, que par leur température : cependant elles impressionnent diversement l'économie, et l'on ne peut attribuer ces variétés d'action à la seule influence d'un peu plus ou d'un peu moins de chaleur. C'est que le thermomètre ne saurait nous indiquer quels changements intimes les corps éprouvent dans leur agencement moléculaire, suivant que le calorique y est accumulé en plus ou moins d'abondance. Or ces changements créent souvent des propriétés thérapeutiques nouvelles, imprévues, inexpliquées.

Les eaux de Carlsbad sont surtout employées en boisson. C'est le matin, de six à huit heures, que les malades se rendent aux sources. Le service du Sprudel est fait par de jeunes filles, en gracieux uniforme, qui tiennent à la main un long bâton dont l'extrémité est disposée de manière que le buveur y dépose son gobelet, qu'elles plongent dans l'eau bouillante, d'où elles le retirent plein pour le lui rendre de la même manière. Il est rare que cette eau puisse être bue tout de suite au sortir de la source, et l'on est ordinairement obligé de la laisser un peu refroidir. C'est au Sprudel que l'affluence des malades est la plus considérable; mais la source la mieux aménagée est le Thérezienbrunn.

La dose à laquelle on boit ces eaux n'a rien de déterminé. En général, les malades arrivent très facilement à en prendre sept ou huit gobelets dans la matinée, et quelques uns vont jusqu'à quinze à vingt, ou même plus, sans aucun inconvénient. L'eau de Carlsbad, surtout le Sprudel, détermine souvent, au moment de son ingestion, un sentiment de constriction vers la tête, des espèces de vertiges ou de la pesanteur : aussi doit-on mettre au moins un quart d'heure entre chaque verre, et faire de l'exercice dans l'intervalle.

On est dans l'usage, après avoir bu, de se frotter les dents avec de la mie de pain rassis, ou des feuilles de sauge. Il est certain que ces eaux s'attaqueraient assez vivement à l'émail dentaire. Cette influence toute chimique est-elle due à la présence de l'acide fluorique et de ses composés ? Le fait semble probable.

L'action de l'eau minérale sur l'intestin est, dans la grande majorité des cas, une action purgative que l'on croit, peut-être à tort, être surtout développée au Mühlbrunn. Comme les malades n'auraient pas toujours le temps de regagner leur hôtel, des cabinets spéciaux ont été disposés dans le voisinage des sources ; mais, une heure après qu'on a bu le dernier verre, il n'est pas rare que tout soit à peu près complétement terminé. Quant aux effets diurétiques, qui sont plus prononcés encore, ils persistent, d'habitude, tout le reste de la journée.

Les eaux de Carlsbad, même prises à forte dose, ne fatiguent presque jamais l'estomac, et elles sont très rapidement absorbées. Leur passage dans la circulation détermine, entre autres phénomènes généraux, de la chaleur vers la peau, de l'accélération et de la plénitude du pouls, parfois même un léger mouvement fébrile, que l'exercice au grand air ne tarde pas à dissiper. Aussi les diverses promenades, surtout celles qui longent les bords si gracieux du Téple, deviennent-elles, de huit à neuf heures du matin, le rendez-vous de la plupart des buveurs.

La marche, jointe à la stimulation produite par l'eau minérale, éveille vivement l'appétit. On déjeune avec du café ou du thé noir, et de délicieux petits pains qui sont en quelque sorte une spécialité de Carlsbad.

Quant aux bains, tout le monde n'en fait pas usage : ils pourraient, d'ailleurs, être beaucoup mieux organisés. Leur action aide puissamment à celle de la boisson, mais elle ne constitue qu'une partie accessoire de la cure.

Toutes les sources de Carlsbad sont des eaux essentiellement toniques. Sans doute il existe des nuances dans la manière dont elles affectent nos organes, mais il est impossible d'établir une gradation véritable, et d'admettre des sources faibles et des sources fortes. *Il n'y a pas à Carlsbad de sources faibles.* J'insiste sur ce fait, car beaucoup de médecins partagent l'opinion contraire : c'est une grave erreur qui repose sur des observations erronées et qui a plus d'une fois causé les plus fâcheuses méprises.

Il importe, pour le succès de la cure, que ces eaux ne provoquent ni les phénomènes de réaction, ni les mouvements critiques que nous savons être le caractère de la fièvre thermale. Aussitôt que celle-ci semble près de se déclarer, vous devez suspendre ou mitiger le traitement, car l'action de l'eau minérale doit être lente, intime, profonde. Il faut qu'elle pénètre insensiblement l'organisme jusque dans la trame et les aréoles des tissus, afin de modifier tout à la fois la nutrition, les sécrétions et la vitalité, sans amener de violentes secousses.

Ces détails suffisent pour faire connaître la manière dont ces eaux agissent sur l'économie, et le mode d'impression que nos organes en reçoivent. Arrivons maintenant à leur emploi thérapeutique.

L'examen des changements anatomiques qui s'opèrent, sous l'influence de ces eaux, dans les fractures récemment consolidées, me paraît rendre assez bien compte des effets qu'elles doivent produire sur nos organes comme médication fondante et résolutive. On sait que le cal provisoire n'a pas, comme le cal définitif, une texture osseuse, mais qu'il consiste en une espèce de virole formée par la réunion d'éléments tout à fait divers. Or les eaux de Carlsbad dissocient ces éléments et favorisent la résorption des sucs qui leur servaient de ciment, de telle manière que le point fracturé ne tarde pas à se ramollir. C'est ce que l'expérience a prouvé bien des fois, et ce que le médecin ne doit jamais perdre de vue quand il s'agit de lésions traumatiques récentes. Eh bien! tel paraît être également le mode d'action de ces eaux sur certains engorgements morbides, et même certaines productions accidentelles; elles font peu à peu disparaître les matériaux épanchés et ramènent graduellement les tissus à leur organisation normale.

Ce sont surtout les hypertrophies du foie qui cèdent à leur puissante influence; et je ne parle pas seulement ici de ces hypertrophies simples, dont beaucoup d'autres eaux minérales, celles de Vichy, par exemple, triomphent assez facilement. Vous verrez guérir par les eaux de Carlsbad des affections d'une tout autre gravité, dont on ne saurait même se faire une idée d'après les faits qu'on observe habituellement en Europe.

Qui n'a entendu parler de l'action si fâcheuse que le climat des Indes exerce sur la santé des étrangers? Il arrive, tous les ans, à Carlsbad, des commerçants anglais, principalement des nababs, chez lesquels le foie a atteint un tel développement qu'il peut descendre jusqu'au pubis, remplissant toute la cavité abdominale, et comprimant les viscères dont il paralyse le jeu et exalte la sensibilité. L'existence elle-même est menacée : ainsi, maigreur extrême, teint jaune, regard sans expression, tristesse voisine de l'hébétude; dans quelques cas, infiltrations séreuses et même albuminurie. Administrez l'eau minérale, et vous verrez, sous son influence, la constitution se transformer et la vie renaître. Le foie peut diminuer si rapidement de volume, qu'il semblera fuir sous le doigt qui percute, jusqu'à ce qu'il soit rentré dans ses limites ordinaires. Cet effet des eaux tient quelquefois du prodige, puisque cinq ou six semaines auront suffi pour que les malades aient ainsi recouvré la plénitude de la santé.

Ce que je dis du foie s'applique également à la rate, au mésentère, à l'épiploon et aux autres viscères de l'abdomen. On a même cité des cas d'atrophie de tumeurs enkystées de l'ovaire.

Les eaux de Carlsbad sont souveraines contre la gravelle, quelle que soit sa composition. Il n'est pas douteux non plus qu'elles ne puissent dissoudre de véritables calculs, ou du moins leur communiquer une friabilité qui en facilite l'expulsion. Parmi les nombreuses guérisons de ce genre, je rappellerai celle du docteur Bigel, de Varsovie, qu'il a relatée lui-même dans un mémoire rempli des faits les plus authentiques et les plus intéressants. Ce médecin, après avoir subi sans succès, à l'âge de soixante-quatre ans, l'opération de la lithotritie, vint à Carlsbad prendre les eaux : celles-ci amollirent la pierre, la réduisirent, et en expulsèrent jusqu'aux derniers fragments, à tel point qu'il n'en ressentit plus, dans la suite, la plus légère atteinte.

Les calculs biliaires sont également attaqués par l'action de ces eaux, et leur sortie devient plus facile. On a vu des malades en rendre ainsi des quantités considérables par les selles ou par le vomissement. Ces calculs offrent quelquefois une couleur bleuâtre tout à fait particulière, rappelant un peu celle des turquoises.

Carlsbad est utile dans les affections goutteuses,

non pas peut-être que ces sources modifient le principe même de la goutte, mais elles favorisent la disparition de tophus qui en sont si fréquemment le produit. C'est ainsi que des articulations presque ankylosées par des dépôts calcaires ont recouvré en grande partie la liberté de leurs mouvements. A cet égard, les eaux de Carlsbad agissent tout différemment de celles de Vichy, puisque celles-ci paraissent avoir plutôt prise sur la goutte elle-même que sur les incrustations qu'elle laisse après elle.

Certaines maladies de la peau, contre lesquelles les eaux sulfureuses avaient échoué, ont été heureusement modifiées par les eaux de Carlsbad, employées en bains.

Enfin, vous apercevrez, parmi la foule qui se presse tous les matins devant le Sprudel et les autres sources, un grand nombre d'hypochondriaques reconnaissables à leur regard triste, à leur attitude morose, et offrant ces transitions caractéristiques de l'espérance à l'abattement, et de la mélancolie à l'exaltation. Nulle part l'hypochondrie ne se présente sous des formes plus variées ni plus bizarres. Les eaux pourront être utiles en déterminant vers l'intestin une utile diversion, et en activant les fonctions digestives; mais que peuvent-elles faire quand la maladie ne se rattache point à un état de souffrance des viscères abdominaux, et n'est qu'une variété des affections mentales!

Je n'entrerai pas dans de plus longs développements sur les vertus médicinales des sources de Carlsbad; car il faudrait, pour épuiser ce qui s'y rattache, parcourir en quelque sorte toutes les divisions du cadre nosologique.

Mais qu'on prenne garde. L'usage inopportun de ces eaux pourrait entraîner les conséquences les plus graves pour la santé et même pour la vie des malades. Toute dégénérescence organique (tubercules, squirrhe, induration cancéreuse) marchera rapidement vers une décomposition fatale; de même, les accidents cérébraux, les hémorrhagies actives, les maladies du cœur et des gros vaisseaux, les affections scorbutiques, constituent autant de contre-indications. Nous avons eu déjà plusieurs fois l'occasion de faire de semblables remarques au sujet d'autres eaux minérales, mais c'est surtout pour celles de Carlsbad qu'il importe d'en tenir un compte immense.

On ne saurait non plus apporter trop d'attention au régime alimentaire. Les boissons excitantes, surtout le vin de Champagne, sont rigoureusement proscrites, comme favorisant les congestions vers le cerveau que l'eau minérale n'a déjà que trop de tendance à provoquer. On évitera également les glaces, la salade et les fruits acides. Le docteur de Carro, ce Nestor de la médecine allemande que l'âge a respecté, exerce à cet égard une surveillance dont on ne peut qu'approuver la juste sollicitude.

Ces espèces de lois somptuaires, jointes à l'absence des jeux de hasard, éloignent tous ces chevaliers d'industrie qui viennent, chaque année, s'abattre sur les établissements d'Allemagne. Aussi Carlsbad est-il essentiellement un séjour de malades. Ceux-ci logent de préférence dans les beaux quartiers du Wiese; mais, aux mois de juin et juillet, les appartements y sont d'un prix exorbitant.

Il y a maintenant un très beau Kursaal, qui sert de lieu de réunion pour les baigneurs. Des bals et des fêtes y ont lieu, plusieurs fois par semaine, ainsi que dans divers établissements spéciaux, dont quelques uns se trouvent à une petite distance de la ville. Mais la véritable distraction est la promenade : sous ce rapport, peu d'endroits ont été aussi favorisés par la nature et embellis par l'art. Il suffit de citer les délicieux sentiers de la montagne des Trois-Croix, du temple de Findlater, et du Saut du Cerf. La musique est également en grande faveur à Carlsbad. C'est ainsi que tout nouvel arrivant est salué par les fanfares de trois trompettes placées en vigie au sommet de la Tour, et que le lendemain, à son réveil, de joyeuses aubades célèbrent sa bienvenue.

TRANSPORT (*le Sprudel*). — Demi-cruchons, goudronnés.

Ces eaux subissent bien le transport et produisent de remarquables effets thérapeutiques. La dose est d'une bouteille le matin, chauffée au bain-marie ; il faut les boire avec les mêmes précautions qu'à la source. Très utiles, surtout dans les néphrites calculeuses, les calculs biliaires et les engorgements chroniques du foie.

MARIENBAD
(Bohême).

Marienbad n'est qu'à six lieues de Carlsbad. Vu de

loin, le petit village semble formé par la réunion de plusieurs squares qu'entourent de vastes hôtels d'une extrême magnificence. On a peine à croire, à l'aspect de tant de luxe, que, il y a quelques années encore, cette vallée n'était qu'un triste marécage où s'élevaient seulement de chétives masures.

Les sources de Marienbad sont au nombre de six : ce sont toutes des sources froides, dont la composition chimique rappelle exactement celle des eaux de Carlsbad. Aussi donne-t-on quelquefois à Marienbad le nom de *Carlsbad froid*.

La plus célèbre de ces sources, celle dont on fait le plus usage, est le Kreutzbrunn. Elle jaillit au centre d'une élégante rotonde qu'entoure un triple rang de colonnes, avec un parterre de fleurs au milieu. L'eau de cette source est très limpide; sa saveur aigrelette et piquante laisse un arrière-goût légèrement salé, qui n'est point désagréable.

Tout près du Kreutzbrunn, se trouvent deux autres sources également bien aménagées : ce sont l'Ambrosiusbrunn et le Carolinenbrunn. Ces sources sont plus gazeuses et contiennent un peu plus de fer que la précédente.

Le Ferdinandsbrunn est situé à un kilomètre environ de Marienbad. Quand on regarde le réservoir de cette source, l'eau semble avoir la blancheur du lait, à cause de l'immense quantité de petites bulles gazeuses qui s'en échappent. Puisée dans un verre, elle est d'une transparence admirable; sa saveur est rafraîchissante et acidule. C'est, avec le Kreutzbrunn, la source qu'on emploie le plus en boisson.

Je mentionnerai seulement l'OEolsbrunn, qui me paraît être la source la plus ferrugineuse de Marienbad.

Enfin, il existe une sixième source, le Marienbrunn. C'est la première qu'on ait découverte, et on l'administre surtout aujourd'hui en bains. Elle renferme très peu de sels, mais elle est tellement gazeuse, que le bassin qui la reçoit ressemble à une immense cuve en état de fermentation : un nuage de gaz acide carbonique règne constamment au-dessus de cette source. On utilise, comme à Nauheim, ce gaz, en bains et en douches, contre certaines paralysies.

L'espèce de tourbière qui constitue le sol de la vallée, et du milieu de laquelle jaillissent les sources, sert quelquefois aussi pour faire des *bains de boue*. Ces bains, qu'on emploie de la même manière que ceux d'Eger, sont très efficaces contre certains engorgements des viscères abdominaux, par l'irritation vive et la puissante révulsion qu'ils provoquent vers la peau. On en obtient aussi de bons résultats contre ces roideurs et ces gonflements articulaires qui succèdent si souvent aux affections rhumatismales.

Quant à l'eau minérale elle-même, on y a recours dans les mêmes circonstances et pour les mêmes affections qu'à Carlsbad, car son action thérapeutique est pareille : seulement elle détermine des effets beaucoup plus doux. Aussi, quand les malades sont très excitables, qu'il persiste encore quelques traces d'un état subaigu, ou qu'on peut craindre que le sang ne se porte au cerveau, est-ce à ces dernières sources qu'on devra donner la préférence.

Les eaux de Marienbad possèdent de plus une propriété spéciale qu'aucune autre source ne m'a paru avoir au même degré, c'est de congestionner presque instantanément les plexus veineux du rectum. Je connais une dame chez laquelle cet effet était si prononcé que, pendant tout le temps qu'elle prenait ces eaux, les menstrues étaient remplacées, aux époques ordinaires, par un flux hémorrhoïdal. On voit quelles ressources la médecine peut retirer d'une action de ce genre, surtout en Allemagne, où l'usage habituel de la bière paraît singulièrement favoriser la production des hémorrhoïdes.

La réputation de Marienbad a toujours été en croissant depuis quelques années. Vous y rencontrez à peu près les mêmes distractions et la même société qu'à Carlsbad, mais très peu de Français.

Transport (*le Kreutzbrunn*). — Cruchons capsulés.

Ces eaux ne se conservent pas très longtemps, mais fraîchement puisées, elles rendent presque autant de services qu'à la source. Elles m'ont paru surtout convenir aux femmes arrivées à l'âge critique. Par la dérivation qu'elles provoquent vers le rectum, elles préviennent les engorgements fluxionnaires de l'utérus, ainsi que les hémorrhagies intercurrentes qui en sont si souvent la conséquence. La dose de ces eaux est d'un à deux verres le matin; l'usage doit en être longtemps continué, si l'on veut obtenir des effets durables. Il est rare qu'elles fatiguent l'estomac, même chez les personnes les plus faciles à irriter.

TŒPLITZ
(Bohême).

Tœplitz, situé près de la frontière de Saxe, à peu de distance de l'Elbe, n'est pas moins célèbre comme ville diplomatique que comme ville d'eaux minérales. C'est en effet dans ses murs que fut signée, en 1813, la fameuse coalition contre la France, entre la Prusse, l'Autriche et la Russie.

Les sources, au nombre de sept, ont une température qui varie de 26 à 47 degrés centigrades ; la plus chaude est le Hauptquelle. Elles jaillissent toutes à travers des rochers de porphyre rouge dont l'origine paraît être volcanique. Limpide et incolore à sa sortie du sol, cette eau prend dans les bassins une couleur légèrement verdâtre. Sa saveur est à peine salée, et sa minéralisation des plus insignifiantes, puisqu'elle ne renferme, par litre, que $0^{gr},65$ de sels neutres ou alcalins, dont le carbonate de soude forme environ la moitié.

Les eaux de Tœplitz sont surtout employées en bains : cependant il est devenu de mode d'aller boire, le matin, les eaux de la source presque froide de Gardenquelle, qu'on a très élégamment aménagée, et qui offre, entre autres propriétés médicinales, le voisinage d'un excellent orchestre. On y trouve également un dépôt fort bien approvisionné des principales eaux minérales d'Europe.

Les bains sont pris dans des établissements particuliers ; les deux principaux sont le Herrenbad et le Stadtbadhaus. Ce n'est pas à Tœplitz même que se trouvent les bâtiments les plus modernes, mais à Schonau, petit village qui communique avec la ville par une route superbe, et n'en est, pour ainsi dire, qu'un faubourg.

Tœplitz est plutôt un séjour de plaisirs qu'un rendez-vous de malades. La société se compose en grande partie de Russes appartenant à des familles nobles : c'est dire qu'elle est des plus distinguées.

L'action thérapeutique de ces eaux (n'oublions pas d'en parler) est tonique, fortifiante, et elle convient à peu près dans toutes les maladies, pourvu que celles-ci ne soient pas sérieuses. Aussi Tœplitz me paraît-il être le Baden-Baden de la Bohême.

IWONIEZ
(Galicie).

Mon intention n'est point de décrire les eaux minérales de la Galicie. Elles sont trop éloignées pour nous offrir un intérêt réellement pratique, et d'ailleurs ce serait m'écarter du programme que je me suis tracé, puisque je ne les ai point visitées. Si donc je fais une exception en faveur de la source d'Iwoniez, c'est que cette eau supporte le transport sans perdre aucune de ses propriétés médicinales, et que par suite on peut l'étudier et en faire usage sans sortir de chez soi.

Iwoniez est situé sur les confins de la Hongrie, au pied des monts Carpathes, près Krosno. L'eau qui porte son nom est froide, d'une teinte légèrement azurée, d'une saveur salsugineuse. Elle contient, par livre allemande, entre autres principes :

Iodure de sodium . . . 0,22 grains.
Bromure de sodium . . 0,13 —

C'est donc une des eaux les plus riches que l'on connaisse en brome et en iode. Sa composition et ses propriétés la rapprochent de la source Adélaïde, en Bavière, mais elle est plus active en ce qu'elle renferme une plus forte proportion de chlorure de sodium.

Les eaux d'Iwoniez sont souveraines dans le traitement des affections scrofuleuses et des accidents tertiaires de la syphilis. Des expériences à ce sujet ont été faites dans les hôpitaux civils et militaires de Vienne, de Lemberg et de Czernowich, et ont amené les plus heureux résultats. Aussi les médecins allemands font-ils un très grand usage de ces eaux : la dose en est de deux à trois verres le matin, pures ou coupées avec du lait.

Il est à regretter qu'il n'existe point de dépôt de cette source à Paris. Elle est plus gazeuse, et par suite plus légère à l'estomac que les eaux de la même classe que nous prescrivons habituellement. Sa saveur aussi est beaucoup plus agréable, au point que les enfants mêmes boivent l'eau d'Iwoniez avec plaisir.

— Ici se termine ce que j'avais à dire des sources minérales de l'Allemagne. Ces sources, par le caractère même de leurs effets thérapeutiques, paraissent surtout être admirablement appropriées aux besoins des contrées où elles sourdent : en effet, les affections abdominales jouent un rôle immense dans les théories et dans la pratique des médecins allemands. Or nous avons vu que la plupart de ces sources exercent une action spéciale sur l'intestin et sur les autres viscères placés au-dessous du diaphragme.

Elles ne sont pas moins précieuses au point de vue de l'hygiène. Si elles jaillissent presque toutes au milieu des bois, et jusque dans la profondeur des vallées, n'est-ce pas une sorte d'avertissement donné par la nature elle-même, qu'on ne peut recouvrer la santé que loin du souci des affaires, du tumulte des passions et du séjour trop bruyant des cités ! *O rus quandò te aspiciam !* s'écriait le poëte. C'est qu'en effet, à mesure qu'on pénètre dans les champs, on se sent allégé, on respire mieux, la vie semble se retremper et déjà l'âme jouit par anticipation de la paix qu'elle espère. Ce qu'il faut avant tout à nos organes, c'est le grand air, le soleil et l'espace. Ne sait-on pas que les animaux, de même que les plantes qui vivent dans l'obscurité, dans le demi-jour, sont étiolés et sans force, tandis que ceux qui vivent sous l'influence solaire sont remarquables par leur beauté et leur éclat? Il en est de même de l'homme : aussi chaleur, lumière et vie sont-ils pour ainsi dire synonymes. Que sera-ce si vous ajoutez à ces bienfaits de l'hygiène l'action régénératrice des eaux minérales!

EAUX MINÉRALES

DE

LA SUISSE ET DE LA SAVOIE.

Nous avons réuni dans un même chapitre la description des eaux minérales de la Suisse et de la Savoie. C'est qu'en effet ces deux pays sont tellement enclavés l'un dans l'autre, que, géographiquement parlant, ils n'en forment qu'un seul, ayant la même population, le même climat et jusqu'aux mêmes accidents géologiques. Il ne saurait entrer dans mon sujet de décrire les merveilles de ces ravissantes contrées : d'autres l'ont fait avant moi, et beaucoup mieux certainement que je ne le ferais moi-même. Cependant quelle étude plus intéressante, et en même temps plus fertile en observations instructives! Ces cascades dont vous admirez la chute et le fracas, ces torrents qui bondissent, pleins d'écume, dans leur ravin rocailleux, ne sont pas de simples objets de curiosité destinés seulement à récréer la vue : il y a là un but d'utilité. En effet, l'eau qui provient de la fonte des neiges est désagréable et d'une digestion difficile;

mais, tourmentée sans cesse dans son cours, lancée dans l'atmosphère, brisée par les rochers, elle se combine avec l'air et dissout des substances minérales et organiques, de manière à perdre ainsi graduellement cette crudité qui la rendait malsaine.

Les phénomènes qui se passent à l'intérieur même du sol doivent être bien plus importants encore. C'est souvent au milieu des glaciers que jaillissent les eaux les plus chaudes. Il faut donc que la source, alimentée par la neige, pénètre assez profondément dans les entrailles de la terre pour y puiser la température élevée qu'elle présente en sortant ; il faut, de plus, qu'elle traverse des stratifications salines qui lui communiquent ses principes minéralisateurs. Or que de problèmes encore inexpliqués !

Nous n'avons point à suivre ces eaux dans leur migration souterraine, mais seulement à en indiquer le mode d'emploi et leurs effets thérapeutiques. Arrivons donc tout de suite à leur étude.

La Suisse et la Savoie renferment un assez grand nombre de sources, les unes thermales, les autres tièdes ou tout à fait froides. Plusieurs sont sulfureuses, quelques unes renferment de l'iode et du brome : aucune n'est réellement purgative. Enfin nous en trouverons dont la composition, bien qu'insignifiante à l'analyse, offre une action physiologique et médicale des plus remarquables.

AIX EN SAVOIE.

Aix est une assez jolie ville, située, à trois lieues de

Chambéry, dans une vallée agréable que borde du sud au nord une double chaîne de montagnes. Son climat est doux, et tellement salubre, que, par un privilége bien rare en Savoie, vous ne rencontrez à Aix ni crétinisme ni goître. La position de cette ville entre la France, l'Italie et la Suisse, en fait également un rendez-vous commode pour les étrangers de ces divers pays.

Aix remonte à une haute antiquité. On l'appelait *Aquæ Gratianæ*, et, à en juger par les monuments qui restent, ses bains avaient, sous la domination romaine, une importance considérable qu'après de nombreuses vicissitudes ils ont en partie recouvrée aujourd'hui. Nulle part vous ne trouverez un service médical plus complet, et, tout récemment encore, on y a construit un Kursaal qui peut rivaliser avec les plus beaux du Rhin. Il est à regretter seulement que la roulette soit venue en même temps y étaler ses séductions et ses scandales.

Les eaux thermales d'Aix forment deux sources principales : l'une dite de *Soufre* et l'autre d'*Alun* (1) ou de *Saint-Paul*. Toutes deux jaillissent à soixante mètres environ l'une de l'autre, avec une abondance telle qu'indépendamment des bains, elles alimentent deux fontaines publiques.

L'eau de ces sources est d'une limpidité parfaite; elle exhale une odeur d'œufs couvis qui est moins prononcée dans l'eau d'Alun. Sa saveur hépatique,

---

(1) J'ignore pourquoi ce nom de source d'*Alun*, car elle ne contient pas un atome de sels d'alumine.

douceâtre et un peu nauséabonde, s'accompagne presque toujours de renvois nidoreux. La chaleur moyenne de ces sources est de 45 degrés centigrades; cependant, à certaines époques de l'année, surtout après de longues pluies, elle diminue de quelques degrés.

Ces deux sources paraissent, à leur origine, n'en former qu'une seule qui se bifurque au-dessous du rocher Saint-Victor, et dont les divisions suivent ensuite un parcours isolé. La différence de leurs principes minéralisateurs serait due par conséquent à la nature des terrains qu'elles traversent après leur bifurcation.

La source de Soufre et la source d'Alun sont toutes les deux sulfureuses, seulement la première l'est beaucoup plus que la seconde : ainsi elle renferme, sur 1,000 grammes d'eau, environ $0^{gr},0414$ de gaz acide sulfhydrique libre, tandis que la source d'Alun en offre à peine des traces.

On a noté dans les cavités par où passe la source de Soufre la formation spontanée d'acide sulfurique. Cette source se distingue encore de celle d'Alun par la présence d'un iodure, et d'une assez grande quantité de sulfuraire sur laquelle M. Bonjean, pharmacien distingué de Chambéry, a fait de curieuses et intéressantes recherches.

M. Fontan range ces sources dans la classe des eaux sulfureuses accidentelles. En effet, elles renferment des sels de chaux et naissent dans un terrain secondaire, formé de coquillages et autres dépôts d'alluvion. Il y a, de plus, dans leur voisinage, une source ferrugineuse crénatée, résultant aussi de la décomposition des matières organiques.

D'après Anglada, la source d'Alun serait une source sulfureuse dégénérée.

Les eaux thermales sont administrées à Aix dans deux établissements : l'un, appelé Etablissement Royal ou Grand Bâtiment, qui est alimenté par les deux sources ; l'autre, appelé Thermes Berthollet, qui ne reçoit que de l'eau d'Alun.

Etablissement Royal. — Cet édifice, d'un aspect assez élégant, est adossé à la colline où jaillissent les sources ; il se compose de trente-six pièces formant quatre divisions, dont la distribution varie suivant les usages auxquels elles sont destinées. Je ne conduirai point le lecteur dans ces divers compartiments, véritable dédale où il serait impossible de me suivre : jetons seulement un coup d'œil sur les parties les plus importantes du service et les principaux appareils.

Les bains peuvent se prendre dans des baignoires; mais la plupart des malades préfèrent les piscines. Celles-ci, au nombre de deux, une pour les hommes, l'autre pour les femmes, représentent chacune une vaste enceinte destinée aux exercices de gymnastique et de natation. L'eau arrive par le fond et dans la partie centrale : par suite, sa température se distribue d'une manière plus uniforme ; on la maintient entre 27 et 28 degrés Réaumur. Ces piscines sont éclairées par le haut, de sorte que la lumière, se réflétant sur les gradins de faïence qui entourent les bassins, fait mieux ressortir encore la limpidité de l'eau minérale.

Le *vaporarium*, construit sur le modèle de ceux d'Ischia, est une salle circulaire de quinze à seize pieds de diamètre, couronnée par un dôme vitré. Tout autour sont rangés de petits cabinets formant autant d'étuves isolées.

Il y a deux autres manières d'administrer à Aix les effluves des sources. La première se fait par encaissement; la tête seule, dans ce cas, se trouve hors de l'appareil, tandis que le reste du corps est plongé dans la vapeur. La seconde consiste à diriger la vapeur sur les parties malades à l'aide de tuyaux qui la rassemblent en une sorte de foyer.

Mais ce qui distingue essentiellement Aix de tous les autres établissements thermaux, c'est la manière si parfaite dont les douches d'eau minérale sont organisées. Il y en a de toutes les directions et de toutes les températures. Vous avez des douches verticales, ascendantes ou obliques; vous en avez de chaudes, froides, mitigées ou écossaises, c'est-à-dire, alternativement froides et chaudes : les unes sont générales, les autres partielles. Quant au volume et à la force du choc, on peut obtenir toutes les nuances et toutes les variétés possibles. Lorsque la douche a toute sa force de percussion, elle prend le nom de *grande chute*.

Rien non plus ne saurait égaler l'habileté des doucheurs. Ils frictionnent et massent les membres en tous sens : ils leur font exécuter des mouvements d'extension et de plexion, les secouent légèrement ; puis ils *pétrissent* l'abdomen, de manière à communiquer une sorte de succussion aux viscères qui y sont contenus. Vous vous croiriez en Égypte.

On administre d'habitude le bain chaud, qui suit la douche, dans une pièce appelée *les Bouillons,* parce que l'eau, arrivant avec violence par le fond du bassin, paraît bouillonner à sa surface.

Enfin, il existe des cabinets noirs que leur situation souterraine et leur haute température ont fait nommer *Division d'Enfer:* il y a l'Enfer des hommes et l'Enfer des femmes. Deux jets très forts viennent se briser avec violence contre le sol, en répandant des tourbillons de vapeur qui rendent l'atmosphère étouffante; pendant que le malade est ainsi plongé dans l'étuve, il reçoit la douche, et ses pieds baignent dans l'eau thermale. On comprend quelle doit être l'activité d'un semblable moyen. Aussi, ayant eu l'imprudence de rester trop longtemps dans la pièce la plus chaude, afin d'achever une expérience que je faisais avec M. Despine, le médecin inspecteur, je fus saisi d'une sorte de vertige et l'on me retira à moitié évanoui.

Thermes Berthollet. — Ces thermes, ainsi appelés du nom du savant illustre dont la Savoie a été le berceau, sont alimentés exclusivement par la source d'Alun, et se composent de trois parties distinctes, savoir :

1° D'un vaste cabinet voûté destiné aux douches et aux étuves gratuites.

2° D'un appartement divisé en plusieurs cabinets secondaires situés au-dessus de la pièce précédente, et spécialement réservés pour les douches locales de vapeur.

3° D'un grand bassin, qui était autrefois une naumachie, où la jeunesse d'Aix se baignait publiquement et s'exerçait à la natation. Aujourd'hui, ce bassin est divisé en plusieurs compartiments dont les uns servent aux bains des pauvres et à ceux de l'hôpital, tandis que les autres sont employés à des usages vétérinaires.

Tels sont les deux établissements où les sources de Soufre et d'Alun ont été aménagées avec tant de soin et d'intelligence. Ce qui donne surtout à ces eaux une grande valeur, c'est leur température, qui, se trouvant être la plus convenable pour le bain, permet leur emploi immédiat. Ajoutons aussi que peu d'eaux minérales sont administrées par des médecins aussi capables que MM. Despine et Vidal (1).

L'action des eaux d'Aix, sur l'homme sain comme sur l'homme malade, est une action excitante : elles accélèrent le pouls, appellent la chaleur à la peau, et déterminent un mouvement fébrile qui se termine d'habitude par des évacuations critiques.

Ce sont principalement les eaux d'Alun qu'on emploie en boisson, car elles sont moins pesantes à l'estomac et d'une saveur moins désagréable que celles de Soufre.

En général, on boit peu à Aix ; il est même des personnes qui ne suivent que la médication externe. Les bains, la douche et les étuves forment donc la partie essentielle du traitement.

Au sortir des divers exercices de la cure, le malade, dont le corps ruisselle, est essuyé avec du linge bien chaud, et enveloppé d'un grand peignoir de flanelle,

(1) M. Constant Despine fils a publié sur les eaux d'Aix une excellente notice qui m'a fourni d'utiles documents.

que recouvre une couverture de laine. On lui passe des serviettes autour de la tête et des pieds, puis ensuite on le dépose dans une chaise à porteurs qui sert à le reconduire jusqu'à son lit, où il continue de transpirer : c'est le moment de prendre un bouillon, un peu de vin ou quelques verres d'eau thermale. Bientôt le paroxysme diminue, l'excitation se calme, et la fatigue du bain fait place à une sensation de bien-être qui persiste le reste de la journée.

Voici maintenant quelles sont, d'après M. Despine, les principales maladies pour lesquelles les eaux d'Aix doivent être le plus généralement conseillées.

Rhumatismes. — C'est surtout cette variété qu'on pourrait appeler rhumatisme gommeux, et qui est caractérisée par un gonflement blanc des articulations, une sorte de tuméfaction spongieuse qui crépite quelquefois sous la pression, comme de la gelée épaisse. Cette affection est plus commune en Angleterre et en Hollande que chez nous : on la traite à Aix par la douche en arrosoir et les bains de vapeur, combinés avec une compression méthodique et les pommades iodurées.

Maladies de la peau. — On emploie contre la classe si nombreuse et si variée des dermatoses l'eau minérale sous toutes les formes, en boisson, en étuves, en bains et en douches. Les dartres pustuleuses sont en général celles qui s'en trouvent le mieux.

Anciennes blessures. — J'ai déjà eu plusieurs fois l'occasion de signaler l'efficacité des eaux sulfureuses dans le traitement des affections traumatiques et de ces suppurations intarissables qui en sont si souvent la conséquence. Sous ce rapport, les sources d'Aix, tout en étant loin de rivaliser avec celles de Baréges, rendent d'importants services à la thérapeutique.

Paralysies. — Les paralysies partielles qui sont complétement indépendantes d'une lésion organique du système nerveux peuvent être améliorées ou même guéries par les eaux d'Aix, à la condition, bien entendu, qu'il n'existe aucune tendance aux congestions cérébrales.

Affections syphilitiques. — On traite à ces sources un assez grand nombre de *syphilides*, et, sous ce nom, nous désignons les accidents consécutifs, quel que soit leur aspect, dans lesquels le virus vénérien joue un rôle. C'est surtout contre les formes squameuses et tuberculeuses que les eaux d'Aix paraissent agir le plus efficacement. Quant au mode d'emploi de ces eaux et aux circonstances qui réclament l'association des préparations mercurielles, je ne puis que renvoyer à mon traité spécial sur la syphilis (1).

Enfin, il résulte des faits observés par M. Pétrequin, que les eaux d'Aix conviennent contre certaines maladies des yeux, spécialement les conjonctivites chroniques.

Aix est, de tous les établissements que j'ai visités, celui où j'ai vu combiner le plus habituellement les moyens pharmaceutiques avec les eaux minérales.

Ces eaux sont appropriées principalement aux constitutions lymphatiques et scrofuleuses. Les bains de natation, dans un milieu aussi stimulant que l'eau des

---

(1) *De l'emploi des eaux minérales dans le traitement des accidents consécutifs de la syphilis,* par le docteur Constantin James.

piscines, favorisent l'action musculaire, et, en aidant au développement de la cavité de la poitrine, ils pourront quelquefois prévenir la formation des tubercules pulmonaires, si à redouter dans de semblables tempéraments.

Les exercices un peu fatigants de la cure, ainsi que les pertes considérables que le corps subit par la transpiration, exigent une nourriture tonique et substantielle qui n'exclut pas le concours d'un vin généreux : sous ce dernier rapport, la plupart des malades se montrent d'une parfaite docilité.

Aix est visité par presque toutes les personnes qui font le voyage de Suisse. La ville, à l'exception de ses antiquités romaines, n'offre rien de bien curieux, mais ses environs sont des plus pittoresques. Quel joli lac que ce lac du Bourget! Les amateurs de souvenirs historiques trouveront également le sujet d'intéressantes excursions ; car il paraîtrait, d'après la description de Polybe, que c'est par la montagne qui est vis-à-vis d'Aix que s'effectua le passage d'Annibal, l'an 220 avant l'ère chrétienne.

— Sources de Marlioz. — A quinze minutes d'Aix, sur la route de Chambéry, se trouve le hameau de Marlioz, où jaillissent deux sources sulfureuses froides. Analysées par M. Bonjean, ces sources ont offert une quantité considérable d'acide sulfhydrique soit libre, soit à l'état de sulfure, du brome, de l'iode et un bicarbonate alcalin. Leur composition est donc assez remarquable.

L'eau de Marlioz peut être bue à la dose de plusieurs verres. On en fait usage depuis trop peu de temps pour savoir exactement à quoi s'en tenir sur ses vertus médicinales ; cependant tout semble prouver qu'elle agit comme médication fondante et diurétique. Elle supporte bien le transport.

CHALLES
(Savoie).

Au mois d'avril 1841, M. le docteur Domenget découvrit, dans sa propriété de Challes, à trois kilomètres de Chambéry, une source minérale froide, s'échappant d'une roche grisâtre, schisteuse, veinée de bandes de chaux carbonatée. Cette eau, analysée par M. O. Henry, a offert, par litre :

Iodure de potassium . . . . . $0^{gr},0198$
Bromure de sodium . . . . . $0^{gr},0200$
Sulfure de sodium . . . . . $0^{gr},5900$

et quelques centigrammes de sels alcalins. On doit donc la regarder comme une source sulfureuse alcaline bromo-iodurée.

Cette eau, au sortir de la roche, est d'une limpidité parfaite. Son odeur ne rappelle que faiblement d'abord celle du gaz sulfhydrique, et ce n'est que par l'action de l'air qu'elle se développe avec une intensité progressive. Quant à sa saveur, elle est fortement sulfureuse et amère, quoique très supportable.

L'eau de Challes peut être bue à la dose de plusieurs verres par jour ; en général, elle est assez bien tolérée par l'estomac. Il n'y a pas d'établissement près de la source.

La proportion de brome et d'iode qu'elle contient,

jointe à la quantité considérable de sulfure de sodium, rend très bien compte de l'action que cette eau minérale exerce sur l'économie. Elle convient dans la plupart des cas où l'iodure de potassium est indiqué, spécialement dans les affections scrofuleuses et les accidents tertiaires de la syphilis.

Transport. — Bouteilles d'un litre, capsulées.

L'eau de Challes se conserve très bien; seulement elle paraît être plus irritable transportée qu'à la source. Commencer par un demi-verre le matin, et ne pas dépasser deux verres.

SAINT-GERVAIS
(Savoie).

Situés à la base du Mont-Blanc, les bains de Saint-Gervais occupent le fond d'une gorge sauvage, resserrée entre de hautes collines qu'ombrage une forêt de hêtres et de sapins. L'établissement thermal occupe toute la largeur du vallon, et est précédé d'une vaste cour à trois corps de logis, dont celui du milieu, surmonté d'un élégant clocher, se termine à chaque extrémité par deux tours servant de jonction aux ailes latérales. Derrière l'établissement est une cascade, torrent impétueux appelé le Bonnant, qui répand dans la vallée la fertilité et la fraîcheur. Sur ses bords règnent des promenades, des bosquets et des jardins soigneusement cultivés, de sorte que le bâtiment des bains et ses dépendances se trouvent encadrés dans une sorte de fer à cheval de l'effet le plus pittoresque.

L'établissement thermal constitue une véritable

maison de santé, isolée de toute habitation. Les malades ne pourraient loger commodément ailleurs, car le village est à une assez grande distance, sur une hauteur de plus de 200 mètres, dont l'accès nécessite de nombreux détours.

Aucune tradition ne se rattache aux eaux de Saint-Gervais : leur découverte paraît même ne pas remonter au delà de 1806. Ce fut un nommé Pierre Kiesner, ancien ouvrier des mines de Servoz, qui s'aperçut, en pêchant des truites dans le torrent, que l'eau était, dans certains endroits, tout à fait chaude. Des fouilles furent pratiquées, et bientôt on rencontra les sources thermales.

Ces sources sont au nombre de quatre principales. Trois jaillissent dans une galerie creusée sous la partie la plus reculée de l'établissement. La quatrième est à ciel ouvert, au pied même de la cascade : on l'a aménagée, comme les autres, dans un petit puisard des plus modestes. C'est cette dernière source qu'on boit de préférence, la situation des autres dans une cave humide exposant davantage aux courants d'air et aux refroidissements.

L'eau de ces sources est incolore, d'une parfaite limpidité, douce et onctueuse au toucher : sa saveur, légèrement amère, laisse un arrière-goût styptique, assez désagréable. Elle exhale une odeur très prononcée de gaz hydrogène sulfuré, qui se perd peu à peu au contact de l'atmosphère.

Ce sont des eaux sulfureuses accidentelles dont la température varie de 33 à 39 degrés centigrades. Quant à leur composition, elle est à peu près la même pour toutes : seulement la source voisine de la cascade, celle dont on fait le plus usage, paraît être un peu plus minéralisée. Elle contient, par litre, $0^{gr},0031$ de gaz acide sulfhydrique, et environ quatre grammes de sels neutres.

Cette eau, bue le matin et à jeun, à la dose de deux ou trois verres, est légèrement laxative : à la dose de cinq ou six, elle purge assez franchement.

Les eaux de Saint-Gervais, de même que celles d'Aix en Savoie, ont l'avantage de pouvoir être employées en bains, à leur température native, de manière à ne perdre aucun de leurs principes essentiels. On en fait également usage en douches.

Ces eaux, en même temps qu'elles stimulent l'intestin, activent les fonctions de la peau, la rendent halitueuse, et la fortifient contre les impressions de l'atmosphère : propriété d'autant plus importante, que, dans les maladies chroniques, la surface cutanée est en général aride et sèche.

Les affections qu'on traite avec le plus de succès à Saint-Gervais sont les rhumatismes, les maladies de la peau, et certains engorgements des viscères abdominaux. Ces eaux sont encore d'une grande utilité pour combattre ces constipations habituelles et opiniâtres qui, spécialement à Paris, font le désespoir d'un si grand nombre de femmes, et résistent souvent à toutes les médications.

Saint-Gervais, malgré son isolement, est un séjour où l'on se plaît assez, car les malades y mènent une vie d'ensemble qui rappelle, par sa simplicité et le calme de ses distractions, quelque chose de la vie de famille. L'espèce de contrôle qu'on exerce involontairement les uns sur les autres commande à chacun la retenue et la réserve, sans cependant exclure une douce intimité. Du reste, il se passe peu de jours sans que la petite colonie reçoive la visite de quelques nouveaux touristes. C'est que Saint-Gervais, indépendamment de l'attrait de ses sites, se trouve tout près du chemin de Chamouny, à sept lieues de Genève, et à une seulement de la délicieuse vallée de Sallanches.

ÉVIAN
(Savoie).

Evian est une petite ville bâtie en amphithéâtre, sur la rive savoisienne du lac de Genève, qui en baigne les murs, et en face de Lausanne, qu'on aperçoit sur la rive opposée. Cette ville a une apparence assez chétive : mais son climat est doux, son air salubre, et sa situation ravissante. On y jouit de la vue la plus magnifique sur le lac, et elle est traversée, dans toute sa longueur, par la route du Simplon.

C'est seulement vers la fin du dernier siècle que les eaux minérales d'Evian ont commencé à être utilisées ; elles sont encore aujourd'hui si peu connues en France, que nos principaux traités d'hydrologie ne les mentionnent même pas. Cependant il est des circonstances où elles ne pourraient que difficilement être remplacées par d'autres sources.

La principale source minérale jaillit dans un assez bel établissement, placé au centre de la ville ; elle sert à alimenter les bains et deux buvettes.

L'eau d'Evian est froide : elle atteint à peine 12 degrés. Sa limpidité et sa transparence la font ressembler à l'eau de roche; son odeur est nulle. Elle n'a pas non plus la plus légère saveur, et elle n'offre rien de particulier au toucher, de sorte que, sans le secours de la chimie et le témoignage de l'observation clinique, il serait impossible de soupçonner que c'est une eau minérale. Sa minéralisation, du reste, n'est que de $0^{gr},25$ par litre : ce sont des bicarbonates à base de soude et de chaux. Aussi cette source doit-elle être rangée dans la classe des eaux très faiblement alcalines.

L'eau d'Evian est surtout employée en boisson. Elle est très légère, ne détermine aucun renvoi, et, comme elle renferme fort peu d'acide carbonique, il n'est pas à craindre qu'elle surexcite l'encéphale. La dose habituelle est de sept ou huit verres : j'ai vu des malades qui en buvaient jusqu'à quinze à vingt dans la même journée sans éprouver la moindre fatigue à l'estomac ni la moindre satiété.

Ces eaux agissent surtout comme moyen diurétique. Elles produisent quelquefois de merveilleux effets dans le traitement des affections catarrhales de la vessie et des reins, par l'espèce d'irrigation qu'elles entretiennent à l'intérieur de ces organes. S'il existe une grande irritabilité de l'appareil urinaire, les eaux d'Evian, à cause de leurs vertus sédatives, devront être préférées à celles de Vichy et de Contrexeville, qui, en pareil cas, seraient beaucoup trop excitantes.

On les emploie encore avec succès contre certaines

gastralgies. M. le docteur Rieux m'a cité, à cet égard, de fort belles cures. Indépendamment de l'eau bue le matin à la source, la plupart des malades en prennent encore au repas, mêlée avec le vin.

On fait également usage de bains et de douches ; mais comme il faut chauffer l'eau, elle se décompose en partie, ainsi que l'attestent les dépôts abondants de bicarbonate de soude qui se forment dans la chaudière, et qu'on a même bien soin de vous montrer comme preuve de la richesse de la source. Il est vrai qu'on prouve en même temps, sans s'en douter, que l'eau minérale, dépouillée ainsi de ses principes salins, n'agit plus qu'à la manière des bains domestiques.

Il existe dans la ville une autre source, dite de Gall, qu'on n'emploie qu'en boisson, et qui offre la plus grande analogie avec celle qui vient de nous occuper. Seulement elle renferme un peu plus de bicarbonate de soude et est légèrement laxative.

Enfin, à vingt minutes d'Evian, et tout près du lac, est une source ferrugineuse froide, appelée fontaine d'Amphion. Cette eau contient un peu de fer, quelques sels alcalins, et une quantité notable de gaz acide carbonique. On l'ordonne dans la plupart des cas où les eaux ferrugineuses sont indiquées ; souvent aussi on l'associe aux eaux d'Evian, principalement vers la fin de la cure. Comme il faut, autant que possible, aller la boire à la source même, elle devient un but de promenade.

Tout près de la source d'Amphion est un pavillon élégant, avec un vaste salon ayant vue sur le lac. C'était autrefois un rendez-vous de plaisir pour les princes de la maison de Savoie. Aujourd'hui sa disposition est changée : les nouveaux bâtiments qu'on vient d'y ajouter l'ont transformé en un vaste Kursaal où les malades trouvent des logements spacieux et commodes, et les joueurs de dangereuses tentations.

TRANSPORT. — Bouteilles de litre, goudronnées.

Ces eaux ne s'altèrent pas sensiblement : elles paraissent même conserver, loin de la source, la plupart de leurs vertus thérapeutiques. La dose ordinaire est d'une bouteille par jour. Comme elles n'ont aucune saveur et qu'elles ne décomposent pas le vin, beaucoup de personnes en boivent aux repas.

LAVEY
(Suisse).

Les bains de Lavey, établis seulement depuis peu d'années, sont situés sur le territoire vaudois, tout près de Saint-Maurice, et à une heure de Martigny, dans un espace resserré entre le Rhône et le pied de la montagne de Morcles. A une petite distance se trouve la célèbre cascade de Pisse-Vache.

La source de Lavey est légèrement sulfureuse. Elle a été captée dans le lit même du fleuve, à plus de quinze mètres de profondeur, d'où elle est puisée par une pompe : des tuyaux la conduisent ensuite dans l'établissement thermal.

Cette eau est limpide, un peu gazeuse, sans saveur bien marquée. Elle exhale une faible odeur d'œufs couvis, et offre, au griffon, une température de 45 degrés centigrades ; mais, dans le trajet du puits à l'établissement, elle perd une portion de sa chaleur et de son gaz sulfhydrique, de sorte qu'il faut la faire chauffer, et que, arrivée dans la baignoire, elle est à peine sulfureuse. Si donc je mentionne cette source, c'est moins pour elle-même qu'à cause du parti avantageux qu'on a su tirer du voisinage des salines, en utilisant le résidu de leur évaporation.

L'eau mère dont on fait usage à Lavey provient des salines de Bex. Un peu moins riche peut-être en brome et en iode que celles de Kreutznach et de Nauheim, elle a les mêmes propriétés physiques, le même mode d'emploi, les mêmes effets thérapeutiques. Elle convient, comme celles-ci, aux tempéraments scrofuleux ; et, pour être associée à une eau sulfureuse au lieu d'une eau muriatique, elle n'en est pas moins efficace. M. le docteur Cossy me fit examiner, dans son petit hôpital, des enfants rachitiques qui se trouvaient très bien de l'action combinée de l'eau thermale et de la mutter-laüge.

Lavey est surtout fréquenté par les gens du pays. Cependant, comme nous n'avons en France aucun établissement de même nature, l'attrait d'un voyage en Suisse devra quelquefois faire préférer ces eaux à celles qui avoisinent le Rhin.

LOECHE
(Suisse).

Les touristes avides de surprises et d'émotions, ceux qui aiment la nature primitive, les passages escarpés, les ascensions périlleuses ; ceux, enfin, pour lesquels la conscience du danger n'est souvent qu'un aiguillon du plaisir, devront se hâter de visiter les quelques contrées de la Suisse où le génie de l'homme ne s'est point fait sentir encore. Partout, en effet, dans les Alpes comme dans les Pyrénées, les sites les plus sauvages revêtent l'aspect de la civilisation. C'est ainsi qu'il y a trois ans, quand je me rendis aux eaux de Loëche, il me fallut descendre dans la profondeur de la vallée par un sentier rocailleux et sans direction, puis remonter aussi péniblement aux sommets opposés, longeant à tout instant les bords d'affreux précipices. Quels changements aujourd'hui ! Un pont a été jeté, comme celui de la Caille, au-dessus de l'abîme ; de nouvelles routes ont été construites, et vous arrivez jusqu'à Loëche en chaise de poste !

Les eaux minérales sourdent vers l'extrémité de la vallée, dans le point où elle s'élargit en forme de bassin, en face de la fameuse chaîne du Gemmi. Immédiatement au-dessus du village, qui se présente en amphithéâtre, la vallée prend sa direction vers l'orient pour mourir au pied du glacier de Balm.

Les sources de Loëche sont très nombreuses : elles fournissent une quantité d'eau si considérable, qu'on l'estime à plus de dix millions de litre par vingt-quatre heures.

La source Saint-Laurent est la principale et la plus abondante. Elle sort d'un lit d'ardoises, sur la place même du village, au-dessous d'une petite chapelle. Sa température, au griffon, est de 51 degrés centigrades. C'est la source dont on boit : elle fournit également à la plupart des bains. Je ne puis mieux donner une idée de son volume qu'en disant, avec Collinus, qu'elle suffirait seule pour faire tourner la roue d'un moulin.

Tout près de celle-ci, dans l'intérieur même du vieux bain, se trouve la source d'Or, qui n'est probablement qu'un filet de la source Saint-Laurent. Son nom lui vient de la propriété qu'elle a de communiquer aux pièces d'argent une couleur jaune dorée, propriété, du reste, commune à toutes les eaux minérales de Loëche (1).

Il existe au-dessus du village, dans une prairie marécageuse, trois autres sources appelées : la source des Bains de pieds, celle des Lépreux et celle des Guérisons. Ces sources, excepté la dernière, qui est amenée par des conduits à l'hôtel des Alpes, ne sont qu'en partie utilisées. Plusieurs autres, également fort abondantes, vont se perdre dans le torrent de la Dala, sans servir à aucun usage.

En résumé, la source Saint-Laurent est celle qui doit spécialement nous intéresser ; aussi est-ce surtout à elle que s'appliquera ce que nous avons à dire des sources minérales de Loëche.

Cette eau est peu gazeuse, sans odeur, et d'une parfaite limpidité. Sa saveur est à peu près nulle ; cependant, bue le matin et à jeun, c'est-à-dire à l'instant où le palais est le plus impressionnable, elle m'a paru offrir un petit goût amer, très légèrement astringent.

Dans les diverses analyses auxquelles la source

---

(1) Ce phénomène de coloration est dû à un peu de l'oxyde de fer en dissolution dans l'eau minérale, lequel se dépose à la surface du métal.

Saint-Laurent a été soumise, on y a constaté environ 2 grammes de sels par litre. Le sulfate de chaux y figure pour 1^{gr},52 : le reste est formé de sulfates de soude, de potasse, de strontiane, d'un peu de fer, de quelques carbonates alcalins et autres principes insignifiants, aux doses les plus minimes. Quant au soufre, on n'en a pas trouvé de traces.

C'est donc à tort que ces eaux ont été rangées dans la classe des eaux sulfureuses ; elles ne sont que salines, et encore très faiblement. Si quelquefois elles dégagent, dans les piscines, une espèce d'odeur de gaz sulfhydrique, cette odeur est due à la décomposition d'un peu de sulfate de chaux par l'action désoxygénante de la matière sébacée et de la transpiration : ce sont par conséquent les malades eux-mêmes qui, par leur long séjour dans le bain, altèrent l'eau minérale et la sulfurent.

On boit peu les eaux de Loëche, ou du moins la boisson ne constitue d'habitude qu'une partie tout à fait secondaire du traitement. Il est d'usage d'en prendre un ou deux verres, à la source, avant de se rendre au bain, puis encore deux ou trois verres pendant le bain, en puisant l'eau à un robinet spécial qui s'ouvre dans la piscine.

Les bains sont administrés dans quatre établissements principaux : ce sont le bain Neuf ou bain Werra, le bain Vieux, le bain des Zurichois et le bain de l'hôtel des Alpes. C'est la source Saint-Laurent qui alimente ces divers établissements, à l'exception du bain des Alpes que nous avons dit recevoir la source des Guérisons.

L'habitude, à Loëche, est de se baigner dans des piscines; celles-ci représentent de grands carrés, d'une profondeur d'environ un mètre, et pouvant contenir de trente à quarante personnes. Il y a en général quatre piscines dans la même pièce, séparées les unes des autres par des cloisons qui empêchent l'eau de passer d'un bassin dans l'autre. Une galerie bordée d'une balustrade de bois traverse l'édifice dans toute sa longueur et permet aux visiteurs de venir, pendant le bain, faire la conversation avec les malades. La toiture est formée d'une charpente grossière dont les poutres tristes et sombres donnent à ces bâtiments l'aspect de vastes hangars.

Il existe, à côté de chaque grand carré, un cabinet de douches, beaucoup mieux organisées aujourd'hui qu'à l'époque où je les visitai.

Comme l'eau minérale serait trop chaude pour pouvoir être employée en bains au sortir de la source, on remplit, la veille au soir, les piscines, et pendant la nuit on laisse les fenêtres et les portes tout ouvertes, afin qu'elle soit suffisamment refroidie pour le bain du lendemain. Cette méthode est d'autant plus défectueuse que l'eau, par l'évaporation, perd la presque totalité de ses gaz.

C'est entre quatre et cinq heures du matin qu'on se rend aux piscines. Arrivés au vestiaire, les malades se débarrassent de leurs vêtements, revêtent une longue tunique de laine, puis descendent dans le bassin par une sorte de plan incliné et dans une attitude courbée, de sorte que la tête seule est hors de l'eau. Le bassin se peuple ainsi graduellement de nouveaux arrivants, et bientôt il est rempli. Comme on est libre de choisir le carré qui convient le mieux, chacun s'arrange de manière à se trouver réuni avec les personnes de sa société ou de sa connaissance.

Pénétrons maintenant dans le bâtiment des bains au moment où les piscines sont au complet. Quel étrange coup d'œil !

Figurez-vous des jeunes filles, des enfants, des vieillards, des prêtres, des militaires, des religieuses, que sais-je? enfin, toutes les conditions, et tous les âges assemblés pêle-mêle dans le même bassin. Les uns chantent, les uns lisent, les autres travaillent ou méditent : c'est un feu roulant de plaisanteries et d'anecdotes. Chaque baigneur a une table flottante, espèce de nacelle où il dépose son mouchoir, sa tabatière ou son goûter. Mais que de naufrages sur ce petit océan ! A voir cette multitude de têtes s'agiter à la surface de l'eau, on dirait presque une réunion de tritons.

Cette méthode de se baigner en commun existe à Loëche de temps immémorial. Elle a pour avantage d'entretenir l'esprit dans une sorte de liberté, de donner aux idées une direction agréable, et d'abréger, par la distraction, les longues heures du bain. Seulement, en admettant ainsi dans les mêmes piscines des personnes de sexe différent, n'a-t-on pas un peu légèrement passé sur les simples règles de la convenance et des mœurs ? Je sais combien la police des bassins est sévèrement faite par les baigneurs eux-mêmes; mais je sais aussi, et mes renseignements à cet égard sont parfaitement exacts, que, tels qu'on les administre aujourd'hui dans des carrés communs, ces bains présentent des abus sérieux qu'il importe de réformer. Pourquoi ne pas établir à Loëche, comme on l'a fait à Plombières et à Wilbad, des piscines séparées pour les hommes et pour les femmes? Ce que le bain perdrait en originalité, il le gagnerait, et au delà, en bienséance.

Du reste, on a la facilité de se baigner seul dans des cabinets particuliers ; mais on en use peu. Il y a aussi, surtout à l'hôtel des Alpes, de petites piscines pouvant contenir cinq ou six personnes, qui conviennent très bien pour une famille, et qu'on peut louer pour le temps que l'on veut.

La durée de ces bains est beaucoup moins longue qu'elle ne l'était autrefois à Loëche, où l'on passait presque toute la journée dans l'eau. Voici comment on procède aujourd'hui :

On commence d'habitude par des bains d'une demi-heure à une heure, puis on augmente d'une heure par jour jusqu'à ce qu'on arrive à y rester sept ou huit heures, savoir : cinq ou six le matin, et deux l'après-midi, avant le dîner. C'est alors ce qu'on appelle la *haute baignée*. On continue de la sorte pendant douze à quinze jours ; puis on diminue successivement et dans la même proportion le nombre des heures, de manière à revenir au point de départ. Cette période décroissante a reçu le nom de *débaignée*. La durée totale du traitement est en moyenne de vingt-cinq jours ; mais on comprend qu'il n'y a rien de fixe à cet égard, et que beaucoup de circonstances peuvent obliger le médecin à la modifier. La plus importante est, sans contredit, la *poussée*. Donnons quelques détails sur ce singulier phénomène.

La poussée est l'éruption cutanée produite par les eaux ; elle survient habituellement du sixième au douzième jour. Les prodromes en sont quelquefois imperceptibles ; mais presque toujours ils se manifestent par des accès fébriles plus ou moins réguliers et par l'état saburral des premières voies. La langue est chargée, la bouche pâteuse, l'appétit diminué : il y a de l'insomnie et un vague sentiment de tristesse et d'inquiétude. Dans cette période, un vomitif produit souvent d'excellents effets. Bientôt une rougeur assez vive, accompagnée de démangeaisons et de chaleur, se montre aux genoux et aux coudes ; de là elle se répand sur le trajet des masses musculaires, aux bras, aux cuisses, aux avant-bras, au ventre, à la poitrine et surtout au dos : elle envahit ainsi graduellement le corps tout entier, épargnant seulement les mains et le visage.

A cette rougeur succède une véritable éruption. A mesure qu'elle paraît, on voit le mouvement fébrile et les autres symptômes diminuer, quoique la poussée continue de s'étendre.

Celle-ci ne revêt pas toujours le même aspect. Elle se présente, dans quelques cas, sous l'apparence de petites plaques rouges, disparaissant par la pression du doigt et rappelant assez les caractères de l'érythème. A un degré plus fort, elle se rapproche davantage de l'érysipèle ; alors, au lieu d'une simple cuisson, les malades accusent une chaleur âcre et mordicante. La peau, dans ces endroits, est tantôt sèche, tantôt recouverte d'un enduit glutineux.

Une forme plus fréquente et moins douloureuse que la précédente est celle dans laquelle l'éruption est constituée par l'agglomération de petites vésicules dont la base est entourée d'une aréole luisante. Au bout de vingt-quatre heures, un point blanc se montre à leur sommet; il s'ouvre et laisse suinter une liqueur visqueuse et purulente qui se dessèche et tombe en lamelles furfuracées. Quelquefois, au lieu de vésicules, ce sont de petites élevures noueuses et dures, d'apparence pustuleuse. Elles ne forment pas toujours une saillie au dehors; souvent elles se dessinent simplement au-dessous de la peau, qu'elles rendent rugueuse au toucher et comme chagrinée. Cette nature d'éruption, qui provoque plutôt une piqûre incommode qu'une douleur aiguë, met un peu plus de temps que les autres à disparaître.

Il est très rare qu'on voie ces différentes variétés exister simultanément chez le même individu : presque toujours on a l'une ou l'autre. D'un autre côté, il est des malades chez lesquels l'éruption présente des caractères si complexes, qu'on ne sait plus à quelle classe la rattacher : ce qu'on appelle, par exemple, la *poussée blanche* n'est autre chose qu'une augmentation de la sécrétion sébacée des follicules du derme.

Il y a des cas où la poussée prend de telles proportions que la peau se distend, se fendille et même se crevasse : les plaies qui en résultent laissent suinter une matière âcre et brûlante, qui la corrode et qui fait cruellement souffrir les malades, surtout pendant les insomnies de la nuit. Des fomentations avec des compresses imbibées d'eau thermale sont le meilleur calmant. J'ai vu aussi des personnes qui en étaient arrivées au point de ne plus savoir quelle attitude prendre, se faire porter au bain et en éprouver un soulagement immédiat.

Lorsque la poussée est parvenue à son apogée, elle diminue successivement, et alors commence la période de desquamation : avec elle commence également la débaignée. Le traitement touche à sa fin.

A quels principes doit-on attribuer le développement de cette éruption? Est-elle seulement le produit de l'action irritante de l'eau thermale, si innocente pourtant à l'analyse, et de la longue macération que la peau subit par ces bains chauds et prolongés? Nul doute que ces circonstances, surtout cette dernière, n'y contribuent puissamment. Cependant remarquons que l'apparition de la poussée et son intensité ne sont pas toujours en rapport avec la durée et la température du bain. Notons surtout, car ceci est tout à fait concluant, qu'elle s'est quelquefois manifestée chez des malades qui n'avaient pas pris un seul bain et s'étaient contentés de boire l'eau minérale.

Si j'ai insisté sur les caractères de cette éruption, c'est que je la regarde comme un phénomène spécifique, appartenant en propre aux eaux de Loëche et constituant le cachet même de la médication. Vous verrez à Schinznach, à Pfeffers et à quelques autres sources un exanthème survenir ; mais ce sont plutôt de simples efflorescences de la peau, qui apparaissent vers la fin de la cure et non à son début, et qui se rattachent rarement à ces mouvements critiques indiquant de la part de l'économie un véritable travail d'élimination.

En conclurons-nous que la poussée est indispensable au succès de la cure? Ce serait aller trop loin. Cependant on ne peut méconnaître que ce soit là spécialement le but qu'on se propose, et que, dans l'immense majorité des cas, l'apparition régulière et la marche bien dirigée de l'éruption coïncident avec les résultats heureux du traitement.

Les détails dans lesquels je viens d'entrer, en même temps qu'ils indiquent le mode d'action de ces sources si justement célèbres, font déjà pressentir dans quelles circonstances on en conseillera l'usage.

On comprend combien elles seront utiles, principalement chez les individus lymphatiques ou scrofuleux, en provoquant vers la peau une puissante dérivation, et en appelant à l'extérieur certaines humeurs dont la répercussion entretenait la maladie, si même elle n'en avait été le point de départ : aussi les vante-t-on spécialement pour les affections cutanées. Elles agissent, comme moyen perturbateur, en substituant à un état chronique rebelle aux traitements un état aigu facile à guérir, et qui le plus souvent disparaîtra de lui-même. Elles réussissent aussi contre les vieilles plaies, les vieux ulcères, surtout quand ils se compliquent d'un état variqueux.

Dans certains engorgements des viscères abdominaux où l'on peut soupçonner quelque diathèse dartreuse, arthritique ou autre, ces eaux produisent encore d'excellents résultats, en dégageant les tissus profonds. Seulement prenez garde si c'est la rate qui est entreprise. Les eaux de Loëche pourraient réveiller les anciennes fièvres intermittentes et leur communiquer une malignité plus grande, ce qui se comprend, puisque la fièvre thermale qu'elles provoquent débute souvent par de véritables accès. Mais tandis que ces accès disparaissent, pour ne plus revenir, aussitôt que la poussée se montre, il n'en serait pas de même si, peu de temps avant de venir aux eaux, les malades avaient déjà été atteints de fièvres intermittentes.

C'est à tort qu'on a vanté les eaux de Loëche dans le traitement de la gravelle; elles seraient plutôt nuisibles qu'utiles.

Ces eaux sont fatales aux phthisiques ; elles ne feraient non plus que hâter les progrès de toute altération organique, sous quelque forme et à quelque degré qu'elle se présentât.

Les eaux de Loëche fournissent surtout un précieux et excellent moyen de faire reconnaître les anciennes affections syphilitiques dont rien ne trahit la présence au sein de l'économie ; je crois même que, à cet égard, je leur accorderais plus de confiance encore qu'aux eaux sulfureuses. Combien de jeunes gens se marient pleins de santé en apparence, et qui portent en eux, sans le savoir, de tristes germes qu'ils transmettront à leurs enfants chétifs et maladifs ? Quand il existe, sous ce rapport, le moindre sujet d'inquiétude, je ne saurais trop recommander l'épreuve des eaux de Loëche. Le virus est-il complétement neutralisé, ces eaux ne feront que fortifier l'organisme : si, au contraire, il en reste quelques traces, vous verrez la maladie reparaître aux mêmes endroits et avec les mêmes caractères qu'à l'époque où elle fut contractée. Les eaux, dans ce cas, ne la guériront point, mais, chose immense, elles la rendront guérissable. Ce sera ensuite aux médicaments spécifiques qu'il faudra s'adresser.

Le voile du palais et les amygdales sont les endroits où se manifestent d'habitude les premiers symptômes du retour des accidents.

Si l'on avait recours aux eaux de Loëche pour une affection syphilitique à sa période aiguë, il pourrait en résulter les plus fâcheuses conséquences. Un bon observateur, M. le docteur Mengis, m'a cité plusieurs exemples où les eaux, prises dans ces conditions et à l'insu du médecin, ont aggravé considérablement les accidents, ou même ont entraîné la mort (1).

Il résulte des détails dans lesquels nous venons d'entrer que ces eaux sont à la fois toniques et dépuratives. C'est surtout vers la peau que s'opère la dérivation : aussi est-ce à elle qu'on s'adresse de préférence quand on veut recourir aux émissions sanguines. De là l'usage si fréquent des ventouses.

Celles-ci sont appliquées par un maréchal du village, qui est certainement l'homme le plus habile en ce genre qu'on puisse rencontrer. En un clin d'œil, il aura posé cinquante à soixante ventouses scarifiées ; chiffre énorme, j'en conviens, ce qui n'empêche pas

---

(1) Voyez, pour plus de renseignements, mon travail *Sur l'emploi des eaux minérales dans le traitement des accidents consécutifs de la syphilis.*

que presque toujours, le lendemain, il en fera une nouvelle et aussi considérable application à la même personne.

Je n'ai plus rien à dire de particulier sur l'action des bains (1). Un mot sur les bains eux-mêmes.

Il est bien à désirer qu'on achève le nouvel établissement, afin de réformer l'ordonnance des piscines, de refroidir l'eau par un procédé meilleur, et surtout d'en amener de nouvelle pendant la durée du bain. Conçoit-on que, dans des carrés où l'on reste le matin cinq ou six heures tous ensemble, l'eau ne soit pas renouvelée une seule fois? Au moins, en y entrant, on avait trouvé de l'eau vierge ; mais, pour la baignée du soir, c'est mieux encore. En effet, comme il y aurait trop peu de temps entre les deux bains pour que l'eau pût être suffisamment refroidie, on ne vide les piscines qu'à moitié, puis on les remplit avec de l'eau venant directement de la source. De cette manière, vous êtes condamné à rester plongé jusqu'au cou dans une eau qui a déjà en partie servi aux bains du matin : or il serait très facile, en construisant des réservoirs, de remédier à un inconvénient si contraire aux habitudes les moins exigeantes des baigneurs.

La vie qu'on mène à Loëche est assez monotone, car une grande partie de la journée est consacrée au traitement. Quand le temps est beau, les personnes qui ont la poussée peuvent sortir comme les autres, sans craindre de la faire répercuter ; mais il faut se

(1) Les docteurs Bonvin et Grillet, médecins à Loëche, ont publié chacun un intéressant opuscule sur ces eaux.

vêtir chaudement et être de retour de bonne heure, car les soirées sont très froides (1). On se réunit alors dans les salons des divers hôtels, et principalement dans celui de l'hôtel de France, qui est le plus animé, et où l'on donne les plus jolies fêtes. On fait de la musique, on danse. Le dirai-je? la poussée n'exclut pas du tout la robe de bal, et une peau tigrée par une *belle* éruption devient presque un objet de coquetterie et un motif de compliments.

Deux routes conduisent à Loëche, l'une par Martigny, Sion et la vallée du Rhône, l'autre par le canton de Berne, Thune et Kandersteg. Comme on est obligé, en arrivant par cette dernière voie, de descendre le Gemmi, prodigieux amas de rochers taillés à pic comme une tour gigantesque, et qu'on ne peut y aller qu'à pied ou à mulet, j'engage fortement les personnes sujettes au vertige (j'en sais quelque chose) à prendre le premier chemin, qui est celui dont j'ai parlé au commencement de cet article.

PFEFFERS
(Suisse).

La plupart des personnes qui font le voyage de la Suisse négligent d'aller jusqu'aux bains de Pfeffers. C'est un tort, car il n'est peut-être pas d'endroit plus curieux à visiter : d'ailleurs, la route est facile, et elle s'écarte à peine des itinéraires habituels. Parti le matin de Zurich, j'étais le même jour, dans la soirée, à Ragatz, après avoir traversé dans toute leur longueur

---

(1) Loëche est situé à 1,415 mètres au-dessus du niveau de la mer.

les lacs de Zurich et de Wallenstadt ; or, de Ragatz à Pfeffers, il n'y a plus que pour une demi-heure de chemin.

Le village de Ragatz se trouve dans le canton de Saint-Gall, sur la limite de celui des Grisons. Il n'offre d'important qu'un grand et bel hôtel, ancienne maison de plaisance des religieux de Pfeffers, transformée en établissement thermal. L'eau minérale, qui l'alimente assez abondamment pour suffire à la boisson et aux bains, n'est autre qu'une partie de la source de Pfeffers, qu'on y a conduite en 1840 par des canaux de bois.

De Ragatz aux bains de Pfeffers, la route est magnifique ; elle longe le torrent de la Tamina et présente, dans son exécution, un travail d'une hardiesse très remarquable. Mais réservons notre admiration pour un endroit bien plus intéressant encore.

Nous voici arrivés au couvent des Bains, où notre voiture nous dépose. Il s'agit maintenant de pénétrer dans le défilé qui part de ce couvent et mène aux sources de Pfeffers.

On traverse le torrent sur un pont de bois, emporté plusieurs fois par les avalanches et toujours rétabli, puis on arrive à une porte dont le guide a la clef. Vous entrez. Devant vous s'offre une affreuse gorge, étroit passage entre deux montagnes granitiques que sépare une immense crevasse dont les parois, taillées à pic, se dressent parallèlement l'une à l'autre jusqu'à une hauteur énorme, où elles s'inclinent et se touchent incomplétement. Dans le bas, est un ravin dont on ignore la profondeur et où la Tamina roule en mugissant. Le chemin, si toutefois on peut donner ce nom à des planches mal jointes que fixent des crampons de fer enfoncés dans les fissures du rocher, longe le côté droit du torrent : l'eau, qui suinte de toutes parts, a enduit leur surface d'une sorte de viscosité. Pour faire de l'érudition, et un peu pour vous distraire au milieu de l'obscurité qui vous entoure sur ce sentier glissant, au-dessus d'un abîme contre lequel on n'est protégé que par une faible rampe à hauteur d'appui, le guide vous signale avec complaisance les endroits où des voyageurs qu'il dirigeait comme vous ont fait un faux pas et sont tombés dans le torrent, sans que jamais on en ait retrouvé de vestiges.

Vers le milieu à peu près du parcours du défilé, les deux montagnes s'écartent l'une de l'autre en éventail, puis leurs sommets se recourbent et se rejoignent en décrivant une gigantesque arcade que je comparerais volontiers au vaisseau majestueux d'une ancienne basilique. C'est ce qu'on appelle le *Pont naturel* de Pfeffers; son élévation est de 260 pieds. De chaque côté du pont existent de larges crevasses par où l'on aperçoit des plantes et des arbustes. La lumière, s'introduisant par ces crevasses, colore inégalement les rochers qui la réflètent et forme, avec les cascades, des arcs-en-ciel de l'effet le plus magique. Pour bien jouir du coup d'œil, il faut faire cette excursion entre midi et deux heures, seul instant de la journée où le soleil pénètre dans cet effrayant couloir. C'est réellement au-dessus de toute description.

Dans certains points où le défilé est le plus resserré, d'immenses blocs de granit, enclavés comme des coins entre les deux montagnes, semblent menacer la tête du voyageur.

Un peu au delà du Pont naturel, vous apercevez, de l'autre côté du torrent, la grotte de Sainte-Madeleine : c'est une simple excavation à laquelle se rattachent de pieuses légendes, et qui était autrefois un but très fréquenté de pèlerinage.

Enfin, au bout de vingt minutes, vous arrivez aux sources thermales. L'emplacement où elles jaillissent est fort étroit et à ciel ouvert : là s'arrête le sentier, mais le défilé se prolonge bien plus loin.

Cette eau, qui n'a aucune espèce d'odeur ni de saveur, est d'une limpidité parfaite : exposée à l'air, elle ne forme pas le plus léger dépôt. L'analyse y dénote à peine quelques traces des sels les plus inactifs, de sorte que ses propriétés physiques et sa composition sembleraient la rapprocher de l'eau distillée; or, nous allons voir qu'elle possède une action thérapeutique bien réelle.

Les sources de Pfeffers, au nombre de deux principales, sont placées à côté l'une de l'autre, sur un plan différent. Leur température est de 35 à 36 degrés centigrades. La source inférieure va se perdre dans le torrent : la supérieure, beaucoup plus abondante, et la seule employée, fournit par minute environ 1,425 pots de Suisse ; on l'appelle la Chaudière.

Ces sources furent découvertes en 1038 par un chasseur de l'abbaye (c'est la même légende pour beaucoup d'autres sources thermales), lequel aperçut la vapeur s'élever du fond de l'abîme ; mais elles ne furent utilisées que vers 1442. Pendant près de quatre siècles, à dater de cette époque, on se servit de cordes et d'échelles pour descendre les malades, du sommet de la montagne dans la gorge même. Ceux qui étaient sujets au vertige étaient attachés sur une chaise, et on leur bandait les yeux. L'édifice thermal n'était qu'une simple maisonnette de bois, soutenue au moyen de pieux enfoncés dans le roc, à cent cinquante pieds au-dessus de la Tamina : on voit encore les trous qui lui servaient d'appui. On restait ainsi dans le bain pendant plusieurs jours et plusieurs nuits de suite. On y mangeait, on y dormait (1) ; puis, la cure finie, vous étiez hissé de nouveau par la même route aérienne. Comme le fracas du torrent et la trop grande distance auraient empêché la voix de se faire entendre, on se servait, en guise de signaux, d'une forte cloche que supportait une tourelle dont on m'a montré les débris.

Un incendie détruisit, en 1630, la maison suspendue : c'est alors que fut construit, à travers le défilé, le fameux passage, et qu'on fit arriver l'eau minérale, au moyen de tuyaux, jusque sur l'emplacement de l'abbaye. Les bains furent d'abord assez mal organisés. Ce n'est que vers le commencement du dernier siècle qu'on éleva cette abbaye, laquelle, sécularisée en même temps que sa succursale de Ragatz, en 1838, a été appropriée, comme celle-ci, à l'usage des baigneurs, et forme aujourd'hui un très bel établissement.

L'établissement thermal est bâti en amphithéâtre, à cause de l'étroitesse de la vallée, sur les bords même

---

(1) *Multi dies noctesque thermis non egrediuntur; sed cibum simul et somnum in his capiunt.* (Fabrice de Hilden.)

de la Tamina, qui en baigne les fondations. Son aspect grave et sombre est celui des anciens monastères. A l'intérieur, ce sont de vastes corridors avec des murailles énormes, sur lesquelles viennent s'ouvrir les chambres élégamment meublées qu'habitent les malades. La salle à manger est l'ancien réfectoire des moines ; dans les panneaux sont les portraits des principaux abbés, un peu scandalisés, sans doute, des gravures modernes qui leur servent de pendants, et qui annoncent, à ne pas s'y tromper, la sécularisation.

Les bains sont établis dans un bâtiment particulier qui communique avec le principal corps de logis par une galerie couverte. Chaque cabinet contient un petit bassin, construit partie en bois et partie en faïence, dans lequel s'ouvre un robinet qui verse sans cesse une nouvelle eau dans la baignoire. Comme l'écoulement est continu et que le trop-plein s'échappe à mesure, l'eau est aussi limpide quand on sort du bain qu'au moment où l'on y entre ; on n'a même pas à en surveiller la température, car la chaleur naturelle de l'eau minérale se trouve être au point le plus convenable.

On se baigne aussi dans des piscines. Celles-ci, au nombre de huit, peuvent contenir chacune une vingtaine de personnes, et l'eau y est constamment renouvelée : il existe une séparation absolue entre les piscines des hommes et celles des femmes.

Il y a des douches ascendantes et descendantes assez bien organisées ; malheureusement elles se trouvent dans des cabinets sombres et humides, puis la température de l'eau minérale, si parfaitement appropriée aux bains, paraît un peu froide pour les douches.

C'est à l'extrémité du bâtiment qu'est située la buvette. Elle se compose de quatre petits robinets qui versent l'eau de la source dans une vaste pièce servant de promenoir.

La dose à laquelle on boit ces eaux est variable, et l'on peut l'élever assez haut sans inconvénient. Serait-ce qu'elles agiraient simplement à la manière de l'eau tiède? Chacun sait combien l'eau tiède inspire de dégoût et *soulève le cœur*. Comment alors expliquer que la plupart des malades boivent le matin une douzaine de verres de la source de Pfeffers sans répugnance, et que, bien loin d'éprouver de la satiété et des nausées, ils ne ressentent que du bien-être et un accroissement d'appétit? D'habitude, on fait aussi usage aux repas de l'eau minérale, mêlée avec du vin. Comme il a fallu la faire refroidir, elle a perdu la faible quantité d'acide carbonique qu'elle contenait : cependant, ainsi que je l'ai éprouvé sur moi-même, elle détermine, dans les premiers jours, une insomnie assez semblable à celle que produit le café.

L'usage n'est plus de se baigner à Pfeffers pendant des journées entières. Les bains sont aujourd'hui d'une demi-heure à une heure environ, et l'on en prend deux par jour. Aussi l'éruption (*psydracia thermalis*), si fréquente autrefois, est-elle très rare maintenant; du reste, les médecins de l'endroit n'y attachent presque aucune valeur thérapeutique. Quand on veut obtenir une poussée véritable et tout à fait critique, il n'est que les eaux de Loëche.

Ces bains sont extrêmement agréables ; ils calment sans affaiblir, et, comme me disait le docteur Kaiser, le médecin inspecteur, ils vivifient.

On traite, chaque année, à Pfeffers, un grand nombre de maladies nerveuses : on y voit spécialement ces affections bizarres qu'on désigne par l'épithète un peu complaisante de névroses. En même temps que, par la boisson, elles réveillent doucement l'action de l'encéphale, ces eaux tempèrent, par le bain, l'excitation générale ou partielle du système nerveux, et ramènent peu à peu les organes à leur jeu physiologique.

On les emploie aussi avec avantage contre la plupart des gastralgies, surtout celles qui ont succédé à des phénomènes inflammatoires et dans lesquelles on peut soupçonner encore un état subaigu des premières voies. Dans ce cas, elles seraient mieux supportées que les sources alcalines. Celles-ci, au contraire, devront être préférées si les troubles nerveux de la digestion paraissent se rattacher à l'engorgement de quelque viscère de l'abdomen.

Les eaux de Pfeffers rappellent, à certains égards, celles de Wilbad et de Gastein : toutefois leur action sur le système nerveux est encore plus douce et plus sédative.

Ce que je viens de dire des eaux de Pfeffers s'applique tout aussi bien aux bains de Ragatz qu'à ceux de l'ancien couvent, puisque ces deux établissements sont alimentés par la même source, et produisent les mêmes effets. La seule différence, et elle est à peu près insignifiante, c'est que les eaux de Ragatz ont perdu d'un à deux degrés de chaleur pendant leur long trajet dans les conduits.

Comme Ragatz est un séjour plus animé que Pfeffers, beaucoup de personnes préfèrent habiter ce premier endroit : seulement il ne vous offre rien de poétique, rien de pittoresque.

Un mot sur l'itinéraire de retour. Les malades qui partent des eaux feront bien, au lieu de revenir sur leurs pas, de suivre la vallée du Rhin jusqu'au lac de Constance : ce lac est certainement un des plus beaux de la Suisse. De là ils iront à Schaffouse admirer cette fameuse chute du Rhin que tous les voyageurs célèbrent à l'envi comme une merveille. Je reconnais volontiers que c'en est une, et des plus grandioses, puisque les témoignages à cet égard sont unanimes; cependant j'ajouterai, à ma honte, que cette merveille m'a très médiocrement impressionné.

BADE
(Suisse).

Il n'est peut-être pas de ville d'eaux minérales qui ait fait autant que Bade pour l'aménagement de ses sources, leur emploi facile, et le bien-être des étrangers. Les hôtels sont magnifiques, et quelques uns représentent de véritables palais ; vous y trouvez réuni également tout ce qui se rattache au service des bains et des douches, ainsi que le confortable de la vie matérielle. Malgré tous ces avantages, quand on parle de Bade, il n'est question ordinairement que de la ville allemande du duché de ce nom. C'est cette fâcheuse homonymie qui laisse dans une sorte d'indifférence et d'oubli les eaux qui vont maintenant nous occuper.

La ville de Bade, canton d'Argovie, se compose de deux parties bien distinctes : la ville ancienne et la ville moderne. C'est dans celle-ci que se trouvent les sources et les établissements thermaux. Toutes les deux sont situées sur la rive gauche du torrent de la Limmat, à dix minutes de distance l'une de l'autre; et elles communiquent entre elles par une route en pente que bordent des maisons entourées d'élégants jardins.

Les eaux minérales proviennent de plusieurs sources, au point d'affaissement le plus profond du bassin, de formation gypseuse, qui traverse la vallée de Bade. Elles jaillissent d'une fissure thermale dont les bords, formés par les couches redressées d'un calcaire liasique compacte, surplombent le gypse, et servent d'appui aux couches des autres étages de la formation jurassique. Ces sources sont très nombreuses et excessivement abondantes : les principaux hôtels ont chacun la leur. L'uniformité de leur température, qui est de 50 degrés centigrades environ, l'influence qu'elles exercent les unes sur les autres, quand on pratique des forages, et leur égalité de composition, permettent de les envisager comme ayant une origine commune, et sortant d'un même bassin.

L'eau de ces sources est limpide et incolore; recueillie dans un verre, elle laisse dégager de nombreuses bulles gazeuses. Sa saveur est douceâtre, avec un arrière-goût salé et légèrement hépatique. Prise immédiatement à la source, cette eau présente une assez forte odeur d'œufs couvis qui ne tarde pas à disparaître au contact de l'air.

Les couvercles qui closent les bassins des sources, les bassins eux-mêmes, s'incrustent en peu de temps de soufre sublimé et cristallisé. Cependant M. Lœwig n'est point parvenu à constater la présence du principe sulfureux dans l'eau puisée à ces sources, d'où il conclut que ce principe est tellement volatil qu'il se dégage immédiatement au contact de l'atmosphère, et même quelquefois avant que l'eau thermale ait jailli du sol. On peut donc se demander, comme pour les sources d'Aix-la-Chapelle, si l'eau de Bade est encore sulfureuse quand elle arrive dans les baignoires. Quoi qu'il en soit, ces eaux agissent à la manière des eaux sulfureuses thermales. N'est-ce pas un peu le cas de rappeler ces paroles de Gœthe : « Il est » des circonstances où l'homme est par lui-même le » plus grand et le plus exact appareil de chimie qu'on » puisse rencontrer. »

Bues à la dose de quatre ou cinq verres, le matin, les eaux de Bade activent la sécrétion urinaire et stimulent l'appétit, mais elles ont l'inconvénient de constiper. Aussi leur associe-t-on, en général, la source amère de Birmenstorf, qui jaillit dans le voisinage, et qui est légèrement purgative.

Les bains forment la partie essentielle de la cure; combinés avec la boisson et la douche, ils déterminent assez promptement des phénomènes de saturation qui nécessitent un peu de diète ou quelques évacuants. On fait un assez fréquent usage des ventouses scarifiées : celles-ci sont appliquées, comme à Bourbon-

J'Archambault, au moyen de cornes de bœuf, dans lesquelles on opère le vide en aspirant fortement l'air avec la bouche. C'est un procédé des plus fatigants; et autant j'avais été frappé de l'adresse des ventouseurs de Loëche, autant je le fus de la maigreur extrême de ceux de Bade.

Ces eaux sont employées contre un assez grand nombre de maladies (1). Il y a quelques années, elles jouirent à Paris d'une sorte de vogue pour le traitement de la goutte, mais ce fut une vogue de salon, qu'elles durent en grande partie à M. de T..., qui s'était bien trouvé de leur usage. Aujourd'hui, on parle beaucoup moins de Bade, et l'on ne s'y rend presque plus. Nul doute pourtant que ces eaux ne puissent être utiles contre certaines affections goutteuses et rhumatismales; seulement on s'était trop empressé de généraliser quelques faits.

On y soigne peu de maladies de la peau : on préfère avec raison Schinznach, qui, situé à une très petite distance, renferme beaucoup plus de principes sulfureux.

On vient surtout à Bade pour des affections abdominales, caractérisées par l'atonie et l'engorgement profond des viscères. Il n'est pas rare de voir se développer, vers la fin de la cure, une éruption miliaire, dont l'apparition coïncide presque toujours avec un mieux notable : on sait en effet quelle sympathie unit l'enveloppe cutanée et les surfaces intestinales.

Vous trouverez aussi à Bade des malades atteints

(1) M. le docteur Minnich, dans sa notice sur Bade, en publie la longue énumération.

ou menacés de tubercules pulmonaires, qui suivent ce qu'on appelle la *cure d'inhalation*. Celle-ci consiste à aller respirer dans les corridors où s'ouvrent les cabinets de bains et de douches les gaz qui émanent de l'eau minérale, surtout l'acide sulfhydrique : c'est un assez puissant calmant. Comme le climat est très doux, un certain nombre de malades continuent ce traitement pendant l'hiver.

Le séjour de Bade offre peu de distractions, bien qu'on se réunisse de temps en temps au Stadhof, l'hôtel où logent d'habitude les Français. Les environs de la ville sont pleins d'intérêt, et, grâce au chemin de fer construit récemment, Bade, qui est à quatre lieues de Zurich, en est devenu un faubourg.

Transport (*source de Birmenstorf*). — Bouteilles de trois quarts de litre.

Cette eau supporte admirablement le transport. Elle purge à la manière de l'eau de Sedlitz, mais plus doucement et sans coliques. Il serait bien à désirer qu'elle fût plus connue.

SCHINZNACH
(Suisse).

Schinznach n'est qu'à une heure et demie de Bade. La route qui relie ces deux localités offre, sur les divers points de son parcours, des vignobles, des forêts, des prairies, et, dans le lointain, la cime ardue des glaciers.

Les bains de Schinznach sont, de même que ceux de Saint-Gervais, isolés de toute habitation, et distants d'une demi-lieue du village. Mais là s'arrête l'analogie ; car, tandis que Saint-Gervais est resserré dans un étroit vallon que circonscrivent de hautes montagnes et que traverse un torrent, Schinznach s'étale gracieusement dans une large vallée, au milieu de laquelle coule l'Aar, un des plus beaux fleuves de la Suisse.

L'établissement thermal de Schinznach est d'un aspect tout à fait grandiose : les nombreux bâtiments dont il est composé, les cours qui les séparent, les ailes qui les réunissent au principal corps de logis, lui donnent la physionomie d'une véritable cité. Nous n'avons rien en France qui en approche, et j'ai vu peu d'établissements à l'étranger qui puissent rivaliser avec celui-ci en étendue et en magnificence.

Il n'existe qu'une source d'eau minérale ; mais elle est très abondante. Elle jaillit à cinquante pas de l'Aar, dans une citerne bien cuvelée, d'où on la dirige au moyen de pompes aspirantes et foulantes, jusqu'aux bâtiments des bains. Quand on soulève le couvercle qui ferme la citerne, on voit qu'il est tapissé d'une couche épaisse de soufre sublimé, et en même temps il s'échappe de la source une très forte odeur de gaz sulfhydrique : aussi les bâtiments occupés par les malades sont-ils à l'autre extrémité de l'établissement, et, par conséquent, à l'abri de ces désagréables émanations.

Au sortir de la source, l'eau est limpide et incolore ; elle marque 33 degrés centigrades environ. Sa saveur, bien franchement hépatique, laisse un arrière-goût amer et un peu salé. Exposée à l'air, elle prend une teinte verdâtre, et sa surface se recouvre promptement d'une mince pellicule formée de sulfate et de carbonate de chaux.

La présence de sels calcaires, surtout des sulfates, indique que cette eau doit appartenir à la classe des **eaux sulfureuses accidentelles** : en effet, elle sourd non loin de bancs de gypse, au milieu de terrains remplis de joncs et autres plantes marécageuses.

L'eau de Schinznach est la plus sulfureuse de toutes les eaux de la Suisse, de la Savoie et de l'Allemagne rhénane. D'après M. Lœwig, le soufre s'y trouve à l'état de sulfure et de gaz sulfhydrique; mais une nouvelle analyse serait nécessaire pour en préciser exactement les doses.

On fait usage de ces eaux en boisson et en bains ; ce sont surtout les bains qui constituent le traitement.

Ceux-ci sont établis dans deux bâtiments différents, l'un fort ancien et l'autre tout à fait neuf. Tandis que les baignoires du vieux bain sont simplement de bois, celles du bain neuf sont de faïence, d'un très beau blanc, et tellement spacieuses que deux ou trois personnes pourraient s'y baigner ensemble. Les cabinets, situés au rez-de-chaussée, forment une double rangée que sépare un corridor dont les extrémités communiquent avec les étages habités par les malades : de cette manière on se rend directement au bain, sans s'exposer à l'air extérieur.

Comme l'eau des bains a perdu dans ses conduits quelques degrés de chaleur, on est obligé, pour obtenir une température convenable, d'y ajouter un peu d'eau minérale chauffée artificiellement.

On commence par des bains de quinze à vingt minutes, dont on augmente graduellement la durée, suivant les indications ; on en prend d'habitude deux par jour. Leur effet se manifeste tout d'abord par l'accélération du pouls, la coloration des traits et la fréquence plus grande des mouvements respiratoires. A ces symptômes généraux se joint une action intime et tout à fait spécifique de l'eau minérale sur le tissu cutané.

Ainsi, la peau devient de plus en plus rouge pendant le bain. Dans les premiers jours, cette rougeur disparaît assez vite au contact de l'air ; mais bientôt elle s'efface plus lentement, puis elle laisse des traces, puis enfin apparaît une véritable éruption. Ce sont de simples taches rosées, bien circonscrites, qui ne tardent pas à prendre une teinte plus fortement écarlate ; elles s'étendent, se rapprochent les unes des autres, et finissent par se confondre en une nappe uniforme qui recouvre tout le corps, excepté les mains et le visage. A ce degré, la peau est luisante et douloureuse ; mais, peu à peu, l'éruption pâlit, l'épiderme se détache, et la desquamation parcourt régulièrement ses périodes jusqu'à ce que cette membrane soit revenue à son état normal.

La poussée de Schinznach, tout en offrant assez d'analogie avec celle de Loëche, en diffère cependant par plusieurs caractères essentiels.

Ainsi, elle se manifeste d'une manière moins constante, et sa marche est beaucoup moins régulière ; la réaction fébrile dont elle s'accompagne est rarement en rapport avec les progrès et l'intensité de l'exanthème ; la peau, dans les points les plus rouges, ne présente pas non plus ces vésicules ni ces aspérités pustuleuses si communes à Loëche. Enfin, à quelque dose que vous buviez les eaux de Schinznach, du moment que vous ne les prendrez pas en bains, vous n'obtiendrez jamais d'éruption, le bain seul ayant le privilége de la produire. C'est qu'ici la poussée est bien réellement la conséquence du contact de l'eau minérale sur la peau, et de l'irritation produite à la surface de cette membrane par le gaz sulfhydrique et les autres principes minéralisateurs.

Maintenant que nous connaissons le mode d'action des eaux de Schinznach, et la nature des phénomènes tout à la fois chimiques et physiologiques que ces eaux déterminent, il nous sera facile de nous rendre compte de leur efficacité dans le traitement des maladies cutanées.

Ces maladies, une fois passées à l'état chronique, ne peuvent, on le sait, être heureusement modifiées qu'à la condition qu'on avive la surface malade pour la ramener ensuite à sa vitalité normale. C'est ainsi qu'agit l'azotate d'argent ; c'est ainsi qu'agissent également toutes ces prétendues recettes dans la composition desquelles entrent toujours quelques substances plus ou moins caustiques. Mais prenons garde à un double écueil. Si la stimulation est trop forte, le but est dépassé ; si elle est trop faible, il n'est pas atteint. Dans l'un et l'autre cas, le mal reste stationnaire, ou, après d'inutiles oscillations, il revient au point de départ.

Or, il paraîtrait que les eaux de Schinznach réunissent les conditions les mieux appropriées à ces diverses transformations ; en s'imbibant dans les surfaces malades, elles provoquent un travail interstitiel, qui a pour résultat d'imprimer à la circulation capillaire une sorte d'activité réparatrice. Vous voyez, sous l'influence de ce travail, les ulcères se dégorger, les chairs fongueuses se raffermir, de blafardes qu'elles étaient prendre une teinte animée, puis marcher rapidement vers la cicatrisation. La lésion est-elle moins profonde, les effets du traitement n'en seront que plus immédiats. Bien qu'on puisse dire, d'une manière générale, que ces eaux conviennent toutes les fois qu'il y a maladie chronique du derme, sans complication de phénomènes inflammatoires, il est cependant d'observation que ce sont les dartres squameuses humides qui s'en trouvent le mieux.

A Schinznach, comme ailleurs, les guérisons radicales seront extrêmement rares. Mais la disparition même momentanée d'une aussi triste infirmité n'est-elle pas déjà un bienfait immense !

On se rend à Schinznach pour d'autres maladies encore que les maladies de la peau : seulement comme ces eaux n'offrent plus, dans ce cas, rien de spécifique, elles sont visitées plutôt par des personnes de l'endroit que par des étrangers (1).

Si je n'ai rien dit de la douche, c'est qu'on a très peu occasion d'en faire usage dans le traitement des dermatoses. Quant aux bains de vapeur et de gaz, on les prend en même temps que les bains d'eau miné-

---

(1) Consulter, pour plus amples renseignements, la Notice publiée par M. Amsler, médecin résidant de Schinznach.

rale, les cabinets se remplissant immédiatement d'émanations sulfureuses en telle abondance, qu'il en résulte souvent, dans les premiers jours, une ophthalmie légère.

L'établissement thermal est situé sur un terrain un peu bas; cependant, des appartements occupés par les malades on jouit d'une vue assez étendue. Les environs sont tout à fait agréables. Il y a surtout, près de l'Aar, à côté même de l'établissement, un petit bois dont les allées, bien dessinées, côtoient le lit du fleuve, et offrent de la fraîcheur et de l'ombrage.

A quelque distance de Schinznach se dressent, sur le sommet d'une montagne, les ruines du gothique manoir de Habsbourg, berceau de la maison régnante d'Autriche. Il est peu de touristes qui aillent les visiter sans venir à la maison des bains, où ils sont accueillis avec d'autant plus d'empressement que leur présence apporte quelque diversité au genre de vie un peu monotone des eaux.

WILDEGG.

La découverte d'une source riche en iode, près de Schinznach, a procuré à ces eaux un utile auxiliaire.

L'eau de Wildegg s'échappe d'un puits artésien, profond de 110 mètres; sa température est de 12 degrés centigrades. Elle est limpide, incolore, et exhale une odeur assez prononcée de plantes marines; sa saveur est très fortement salée et amère. D'après M. Laué, cette eau contient, pour 1000 grammes, $0^{gr},024$ d'iode, et $0^{gr},010$ de brome.

L'eau de Wildegg est employée à l'intérieur, concurremment avec les bains de Schinznach : elle est à ces bains ce que l'eau de Challes est à ceux d'Aix en Savoie, et convient principalement aussi aux tempéraments scrofuleux. La dose en est de deux à trois verres le matin.

CURE DE PETIT-LAIT.

Les bains de lait, simples ou additionnés d'essences, étaient en grande faveur chez les anciens. Cléopâtre, Aspasie, Phryné en faisaient un fréquent usage, et la célèbre Poppée élevait à cet effet cinq cents ânesses qu'on nourrissait d'herbes aromatiques. Aujourd'hui ces bains sont presque entièrement tombés en désuétude, du moins dans nos contrées.

En Suisse on utilise, comme moyen thérapeutique, et de la même manière à peu près que les eaux minérales, le petit-lait qui provient de la fabrication du fromage : ainsi on l'administre en boisson et en bains dans de nombreux établissements, sous la direction de médecins spéciaux. Je crois donc ne pas trop m'écarter de mon sujet en consacrant quelques lignes à l'appréciation de ce qu'on appelle la *Cure de petit-lait*.

Il n'y a pas plus d'une soixantaine d'années que cette méthode de traitement a pris faveur en Europe. Ce fut au sujet de la guérison d'un haut personnage auquel on avait conseillé, comme dernière ressource, de venir demeurer près du lac de Constance, dont le climat doux et tempéré paraissait convenir pour l'affection pulmonaire dont il était atteint. Son état ne s'étant point amélioré, il voulut essayer d'un air plus vif, et il se rendit à Gais, un des sites les plus élevés des Alpes d'Appenzell ; c'est alors qu'on l'engagea de boire du petit-lait de chèvre, ainsi que le faisaient les pâtres, quand ils étaient enrhumés. Il en but et s'en trouva si bien, qu'il recouvra en peu de temps des forces et de l'embonpoint, et que sa santé redevint florissante.

Cette espèce de résurrection eut un tel retentissement, que bientôt Gais devint le rendez-vous des personnes malades de la poitrine.

Gais est l'endroit le plus célèbre pour la cure de petit-lait. C'est le quatrième village, en hauteur, de toute la Suisse, son élévation au-dessus du niveau de la mer étant de 1,000 mètres. Il y a plusieurs hôtels occupés par les malades : mais, comme ces hôtels seraient insuffisants, on loge aussi dans les maisons particulières. L'air qu'on respire à Gais a des propriétés vivifiantes tout à fait remarquables : il est sec, léger, vif, d'une admirable pureté. Les habitants craignent tellement de le vicier qu'ils ne labourent pas la terre et la laissent en pâturages, afin d'éviter plus sûrement les émanations miasmatiques qui résulteraient de la culture.

On trouve autour de Gais, dans un rayon de quelques lieues, trois établissements renommés également pour la cure de petit-lait, ce sont : Gonten, Heinrichsbad et Weissbad. C'est à ce dernier établissement que se rendent de préférence les malades pour lesquels il faut une atmosphère plus douce et moins vive : en effet, Weissbad, par sa situation dans une vallée étroite et profonde, est abrité par les montagnes qui l'entourent de toutes parts.

J'ai visité tout près de Rorschach, à Horn, un très bel établissement du même genre, où le petit-lait est apporté tous les matins des Alpes d'Appenzell : la situation en est admirable, et l'on y jouit d'une magnifique vue sur le lac de Constance.

C'est principalement dans l'endroit appelé See-Alp-See, qu'on fabrique le fromage, et par cela même le petit-lait, qui n'en est que le résidu. Les chèvres, pendant la journée, vont jusqu'aux sommets des montagnes brouter les herbes qui croissent au pied des glaciers et les petites feuilles résineuses qui tombent des sapins. A six heures, on les ramène au village, pour les traire, puis, à minuit, commence la confection du fromage. Tout est terminé à deux heures du matin : alors des porteurs chargent sur leurs épaules des barils qu'on a remplis de petit-lait bouillant, et de là ils se rendent aux divers établissements.

Ce petit-lait offre une teinte verdâtre, et est comme crémeux; sa transparence est légèrement troublée par de petits grumeaux de caséum qui n'ont pas été entièrement séparés pendant l'opération; il a une saveur douce, balsamique, un peu sucrée, et tout à fait agréable. Sous ce rapport, le petit-lait qu'on prépare en France ne saurait en donner l'idée, tout l'avantage appartenant aux chèvres d'Appenzell.

C'est le matin, entre six et huit heures, que les malades vont boire ce petit-lait, qu'on prend pur et à une température élevée : la dose habituelle est de sept ou huit verres. On met entre chaque verre un quart d'heure d'intervalle, pendant lequel on se promène pour faciliter la digestion et hâter les résultats, qui du reste ne se font pas longtemps attendre. Dès le troisième ou le quatrième verre, les malades sont pris d'une diarrhée séreuse, accompagnée de borborygmes, sans coliques ni ténesme, et, une heure après le dernier verre, tout est en général terminé. On mange alors un potage à la farine pour contrebalancer l'action laxative de la boisson. Il est rare que, dans la journée ou dans la nuit, on ait encore des garderobes.

Lorsque, au bout de quelques jours, la langue devient blanche, la bouche pâteuse et qu'il y a un peu de tension du ventre, on fait cesser ces phénomènes de saturation en ajoutant au premier verre un mélange, à parties égales, de rhubarbe, sucre et crème de tartre : c'est un laxatif très doux.

Quelques malades prennent aussi des bains de petit-lait, mais c'est du petit-lait de vache, provenant également de la fabrication des fromages. Celui de chèvre ne sert qu'à la boisson.

Il y a deux genres d'affections pour lesquelles la cure de petit-lait paraît le mieux convenir : ce sont les maladies de poitrine et celles du bas-ventre.

La grande majorité des personnes qui se rendent aux établissements d'Appenzell y viennent pour des bronchites, des laryngites chroniques, des catarrhes ou des tubercules pulmonaires. On comprend combien il est difficile de distinguer, dans l'appréciation des heureux effets du traitement, ce qui appartient à l'action directe du petit-lait, de ce qui dépend des influences atmosphériques. Celles-ci doivent jouer également un rôle immense : en effet, si l'on ne peut respirer sans danger les effluves pestilentiels des marais, on ne saurait non plus, sans un avantage réel pour le poumon et les autres organes, se baigner dans l'air des montagnes, toujours imprégné des émanations les plus suaves, et où ne se mêle pas une molécule qui n'ait une source pure, bienfaisante, réparatrice.

Je serais tenté de faire une plus large part à l'intervention du petit-lait pour les affections du bas-ventre. Le contact immédiat de ce liquide sur la muqueuse de l'intestin, la stimulation légère qu'il y entretient, l'espèce de dépuration journalière qui en est la conséquence, ne peuvent que dégager les viscères, et par suite modifier favorablement leur vitalité.

Quel que soit, du reste, le degré respectif d'influence qu'exercent ces divers modificateurs, un de leurs effets constants est de réveiller l'appétit et de favoriser la nutrition.

Une cure de petit-lait dure en général de trois à quatre semaines : toutefois il est impossible d'établir rien de bien fixe à cet égard.

Ce que je viens de dire de Gais et de ses succursales est également applicable aux autres établissements de la Suisse, tels que ceux du Righi et d'Interlaken. Cependant c'est au petit-lait d'Appenzell que je donne incontestablement la préférence.

EAUX MINÉRALES

DE

L'ITALIE.

Nous voici arrivés à la description des eaux minérales de l'Italie. Ces eaux sont extrêmement remarquables par leur composition et leurs propriétés, surtout celles qui jaillissent sur le territoire de Naples. J'ai décrit ces sources, il y a quelques années, dans la Relation d'un voyage que je venais de faire avec M. Magendie (1). Cependant, afin d'éviter une lacune dans mon travail, je crois devoir y revenir de nouveau aujourd'hui, et rappeler en même temps le parti qu'on peut tirer des vapeurs et des gaz qui s'échappent, en si grande abondance, de différents points du sol napolitain.

Je ne parlerai point des autres sources minérales de l'Italie; seulement, je vais consacrer quelques lignes aux eaux d'Acqui, de Montecatini et à celles de

---

(1) *Voyage scientifique fait à Naples*, avec M. *Magendie*, en 1843, par le docteur Constantin James. 1 vol.

la Poretta, qui méritent, chacune à un point de vue différent, d'être visitées par les malades.

ACQUI
(Piémont).

Acqui est une ville située dans un pays de montagnes, à six lieues d'Alexandrie, et à dix de Gênes. Ses eaux minérales sont beaucoup moins célèbres que ses boues. Celles-ci ne sont pas employées à Acqui même, mais dans un établissement spécial qui en est à un quart de lieue, et qui appartient au gouvernement sarde; les malades y trouvent des logements convenables, ainsi que tout ce qui se rattache au service médical.

Les sources d'Acqui sont des sources sulfureuses : il y en a de froides et de thermales. La plus chaude, connue sous le nom d'Eau Bouillante, jaillit au centre de la ville, et marque 75 degrés centigrades. Celles qui fournissent les boues, les seules dont nous devions ici nous occuper, ont une température moins élevée, qui varie de 38 à 45 degrés ; l'enceinte où elles sourdent représente une sorte d'étang, dont la vase, en se combinant avec le principe minéralisateur des sources, forme le sédiment qui est utilisé pour les applications externes.

On n'administre pas les bains à Acqui comme à Saint-Amand. Ainsi, le malade, au lieu d'être plongé dans un puisard, se place dans une baignoire, puis on recouvre les parties affectées d'une couche épaisse de boue, la plus chaude qu'il puisse supporter : il s'en exhale une vapeur abondante qui transforme la pièce en une véritable étuve. Chaque séance dure de trois quarts d'heure à une heure, puis, la boue enlevée, le malade prend un bain de propreté, qu'on prépare avec l'eau minérale.

Ces applications ont pour résultat de concentrer une vive chaleur, de stimuler fortement la peau et d'activer la circulation capillaire. On en obtient d'excellents effets contre les engorgements torpides des articulations, les tumeurs indolentes, atoniques, dans lesquelles la vie paraît à demi éteinte. Certaines paralysies locales, avec atrophie musculaire, ont plus d'une fois cédé à de semblables moyens; il en est de même de toutes les affections qui sont liées à la répercussion de quelque principe dartreux, rhumatismal ou autre.

La manière dont on se procure la boue qui sert aux fomentations est tout à fait bizarre. Des plongeurs s'élancent, la tête la première, au milieu du bassin d'eau brûlante, et bientôt ils reparaissent à la surface, ramenant le seau plein de vase qu'ils sont allés remplir au fond. C'est au commencement un assez rude métier, mais, après quelques desquamations, la peau s'y habitue à merveille.

Le séjour d'Acqui est triste; il y vient peu d'étrangers, et c'est à peine si, à de rares intervalles, on y rencontre quelques Français.

MONTECATINI
(Toscane).

Il existe à Montecatini, entre Lucques et Pistoia, trois sources salines froides qui sont la Toretta, le

Velino et le Tetuchio. L'eau de ces sources est claire, transparente; sa saveur offre quelque chose de salé et d'onctueux qui n'a rien de désagréable et qui rappelle le goût de l'eau que contiennent les huîtres.

Ces sources, surtout la Toretta, sont un peu laxatives. Elles purgent doucement, sans aucune espèce de coliques et ne laissent point après elles ces constipations opiniâtres qui succèdent si souvent à l'emploi des purgatifs ordinaires.

Mais ce qui rend ces eaux remarquables entre toutes, c'est leur action essentiellement fondante. Prises le matin, à la dose de quelques verres, vous verrez peu d'hypertrophies du foie leur résister, et, à cet égard, je n'hésite pas à les mettre sur la même ligne que les sources de Carlsbad, dont nous avons décrit les merveilleux effets. Cette action sur le foie est si instantanée qu'une saison aux eaux de Montecatini ne dure pas plus d'une quinzaine de jours.

Ces eaux sont également employées en bains, mais les bains sont bien moins efficaces que la boisson.

Puisque nous faisons venir à grands frais, à Paris, les eaux de Carlsbad, pourquoi ne ferions-nous pas venir également celles de Montecatini? Il y aurait une très grande économie, et ces eaux supporteraient d'autant mieux le transport qu'elles sont froides et qu'elles ne renferment aucun gaz.

LA PORETTA
(États-Romains).

Le petit village de la Poretta est situé sur la route de Pistoia à Bologne, au pied des Apennins, sur les bords du torrent appelé le Reno. Là jaillissent quatre sources salines, d'une température de 37 degrés centigrades. Une bonne analyse de ces sources est encore à faire.

L'eau minérale est claire, limpide, onctueuse au toucher et excessivement gazeuse ; elle pétille comme du vin de Champagne. Prise le matin à la dose de plusieurs verres, cinq à six, son action est franchement purgative, et elle ne provoque ni coliques ni ténesme. On fait surtout usage de la source du Lion et de celle dite des *Donzelle*, en prenant alternativement de l'une et de l'autre dans la même séance.

Les eaux de la Poretta sont également très usitées en bains. Comme leur température permet leur emploi immédiat, l'eau minérale arrive directement de la source dans la baignoire, qu'elle ne fait ensuite que traverser. De cette manière le malade se trouve plongé, comme à Ussat et à Pfeffers, dans un courant dont la limpidité reste toujours la même, puisque l'eau est sans cesse renouvelée.

Les eaux de la Poretta renferment en grande abondance cette espèce de gélatine végétale appelée barégine ou sulfuraire, dont nous avons signalé l'existence dans les sources les mieux appropriées au traitement des maladies de la peau. Aussi sont-elles très vantées contre ce genre d'affection : c'est même là leur spécialité. Par la dérivation qu'elles provoquent vers l'intestin, elles agissent encore comme moyen fondant et révulsif dans l'engorgement des viscères abdominaux.

Ces eaux, avons-nous dit, contiennent énormément de gaz. Une particularité curieuse, c'est que ce gaz est formé en grande partie d'hydrogène carboné, de sorte que, en approchant un corps en ignition de la source, celle-ci se trouve enveloppée dans une atmosphère lumineuse, par suite de l'inflammation du gaz répandu à sa surface.

Le même gaz s'échappe spontanément du sol par de nombreuses fissures. C'est au point qu'on a disposé des réservoirs pour le recueillir et que des tuyaux le distribuent ensuite dans les diverses pièces de l'établissement thermal où il sert à l'éclairage. Ceci rappelle ce qu'on raconte des fameux puits de flammes de la Chine et des Indes.

EAUX MINÉRALES DE NAPLES.

Les sources les plus importantes existent dans quatre localités distinctes : à Naples (ville), dans la partie orientale, dans la partie occidentale et à l'île d'Ischia. Nous suivrons, pour la description des sources, cette division, adoptée par le professeur Semmola dans son savant *Traité de thérapeutique*.

§ Ier.

EAUX MINÉRALES DE NAPLES (VILLE).

La ville de Naples possède, dans son enceinte même, deux sources minérales froides dont l'une est sulfureuse et l'autre ferrugineuse : c'est donc à peu près la même disposition que pour Paris, excepté que les eaux de Passy et d'Enghien se trouvent hors des murs de la capitale. Les deux sources de Naples ont encore cela de particulier qu'elles ne sont pas aménagées dans des établissements spéciaux, mais qu'on y puise librement, comme aux fontaines publiques.

SOURCE SULFUREUSE.

Elle sourd près du château de l'OEuf (1), quartier Sainte-Lucie, dans une cave située sous la nouvelle route qui longe la mer. Cette eau est limpide, pétillante, d'une odeur d'œufs couvis, diurétique et légèrement purgative : on en fait à Naples une consommation énorme, la constitution des Napolitains étant, en général, lymphatique. C'est cette eau que les *venditori d'acqua* colportent dans toute la ville. Beaucoup de jeunes gens vont, le matin, la prendre au griffon, où elle devient un but de promenade ; on en boit même aux repas. Elle est rafraîchissante et ne fatigue pas l'estomac, à cause de l'énorme quantité d'acide carbonique qu'elle renferme.

Cette source agit comme la plupart des eaux sulfureuses, sans cependant avoir de propriétés médicales bien tranchées. Administrée en bains, elle excite assez

(1) Appelé anciennement Castello Lucullano, du nom de Lucullus, à qui il avait appartenu. Bien qu'entouré par la mer, et voisin des deux sources sulfureuse et ferrugineuse, il contient une source d'eau douce. C'est contre ce château que, sous Charles VIII, en 1495, on fit le premier usage des bombes.

vivement la peau, et convient dans les maladies de cette membrane.

SOURCE FERRUGINEUSE.

Située également près du château de l'OEuf, mais plus à l'occident, elle est limpide, écumeuse, d'une odeur piquante, d'une saveur martiale et acidule : le fer qu'elle contient est à l'état de carbonate. Cette eau est d'une grande ressource pour les habitants de Naples, car, bue avant ou pendant le repas, elle active la digestion, que la chaleur de l'atmosphère rendrait souvent languissante. Utile dans la chlorose et l'anémie : le gaz acide carbonique dont elle est saturée la rend également très légère à l'estomac.

Elle est peu usitée en bains. Cependant le docteur Vergari dit en avoir retiré de bons effets dans le traitement du rachitisme.

§ II.

SOURCES A L'ORIENT DE NAPLES.

Malgré leur voisinage du Vésuve, les eaux minérales de cette région sont froides, excepté une seule, l'eau Vésuvienne-Nunziante, dont la température est de 30 degrés centigrades. Elles ont à peu près toutes la même composition, et contiennent une quantité notable de chlorure de sodium, ainsi que des sels de soude, de chaux et de magnésie : ce sont des eaux purgatives. On les emploie particulièrement dans les engorgements des viscères abdominaux, surtout du foie et de l'intestin, les anciens catarrhes de la vessie, certaines gravelles et ces embarras de circulation de la veine porte que caractérisent des tumeurs hémorrhoïdales ou des épanchements séreux du péritoine. Les Italiens les vantent beaucoup aussi contre ce qu'ils appellent le *spasme cynique*. Elles m'ont paru offrir, dans leur action, quelque analogie avec les eaux de Niederbronn, Soden et Kissingen.

Les sources minérales les plus fréquentées sont l'eau Media, l'eau du Muraglione et l'eau Vésuvienne-Nunziante.

EAU MEDIA.

Cette source, qui est peut-être celle à laquelle Pline accorde tant d'éloges sous le nom d'eau *Dimidia*, jaillit au pied du mont Gauro, près de la mer, à Castellamare : elle est parfaitement limpide, d'une saveur un peu salée, avec un arrière-goût hépatique. On boit l'eau, le matin, à jeun, à la dose de cinq à six verres. Quelquefois on ajoute au premier verre 15 à 20 grammes de crème de tartre, afin de la rendre plus purgative ; mais il vaut ordinairement mieux commencer par l'eau de Muraglione, qui n'est qu'à un mille de distance.

EAU DU MURAGLIONE.

Cette eau, beaucoup plus active que la précédente, a été justement comparée à l'eau de Sedlitz : un demi-litre suffit pour purger. Aussi sert-elle plutôt à préparer les malades, qu'on envoie ensuite à l'eau

Media pour le reste de la saison, qui est de quatre à cinq semaines.

Souvent on joint à l'emploi interne de ces eaux l'usage des bains de mer, laquelle offre, dans cet endroit, une plage magnifique.

EAU VÉSUVIENNE-NUNZIANTE.

En allant de Naples à Castellamare par le chemin de fer qui est, dans la plus grande partie de son trajet, taillé dans la lave, on traverse la Torre dell'Annunziata où se trouve l'eau Vésuvienne-Nunziante. Trop vantée peut-être à l'époque de sa découverte, en 1831, cette source est tombée dans un injuste oubli. Son puissant patron, le marquis de Nunziante, y avait fait construire un très bel établissement de bains qui, depuis sa mort, a presque complétement changé de destination. Cependant l'eau Vésuvienne ne le cède en rien aux eaux de Castellamare ; elle est d'une parfaite limpidité, a une saveur ferrugineuse assez agréable et contient beaucoup d'acide carbonique. Sa minéralisation est d'environ huit grammes de sels neutres par litre : température, 29 degrés. Cette eau convient dans l'atonie et la débilité, et paraît plutôt agir sur l'ensemble de la constitution que sur certains organes spéciaux.

Je passe sous silence les eaux *ferrée de Pozzillo, acidule, sulfuro-ferrugineuse,* car elles n'offrent qu'un intérêt secondaire au milieu de toutes ces sources de premier ordre.

L'air qu'on respire dans cette partie du golfe de

Naples a été reconnu de tout temps comme tellement salubre que, dans deux épidémies de peste, le roi Ladislas et la reine Giovanna II se réfugièrent à Castellamare : aussi est-il d'usage d'y envoyer les malades dont la poitrine est délicate. Mais il faut prendre garde à la *tramontana*, qui pousse vers la ville les brouillards du Sarno, et à la poussière volcanique que le Vésuve répand quelquefois dans l'atmosphère, où elle provoque une toux fatigante.

§ III.

SOURCES A L'OCCIDENT DE NAPLES.

Les eaux minérales de cette partie des champs phlégréens ont joui autrefois d'une célébrité bien grande, ainsi que l'attestent encore les thermes dont les ruines couvrent le sol. Les révolutions géologiques ont changé en une solitude de mort (1) cet antique séjour de délices et de voluptueuse ivresse. Comment fréquenter des lieux d'où l'on est obligé d'émigrer le soir pour échapper à une atmosphère qui, pendant l'été, devient pestilentielle? C'est seulement le matin qu'on peut y aller prendre les bains : encore faut-il, pour revenir à Naples, traverser ce long tunnel qu'on

(1) « Tout est mort, c'est la mort qu'ici vous respirez.
 » Quand Rome s'endormit de débauche abattue,
 » Elle laissa dans l'air ce poison qui vous tue :
 » Il infecte les lieux qu'il a déshonorés. »
            CASIMIR DELAVIGNE.

nomme la Grotte de Pausilippe, et que parcourt un air froid. Après le bain, le corps est en sueur; vous vous exposez, pour éviter la *Malaria,* aux dangers d'un refroidissement.

Je n'aurai donc que peu de choses à dire de ces sources qui ont beaucoup de propriétés communes avec celles d'Ischia, sur lesquelles je m'étendrai davantage.

BAGNOLI.

C'est la principale source. Les anciens disaient d'elle : *Tanta est virtutum præstantia, ut infirmus non solum aquam ibi, sed Deum adesse putet.* Elle jaillit dans l'endroit appelé Bagnoli, vis-à-vis de l'île de Nisida, qui vit les adieux de Porcie et de Brutus, et sert aujourd'hui de lazaret : température, 41 degrés. Employée à l'intérieur, dans les maladies génito-urinaires, et, en bains, dans les affections paralytiques, rhumatismales et cutanées.

L'eau de *subveni homini,* que l'on trouve avant d'arriver à Pouzzoles, a les mêmes usages.

EAU DE PISCIARELLI.

Située sur le flanc septentrional du cratère de la Solfatara, cette eau est trouble et lactescente, mais elle devient limpide par le repos : son acidité la distingue des autres sources. Odeur d'œufs couvis, saveur styptique et astringente; en effet, elle contient de l'acide sulfhydrique et du sulfate de fer. Fort utile dans les divers flux muqueux. On l'a beaucoup vantée en gargarismes dans les engorgements des amygdales et les ulcérations chroniques de l'arrière-gorge.

EAU DU TEMPLE DE SÉRAPS.

Les bains sont alimentés par quatre sources. Il suffit de dire qu'elles jaillissent au milieu d'un temple magnifique pour donner une idée de la haute opinion qu'on avait anciennement de leur efficacité. La plus célèbre de ces sources est celle de *Lipposi*, ainsi nommée parce que son emploi paraît avantageux contre certaines ophthalmies.

Je remarquai avec étonnement que toutes les colonnes de l'édifice qui restent debout sont percées, à cinq mètres au-dessus du sol, par des mollusques lithophages, preuve évidente que la mer a fait irruption jusque-là, et ne s'est retirée qu'après y avoir séjourné assez longtemps. L'immersion de la partie inférieure du temple de Sérapis a dû avoir lieu depuis le règne de Septime-Sévère ou de Marc-Aurèle : sous ces empereurs, il était encore dans tout son éclat, ainsi que l'ont appris les médailles et les inscriptions trouvées dans ses ruines.

§ IV.

SOURCES D'ISCHIA.

Ischia, ancienne Pythécuse des Grecs, est une île de formation volcanique : aussi toutes ses eaux sont thermales. C'est pour faire allusion aux cataclysmes qui accompagnèrent sa sortie spontanée des ondes, que les légendes païennes l'attribuent à la lutte des géants contre les dieux, et portent que Typhon, foudroyé par Jupiter, fut enseveli sous l'Épomée. Les eaux minérales d'Ischia sont à juste titre les plus célèbres de toute l'Italie. M. Chevalley de Rivaz en a publié une très bonne description, que malades et médecins ne sauraient trop souvent consulter.

GURGITELLO.

Cette eau est alimentée par plusieurs sources qui jaillissent au fond du vallon d'Ombrasco : tout près s'élève un spacieux édifice portant le nom d'hôpital de la Miséricorde. Les bains pour les particuliers sont disposés en face de l'hôpital, dans une suite de bâtiments tout à fait modestes qui auraient besoin de grandes améliorations.

L'eau de Gurgitello est claire, limpide, un peu onctueuse au toucher, sans odeur bien déterminée, d'une saveur faiblement saline et nauséeuse. Une grande quantité de bulles formées d'acide carbonique viennent éclater à sa surface, et produisent une sorte de gargouillement, d'où son nom de *Gurgitello :* température, 60 degrés. La multitude de principes salins qui entrent dans la composition de cette eau minérale, et qui l'ont fait ranger dans la classe des sources muriatiques, indique qu'elle doit convenir dans la plupart des circonstances où il faut produire une vive stimulation.

Elle est très appropriée aux tempéraments lymphatiques ou scrofuleux. Combien de malades perclus d'un ou de plusieurs membres, par le fait de vieilles affections goutteuses ou rhumatismales, ont dû leur guérison à la source de Gurgitello! On l'emploie surtout en bains et en douches. Son action se porte principalement vers la peau qui devient le siége d'un travail phlegmasique. Sous son influence et par l'effet de la fièvre thermale, vous voyez disparaître certaines tumeurs indolentes des tissus parenchymateux, des collections aqueuses ou purulentes, divers flux muqueux qu'entretenait l'atonie des membranes. M. Chevalley de Rivaz vante beaucoup l'efficacité de cette source contre les caries; il cite de nombreux cas de succès, et s'appuie du témoignage de Dupuytren, qui, pendant son séjour à Ischia, eut à constater la guérison de plusieurs affections de ce genre vérifiées par lui auparavant.

Mais c'est surtout dans le traitement des paralysies indépendantes de lésions organiques, que l'eau de Gurgitello peut être regardée comme jouissant quelquefois de propriétés réellement admirables. J'ai vu peu d'eaux minérales qui, sous ce rapport, puissent lui être comparées.

Les malades d'un tempérament nerveux et irritable feront bien de commencer le traitement par une source moins minéralisée et de n'arriver que graduellement à celle de Gurgitello; ainsi, la plupart prennent d'abord les eaux de Saint-Montano. Cette dernière source, qui contient une notable quantité d'iode, n'a, malheureusement, pas d'établissement thermal : il faut faire apporter l'eau chez soi.

L'eau de Gurgitello est également administrée en

boisson, à la dose de trois ou quatre verres le matin. On la coupe d'habitude avec le lait de chèvre, qui est délicieux à Ischia.

Cette eau laisse déposer dans ses bassins un sédiment friable qu'on applique sur la peau dans les mêmes cas et avec le même succès que les boues de Saint-Amand et d'Acqui.

CITARA.

L'eau de Citara est renommée depuis les temps les plus anciens comme possédant des vertus héroïques contre la stérilité : on croit même que le nom de *Citara* lui a été donné en l'honneur de la déesse de Cythère, qui avait près de la source un temple somptueux (1). Cette eau n'a rien perdu aujourd'hui de sa célébrité. De jeunes femmes, privées du bonheur d'être mères, viennent chaque année à Citara, d'où la plupart emportent une douce et consolante certitude. Serait-ce qu'il y aurait dans l'action de ces eaux quelque chose de spécifique? Je ne le pense pas : laissons aux poëtes les fictions.

L'eau de Citara, dont la composition rappelle celle de Gurgitello, est éminemment tonique et stimulante; aussi convient-elle surtout à ces jeunes femmes pâles et maladives qui n'usent que de viandes blanches, ne boivent que de l'eau, se baignent sans cesse, se font ôter du sang, et cela, parfois, pour déterminer ou en-

(1) Vénus n'était pas la déesse qui, dans les idées païennes, présidait à la conception. Je crois donc que le mot *citara* vient de χυτηρίον, qui signifie *favorable à la grossesse*. Hippocrate donne à un médicament l'épithète d'ἀχυτηρίον, pour désigner qu'il rend stérile.

tretenir je ne sais quelle décoloration des traits. Elles sont stériles. C'est qu'il existe chez la plupart d'entre elles d'abondantes leucorrhées produites par l'atonie des organes : très souvent aussi la menstruation est irrégulière. On comprend dès lors quel est le mode d'efficacité des eaux de Citara, et pourquoi elles sont employées de préférence en bains et en douches internes.

J'en ai dit assez pour faire voir dans quelles circonstances principales ces eaux peuvent triompher de la stérilité. Citons quelques faits parmi ceux que me communiqua M. Chevalley de Rivaz.

Une jeune dame romaine, mariée depuis six ans, et atteinte de dysménorrhée, n'avait point eu d'enfants. Elle vint passer une saison aux eaux de Citara : neuf mois après les avoir quittées, elle était devenue mère.

Une Anglaise, dont le mariage était stérile depuis dix ans, vint prendre les eaux de Citara et de Gurgitello pour un engorgement du col de l'utérus ; l'engorgement diminua la première année, disparut la seconde, et cette dame, peu de temps après son départ d'Ischia, devint grosse.

La femme d'un négociant de Naples, âgée de trente-six ans, n'avait jamais pu conduire à terme aucune de ses grossesses. Une saison passée à la source de Citara amena la naissance d'un fils bien portant.

Un fait non moins curieux me fut raconté par le prince Borghèse Aldobrandini, lors de la visite que j'eus l'honneur de lui faire, il y a quelques années, à sa magnifique villa de Frascati.

Une jeune femme, âgée d'environ vingt-six ans et mariée depuis sept, désespérait de pouvoir être mère; elle vint à Citara. Devenue grosse presque immédiatement, elle accoucha d'un garçon. L'année suivante, elle eut une fille, et j'appris, peu de temps après, par une lettre du prince, qu'elle était grosse pour la troisième fois.

Est-ce à dire que toute stérilité devra céder ainsi aux eaux d'Ischia ? Evidemment non. A côté de ces cas heureux, il y a des insuccès. Que peuvent faire les eaux contre un vice de conformation apparent ou caché, des dégénérescences organiques, une inaptitude congéniale à la parturition ? Je sais qu'à Ischia les jeunes filles sont pubères de très bonne heure. Je veux bien encore que le séjour au milieu de sites enivrants prédispose l'âme aux sensations affectueuses ; que nos corps, enveloppés d'une atmosphère volcanique, reçoivent de l'air et du sol quelque chose de ce feu secret qui se traduit, chez le végétal, en une séve exubérante. Mais prenons garde de trop généraliser : l'enthousiasme mène à la déception.

Si la source de Citara a guéri plus de cas de stérilité que les autres sources de l'île, cela tient peut-être moins à une action particulière qu'à l'affluence des personnes que la vogue y conduit. Toutefois, il n'est pas impossible que ces eaux soient mieux appropriées à l'appareil utéro-vulvaire.

On peut quelquefois confondre la stérilité véritable avec l'impuissance virile. L'observation démontre que la source de Citara, dans cette double circonstance, a une même efficacité qui s'explique très bien d'ailleurs par l'action tonique de l'eau minérale et les influences climatériques.

SAINT-RESTITUTA.

Cette eau, qui jaillit au pied du mont de Vico, est une des plus minéralisées de l'île, et paraît exercer une action spéciale sur les contractions utérines. C'est à quoi fait allusion le savant auteur du poëme sur Ischia, DE QUINTIIS, dans les vers suivants :

> *Quid plura? Informi simulans sub imagine massam,*
> *Fœmineo male parta sinu divellitur undis,*
> *Virgo......*

Je consacrerai une simple mention aux autres sources, lesquelles, à peu de nuances près, ont toutes les mêmes propriétés.

L'eau de *Cappone,* qu'on appelait autrefois *eau de l'Estomac* à cause de son utilité dans les maladies de ce viscère, s'administre dans les mêmes cas que l'eau de Carlsbad, dont elle rappelle un peu la composition : comme l'eau d'*Olmitello,* on la prescrit contre la gravelle rouge. L'eau de *Bagno-Fresco* est surtout célèbre pour la guérison des affections cutanées ; elle donne à la peau plus de souplesse et de laxité : les habitants de l'île l'emploient souvent à des usages culinaires. Le *bain de la Fontaine* convient aux gens maigres (*consumptos reparat*); l'eau de *Castiglione,* aux personnes surchargées d'embonpoint (*emaciat*). Quant aux sources de la *Rita,* de *Saint-Montano,* de *François Ier* et de *Nitroli,* je n'ai trouvé rien de particulier à dire sur leur emploi.

— Il est d'usage de prendre ces diverses eaux à Casamicciola, petit village situé sur la pente septentrionale de l'Épomée, dans la partie la plus salubre et la plus pittoresque de l'île. C'est sur la colline dite de *la Sentinelle* qu'on trouve la villa Sauvé et le nouveau Casino des Étrangers, qui sera bientôt un établissement thermal de premier ordre. J'ai cru ces renseignements utiles, car les naturels attendent l'étranger sur la rive, se le disputent, se l'arrachent comme une proie jetée par les flots, et, s'il ne sait d'avance où porter ses pas, il est exposé à rester la conquête du premier occupant.

ÉTUVES.

Nous avons eu souvent l'occasion de signaler, dans le courant de ce travail, combien l'action des eaux minérales est quelquefois secondée par celle des bains de vapeur. Cette observation n'avait point échappé aux anciens, et l'on sait qu'ils établissaient des étuves dans le voisinage des thermes avec une même recherche, une égale magnificence. Ils n'attachaient pas moins de prix, dans les habitudes ordinaires de la vie, aux transitions brusques de température : aussi trouve-t-on à Pompeia, presque dans chaque maison, les appareils de réchauffement et de refroidissement disposés de manière qu'on pût, au sortir d'une atmosphère brûlante, se plonger dans l'eau glacée.

Ces usages, que jusqu'ici les peuples du Nord et des régions tropicales avaient seuls conservés, tendent de plus en plus à s'introduire dans nos mœurs. Mais les bains de vapeur, par cela même que la vogue s'en est emparée, ont eu plutôt des détracteurs et des partisans également exagérés, qu'ils n'ont été étudiés par des hommes de science. Je crois donc le moment opportun pour envisager leur action sous le point de vue scientifique et médical. Les étuves naturelles pouvant être assez fidèlement imitées par des procédés artificiels, les résultats que j'indiquerai offriront l'avantage d'une double application.

———

A Ischia se trouvent les principales étuves : celle de Castiglione est la plus forte. On préfère généralement l'usage de celle de Saint-Lorenzo, dont l'action, beaucoup plus douce, est aussi mieux supportée. La vapeur de ces étuves est humide; elle est au contraire sèche à Testaccio. A Pouzzoles sont les étuves de Saint-Germain, incrustées d'efflorescences d'alun, de soufre et d'ammoniaque; dans le golfe de Baïes (1), les étuves de Néron.

Quelquefois la vapeur traverse, pour sortir, une couche de sable au milieu de laquelle les malades restent plongés comme pour un bain : ces étuves portent le nom d'*arènes*. A Ischia, j'ai surtout remarqué l'arène de Saint-Restituta, près de la source de ce nom.

(1) C'est dans le *sinus Bajarum*, presque en face des étuves, que vint aborder Agrippine, échappée au naufrage que Néron lui avait préparé.

La vapeur des étuves a pour effet constant de provoquer une excitation générale ; c'est dire assez dans quelles circonstances elle est utile. En la dirigeant plus spécialement vers telle ou telle partie, on limite à volonté et l'on concentre son action.

Il est rare qu'on prescrive les bains de vapeur seuls : le plus souvent ils servent à compléter l'action des eaux minérales.

Dans l'impossibilité de décrire toutes les étuves et pour éviter de fastidieuses redites, je parlerai seulement des étuves de Néron que je visitai, en 1843, avec M. Magendie. Ce sont les plus célèbres, les plus importantes, les mieux conservées ; ce sont celles qui se prêtent le plus aux observations et aux expériences. (*J'extrais ce qui suit de mes notes.*)

ÉTUVES DE NÉRON, OU TRITOLI.

A peu de distance de Pouzzoles, non loin du cap Misène et de l'antre de la sibylle de Cumes, se trouvent les étuves de Néron, appelées anciennement Posidianæ, du nom d'un affranchi de Claude. Elles sont renfermées dans une excavation pratiquée sur le versant méridional de la montagne de Baïes, à quinze mètres environ au-dessus du niveau de la mer : on y accède par un sentier taillé dans le roc. Les flots baignent la base de la montagne dont le sommet était autrefois couronné par un palais communiquant avec les étuves au moyen de splendides galeries ; il en reste encore plusieurs voûtes et quelques colonnes. C'est un des sites les plus beaux des environs de Naples. Devant vous apparaissent, au milieu de la mer, les débris du pont de Caligula (1), et, si vous promenez vos regards sur le golfe, vous rencontrez à l'horizon Ischia, Caprée, Sorrente et le Vésuve.

L'intérieur de la grotte est divisé en quatre salles disposées les unes à la suite des autres. La lumière y pénètre par des ouvertures qui font face à la mer. Dans chaque salle sont plusieurs tables de lave, creusées de manière à recevoir des matelas, sur lesquels on vient s'étendre pour respirer un air plus frais à la sortie du bain. Autrefois des statues circulairement rangées indiquaient le nom des maladies que ces étuves étaient réputées guérir : nous ne vîmes plus que des niches vides et dégradées.

La salle d'entrée est la pièce la plus spacieuse ; elle peut avoir dix mètres de long sur cinq de large. Dans le fond se trouve une ouverture semblable à la gueule d'un four ; il s'en échappe sans cesse un nuage de vapeur humide et brûlante : c'est l'orifice du couloir qui mène à la source où la vapeur se forme.

Le gardien des étuves est un petit vieillard dont l'aspect fait mal. Son excessive maigreur, sa peau sèche et racornie, sa respiration sifflante, n'indiquent que trop le pénible métier qu'il exerce journellement. En effet, sa seule industrie est de traverser une atmosphère embrasée pour aller puiser à la source un seau d'eau, dans lequel les visiteurs s'amusent ensuite à

(1) Le stupide orgueil de cet empereur égalait seul sa férocité. Il voulut, pour se créer une promenade triomphale, jeter un pont sur le golfe des Baïes. Ce pont, dont il reste encore treize gros piliers, ne put être achevé.

plonger des œufs qui deviennent durs en moins de cinq minutes.

Nous étions à peine entrés que le gardien alluma de lui-même une grosse torche de résine pour éclairer sa descente dans l'étuve. Je fus curieux de l'accompagner. C'était pour moi une occasion favorable et intéressante de répéter quelques unes des observations dont les travaux de M. Magendie sur la chaleur animale venaient récemment d'enrichir la science.

Nous quittons, le gardien et moi, nos vêtements, et, après avoir pris, lui sa torche, moi mon thermomètre, nous pénétrons dans le conduit.

La hauteur du couloir est de deux mètres, sa largeur d'un mètre environ. Température, 40 degrés centigrades en haut, et 33 seulement en bas : aussi la chaleur paraît-elle étouffante ou supportable, suivant qu'on élève la tête ou qu'on la tient baissée. La différence est due à cette cause toute physique, que la couche la moins échauffée étant la plus lourde, doit nécessairement occuper la partie inférieure.

Cet air plus chaud et cet air plus froid constituent un double courant dans le sens de la sortie du premier et de l'entrée du second, de sorte que si vous placez la torche près de la voûte, la flamme s'incline en dehors, et près du sol, en dedans.

Nous faisons quelques pas. Le couloir change brusquement de direction, puis il décrit des sinuosités. Je marchais accroupi, la tête courbée le plus possible, tandis que le gardien, vu sa petite taille et surtout ses habitudes d'incombustibilité, dédaignait ces précautions. Après avoir parcouru environ quarante mètres, nous arrivons à un point où le chemin se coude à angle presque droit. Les personnes qui vont prendre leur bain de vapeur (et elles sont aujourd'hui très peu nombreuses) pénètrent rarement jusque-là : elles s'arrêtent dès les premiers pas dans le couloir.

Le gardien me fit remarquer en cet endroit l'orifice d'un des six autres conduits qui ont été inutilement creusés dans le tuf avant qu'on parvînt à la source.

Le thermomètre marque 43 degrés en haut et 37 en bas. Déjà je me sens fort incommodé de la chaleur : mon pouls s'est élevé de 70 pulsations à 90.

Après une halte de quelques instants, nous avançons. La température augmente ; le couloir se rétrécit, et, au lieu du plan légèrement incliné que nous avions suivi, il n'offre plus qu'une pente très rapide. Le gardien lui-même marche avec une extrême difficulté. Je continue de le suivre ; mais bientôt, afin de me maintenir la tête plus élevée, et d'empêcher le sang de s'y porter par son poids, je m'agenouille ; puis, me retenant par les pieds et par les mains aux aspérités d'un terrain humide, je me laisse péniblement glisser à reculons. Mes artères temporales battent avec force. Ma respiration est plaintive, courte, saccadée, haletante. Mon corps ruisselle. 120 pulsations. A chaque instant je m'arrête épuisé, pour appliquer ma bouche contre le sol, où j'aspire avidement la couche d'air la moins brûlante.

Le courant supérieur indique 48 degrés, l'inférieur 45. Nous sommes enveloppés d'une vapeur telle, que la flamme de la torche, d'où s'exhale une fumée fétide, n'apparaît que comme un point brillant au milieu d'un anneau lumineux.

Nous descendons toujours. L'atmosphère est de plus en plus étouffante : il me semble que ma tête va se briser, et qu'autour de moi tout projette un éclat phosphorescent. J'ai à peine la conscience de mes sensations. Au moins, s'il me fallait du secours ma voix pourrait-elle se faire entendre? J'appelle, puis j'écoute.... Rien, que le bruit de nos deux respirations.

Cependant le terrain se redresse. Un léger bouillonnement indique que nous sommes près de la source. La voici. Mais la vapeur est si épaisse, qu'il faut que le gardien promène sa torche au-dessus des objets pour les éclairer.

Autant qu'il me fut possible de le reconnaître, l'eau jaillit dans un petit bassin dont le fond est percé d'un trou, par où elle s'échappe en tournoyant. A côté est une pierre où l'on pose le genou pour puiser l'eau.

Je me traîne vers la source, tenant mon thermomètre à la main; mais j'avoue qu'à ce moment les forces me manquèrent. Le mercure indiquait 50 degrés, sans différence entre les couches supérieures et les couches inférieures. Mon pouls battait tellement vite, que je ne pouvais plus en compter les pulsations; il me sembla que si je venais à me baisser j'allais probablement tomber asphyxié. Ce fut donc le gardien qui plongea mon thermomètre dans la source : la température de l'eau est de 85 degrés. Il remplit ensuite le seau dans le bassin, dont j'évalue la profondeur à cinquante centimètres.

Mon but était atteint. Je rassemblai toute mon énergie pour sortir de cette épouvantable fournaise, où j'avais regretté plus d'une fois de m'être engagé. Ayant à monter au lieu de descendre, je ne suis plus forcé de ramper à reculons : aussi fûmes-nous bientôt hors de l'étuve.

Le contact de l'air frais me fit éprouver un saisissement voisin de la syncope. J'y voyais à peine et chancelais comme un homme ivre. Mon front violacé, mes cheveux collés par la vapeur, mes bras, mes jambes, mon visage et toute la partie antérieure du tronc salis par une poussière humide et noire, me donnaient un aspect effrayant ; j'avais 150 pulsations. Heureusement le sang me jaillit par le nez. A mesure qu'il coule, je me trouve soulagé : ma respiration est plus libre ; mes idées sont plus nettes.

Nous étions restés près d'un quart d'heure dans l'étuve, dont le parcours total a une longueur de cent mètres environ. M. Magendie, inquiet de ne pas me voir revenir, m'avait appelé plusieurs fois ; mais, bien que forte et sonore, sa voix, pas plus que la mienne, n'avait pu traverser le couloir.

Le gardien, qui n'avait pas l'habitude d'y séjourner aussi longtemps, n'était pas beaucoup mieux que moi. Ses mouvements respiratoires s'accompagnaient d'un sifflement si bruyant, qu'on l'aurait cru atteint d'un violent accès d'asthme.

L'eau que nous venions de puiser à la source était parfaitement claire, limpide et inodore. Sa saveur âcre et salée rappelle celle de l'eau de Pullna, dont elle partage les propriétés purgatives. Elle n'est point gazeuse : si elle exhalait de l'acide carbonique, on serait asphyxié dès les premiers pas dans l'étuve. Elle ne forme aucun dépôt en se refroidissant. Je l'ai fait analyser à Paris, et elle nous a offert des quantités considérables de sels de chaux, soude et magnésie.

Pendant que j'étais occupé à faire disparaître les traces de ma visite souterraine, le guide que nous avions amené de Naples, fatigué sans doute de son rôle de muet observateur, nous raconta qu'un Français était mort, l'année précédente, en huit jours, des suites d'une semblable pérégrination. L'anecdote me parut plus intéressante qu'opportune.

En quittant les Etuves, nous fûmes visiter les Bains de Néron. Abandonnés aujourd'hui, ils sont alimentés par la source des étuves que nous avons dit se perdre dans le bassin, et qui vient ensuite sortir au pied de la montagne.

De retour à Naples, je conservai 100 pulsations pendant toute la soirée. J'éprouvais une agitation fébrile, de l'étonnement, des tintements d'oreilles, une sorte de fourmillement dans tous les membres. Mon sommeil fut cependant assez calme.

Le lendemain, je ne sentais plus que de la fatigue. M. Magendie remarqua que mes yeux restaient injectés par l'extravasation d'un peu de sang dans la conjonctive. Cette injection, qui n'était nullement douloureuse, se dissipa au bout de deux ou trois jours.

— J'en ai fini avec ce que je pourrais appeler la partie descriptive de mon récit. Si quelques détails ont paru minutieux, qu'on n'oublie pas que souvent, dans la relation d'une expérience, telle particularité qui n'a d'abord qu'un intérêt médiocre peut acquérir de la valeur au point de vue scientifique. J'espère justifier cette observation par les considérations suivantes, dans lesquelles je me propose d'envisager l'action physique et physiologique des étuves. J'ai dû, malgré l'importance des questions qu'elle soulève, ajourner cette étude jusqu'à la fin de mon travail, afin de la rattacher aux sources qui se prêtent le mieux aux expériences qu'elle nécessite, et éviter en même temps d'interrompre l'ordre suivi dans nos descriptions.

ACTION PHYSIQUE ET PHYSIOLOGIQUE DES ÉTUVES.

Les étuves, de même que les eaux minérales, agissent tout à la fois par leur température et leur composition, nos corps absorbant avec une égale rapidité le calorique et les fluides aériformes. Cette action des étuves s'exerce particulièrement sur l'appareil circulatoire. Mais avant d'indiquer les principaux résultats auxquels est arrivé M. Magendie, je crois devoir dire un mot de l'appareil dont il s'est servi pour faire ses expériences.

C'est une grande boîte carrée dont la paroi inférieure est constituée par une plaque de fonte au-dessous de laquelle on dispose un réchaud. La paroi supérieure s'articule par des charnières qui la rendent mobile, et permettent de l'ouvrir ou de la fermer : au milieu de la boîte est suspendu un petit filet où l'on place l'animal. Un thermomètre indique la température de l'air intérieur, échauffé par le rayonnement de la plaque. Pour substituer à la vapeur sèche de la vapeur humide, il suffit de mettre un peu d'eau dans l'appareil.

On a soin de noter la température de l'animal, prise dans le rectum, lorsqu'on le place dans l'étuve ; on la note de nouveau quand on le retire, et l'on arrive de la sorte à une appréciation comparative du degré de réchauffement.

Il est un premier fait bien constant et bien démontré, c'est que le sang d'un animal s'échauffe sous l'influence d'une température supérieure à la sienne. Établissons maintenant quel est le plus haut degré que puisse atteindre la température du sang.

Deux lapins ayant une température normale de 39 degrés (1) sont placés dans deux étuves différentes, dont l'une marque 100 degrés, l'autre 60. Le sang du premier animal s'échauffera plus vite que celui du second, et la mort sera également plus rapide. Mais, si vous prenez la température de chacun de ces animaux au moment où ils vont périr, vous trouverez chez tous les deux 44 degrés ; par conséquent, une même augmentation de 5 degrés.

Cette expérience de M. Magendie démontre qu'il existe chez les animaux de même espèce une même limite à l'accroissement de température, et que, si cette limite est plus promptement atteinte selon que l'atmosphère est à un degré plus élevé de chaleur,

---

(1) Ces expériences ont été faites principalement sur des chiens et des lapins dont la température normale est d'environ 39 degrés centigrades. J'adopterai ce chiffre comme constant, afin d'avoir des résultats plus précis.

elle ne peut cependant être dépassée, quelle que soit l'intensité de celle-ci.

La même expérience, répétée sur d'autres lapins et sur des chiens, a conduit à des résultats parfaitement identiques.

En expérimentant sur une autre classe de vertébrés, nous avons pu établir de curieux rapprochements. Par exemple, la température normale du sang des oiseaux est précisément la température extrême que puisse atteindre le sang d'un mammifère, c'est-à-dire, 44 degrés. Mettez un oiseau dans l'étuve : à quel instant meurt-il ? Lorsque la température du sang s'est élevée à 49 degrés. Il en est donc de l'oiseau comme du mammifère ; son sang ne peut s'échauffer au delà de 5 degrés.

MM. Berger et Delaroche ont constaté sur eux-mêmes, avec des étuves artificielles, un accroissement sensible de la température du sang. Pendant les premiers instants qui suivirent ma sortie des étuves de Néron, je me sentais, malgré la fraîcheur de l'atmosphère, parcouru intérieurement par une sorte de chaleur fébrile. Ce phénomène ne se dissipa que peu à peu, quand le sang eut repris l'équilibre normal de sa température.

Je présume que c'est à cette augmentation de la température qu'on doit de pouvoir impunément, au sortir d'une étuve, se plonger le corps dans un bain glacé. L'excès de calorique du sang neutralise un instant le saisissement du froid.

Supposons des conditions inverses. Vous entrez dans une étuve, après avoir été soumis à un très fort refroidissement, et, pendant quelques instants encore, vous ressentez le même frisson intérieur. C'est qu'un sang à température trop basse continue de circuler dans les vaisseaux : ce ne sera que graduellement qu'il pourra reprendre son degré normal.

La chaleur d'une étuve a donc pour effet d'accroître dans une certaine proportion la température du sang. Mais ce n'est pas la seule influence qu'elle exerce sur les propriétés physiques de ce liquide. Ouvrez l'artère d'un animal quand il est sur le point de périr ; le sang qui s'échappe est noir comme le sang d'une veine, et ne rougit point au contact de l'air ; de plus, il a perdu sa coagulabilité.

La perte de coagulabilité du sang indique qu'il est devenu moins apte à la circulation, et que par suite il tend à sortir de ses vaisseaux. Ne serait-ce pas un commencement d'altération de cette nature qui détermina chez moi le saignement de nez et l'injection de la conjonctive? J'ajouterai qu'à la suite des expériences, les animaux présentent, quand on les retire de l'étuve, des extravasations sous-cutanées, rappelant assez exactement les ecchymoses du scorbut et celles du purpura.

Il ne suffit pas de savoir que la chaleur des étuves humides ou sèches influe sur les propriétés physiques du sang : on peut encore se demander par quelle voie s'opère l'élévation de température de ce liquide. Est-ce par la peau? Est-ce par le poumon? L'expérience suivante de M. Magendie me semble décider la question.

Il place un lapin, la tête seule dans l'étuve. (Une

ouverture pratiquée sur l'un des côtés de l'appareil permet d'introduire isolément la tête ou le corps.) La température prise dans le rectum, au bout de quelques instants, n'indique qu'une faible élévation.

Un second lapin est placé dans l'étuve, la tête seule en dehors. Au bout du même temps, on prend également la température dans le rectum, et l'on trouve qu'elle s'est beaucoup plus élevée que dans l'expérience précédente.

Ainsi, à en juger par ces résultats, le calorique pénètre dans le sang plutôt par la surface cutanée que par la surface pulmonaire. Arrivons maintenant aux phénomènes d'évaporation.

L'évaporation qui se fait à la surface de la peau et de la membrane muqueuse du poumon n'est autre chose que le passage à l'état gazeux de quelques uns des matériaux du sang. Pour apprécier quelle quantité de ce liquide a été évaporée, il suffit donc de peser l'animal avant et après son séjour dans l'étuve : la différence indique le chiffre de l'évaporation. Mais ici nous devons établir une distinction importante entre les étuves sèches et les étuves humides. Je parlerai d'abord des premières.

Un animal placé dans une étuve sèche perd de son poids ; en d'autres termes, l'action de l'étuve sèche détermine chez lui une évaporation appréciable.

Il semblerait au premier aspect que cette évaporation doit être d'autant plus considérable que la température de l'étuve est plus élevée ; mais ce qui est vrai pour les corps inorganiques cesse de l'être pour les corps vivants. En effet, il résulte des expériences de M. Magendie que la quantité de poids perdue n'est point en rapport avec le degré de chaleur de l'étuve, mais seulement avec la durée du séjour. Ainsi, un animal placé dans une étuve à 100 degrés ne perd pas plus par l'évaporation qu'un animal placé dans une étuve qui n'en a que 50 : si, après dix minutes de séjour, le premier a perdu cinq grammes de son poids, la perte du second ne sera pas autre au bout du même temps.

L'évaporation continue à se faire dans une proportion à peu près constante, pendant tout le temps que l'animal reste vivant dans l'étuve. Deux animaux furent placés dans deux étuves différentes, à température inégale : l'un y resta cinq minutes et l'autre quinze ; le second perdit trois fois plus de poids que le premier, comme étant resté trois fois plus de temps.

Tout ceci, je le répète, s'applique aux étuves sèches. S'agit-il, au contraire, d'étuves humides, les résultats sont différents. Dans ce dernier cas, nous n'avons jamais remarqué que l'animal eût perdu de son poids; souvent même il offrait une légère augmentation, ce qu'il faut sans doute attribuer à l'humidité que la vapeur avait déposée à la surface du corps.

On ne peut cependant dire d'une manière absolue que dans ces circonstances il n'y a pas eu d'évaporation, car il pourrait se faire que le liquide évaporé eût été remplacé par la vapeur absorbée : ce serait une sorte d'endosmose.

Toujours est-il qu'il reste un fait concluant, de quelque manière qu'on l'explique, c'est que l'étuve humide ne détermine aucune déperdition appréciable.

Je noterai, à ce sujet, qu'en quittant les étuves de Néron, j'étais tourmenté par une soif ardente qui se dissipa en peu de temps sans que j'eusse fait usage d'aucune boisson. Au contraire, on a remarqué que, après un bain de vapeur sèche, la soif ne cède qu'à l'emploi de boissons qui, absorbées, vont rétablir la proportion normale des éléments du sang.

La température des boissons doit en pareil cas être surveillée avec soin. Vous n'irez pas ingérer dans l'estomac une liqueur glacée, car un refroidissement trop subit déterminerait des désordres vers la circulation capillaire. Le physicien évite de verser de l'eau froide dans une cornue brûlante : le verre éclaterait. Combien ne devons-nous pas prendre plus de précautions encore, de peur de troubler ces admirables phénomènes d'hydraulique qui se passent au sein des tissus vivants !

Si la distinction entre les étuves sèches et les étuves humides est importante par rapport aux phénomènes d'évaporation, elle ne l'est pas moins quand on veut apprécier l'intensité de leur action respective.

En effet, cette intensité d'action, à température égale, est beaucoup plus forte dans les étuves humides que dans les étuves sèches. Aux étuves de Néron, dont la vapeur est humide, j'étais suffoqué par une température de 50 degrés, tandis qu'aux étuves de Testaccio, dont la vapeur est sèche, je n'éprouvais, au milieu d'une atmosphère à 80 degrés, qu'un très léger malaise.

On a cité des personnes qui résistaient à des températures supérieures au degré d'ébullition de l'eau.

Ces observations, accueillies d'abord avec incrédulité, ont été répétées à Londres par Fordice et Blagden, à Liverpool par Dobson, et à Paris par MM. Berger et Delaroche. On pouvait voir en 1828 un Espagnol qui restait pendant une demi-heure dans un four chauffé à 110 degrés. Mais remarquons que toutes ces expériences ont été faites avec la vapeur sèche, tandis qu'il résulte des renseignements qui m'ont été fournis dans divers établissements thermaux, que, pour les étuves humides, la température ne peut être facilement supportée au delà de 45 degrés. Encore est-il rare que l'on atteigne ce chiffre.

Enfin, et de nombreuses expériences le démontrent, un animal meurt beaucoup plus vite dans une étuve humide que dans une étuve sèche.

Plusieurs conséquences pratiques découlent de ces observations. Une des plus remarquables, c'est la nécessité, quand vous prescrivez des bains de vapeur, de graduer différemment la température, selon qu'il s'agit d'étuves sèches ou d'étuves humides.

Nous raisonnons toujours d'après l'hypothèse où le corps est renfermé tout entier dans l'étuve. Voyons maintenant ce qui arrivera si l'on y plonge la tête de l'animal, sans y introduire le corps, ou le corps, sans y introduire la tête (1). (Il est bon de noter, comme point de comparaison avec les expériences suivantes, qu'un chien mis tout entier dans une étuve sèche à 100 degrés vit environ quinze minutes.)

(1) Nous avons déjà cité cette expérience, mais elle était faite dans un but différent, et nous n'en avions pas déduit les conséquences que nous allons maintenant en faire ressortir.

Le chien dont le corps seul est plongé dans une semblable étuve, la tête restant en dehors, vit vingt-deux minutes environ.

Au contraire, celui dont la tête seule est plongée dans l'étuve, le corps restant en dehors, y vivra près de quarante minutes.

Ces expériences, répétées avec une étuve humide également à 100 degrés, conduisent à des résultats du même genre ; seulement la mort survient plus vite que dans une étuve sèche, à cause de la plus grande intensité d'action de la vapeur humide.

Résumons. L'animal plongé tout entier dans l'étuve meurt plus tôt que celui qui n'y est introduit qu'en partie : cela doit être, puisque la vapeur agit à la fois sur la peau et sur les poumons. Mais, que l'animal succombe moins vite si la tête seule est mise dans l'étuve, que si son corps seul y est placé ; en d'autres termes, que la mort soit moins rapide quand la chaleur arrive directement sur la surface pulmonaire que quand elle affecte l'enveloppe cutanée, c'est ce qu'*à priori* on n'aurait pas supposé.

Sans prétendre aucunement donner l'explication de ce fait, nous ferons remarquer qu'un phénomène de la même nature se reproduit pour ainsi dire à chaque instant sous nos yeux. En effet, on administre les bains de vapeur tantôt au moyen d'une étuve dans laquelle le corps seul est plongé, tantôt à l'aide d'un appareil qui dirige le courant d'air chaud vers le poumon, et alors le bain prend le nom de *fumigation*. Or, dans ces deux cas, la température ne peut être supportée à un degré semblable : dans le second cas, vous l'élèverez beaucoup plus que dans le premier.

C'est ce que nous rendrons plus sensible encore par quelques rapprochements. Mais, comme il s'agit d'applications pratiques, tâchons d'apporter dans notre langage une plus grande précision.

Quand le corps seul est plongé dans une étuve humide, il est rare qu'on puisse supporter une température supérieure à 50 ou 52 degrés : au delà de cette limite, on éprouve de l'oppression, de l'anxiété et des palpitations. — Si l'on se place de la même manière dans une étuve sèche, on peut souvent atteindre sans inconvénient aucun le chiffre de 60 degrés.

S'agit-il, au contraire, de fumigations : il est d'usage, pour les fumigations humides, d'aspirer la vapeur à une température de 60 degrés, et, pour les fumigations sèches, on l'élève habituellement à 80 degrés. M. Richard m'a dit qu'au moyen de son appareil il emploie très souvent la vapeur sèche à une température voisine de 100 degrés, sans que les malades trouvent la chaleur trop forte.

Ainsi, nous arrivons toujours à ce curieux résultat, savoir : que le poumon est moins impressionné que la peau par l'action du calorique.

Ces expériences sont de nature à jeter du doute sur les idées qu'on s'est faites jusqu'ici relativement à la source de la chaleur animale. Si réellement le poumon est l'appareil de réchauffement par excellence, le sang artériel qui vient de le traverser doit avoir une température sensiblement plus élevée que celle du sang veineux : or il n'en est pas toujours ainsi. J'ai vu plus d'une fois M. Magendie placer simultanément chez le même animal un thermomètre dans la veine jugulaire et un thermomètre dans l'artère carotide ; les deux instruments indiquaient à peu près le même degré.

Sans nous étendre davantage sur l'interprétation de ces phénomènes qui se rattachent à l'emploi des étuves, disons quelques mots des symptômes qui précèdent la mort, et des altérations organiques qui la suivent.

Quand ils sont près d'expirer dans une étuve humide ou sèche, les animaux éprouvent de violentes convulsions et offrent une telle fréquence du pouls et des mouvements respiratoires, qu'on ne peut plus les compter. Les lapins poussent des cris de détresse ; ils se taisent au contraire quand ils meurent par l'action du froid. Si, à ce moment, vous examinez l'air qui s'échappe de leur poitrine, vous constatez qu'il ne renferme plus de traces d'acide carbonique. Il semblerait donc que l'élévation, de même que l'abaissement (1) de la température du sang, a pour résultat d'empêcher ces combinaisons de l'oxygène et du carbone auxquelles on a attribué jusqu'ici un si grand rôle dans les phénomènes de calorification.

A l'autopsie, on trouve le poumon, le cœur et les gros vaisseaux vides de sang ; tout ce liquide s'est porté

---

(1) Il résulte des expériences les plus récentes de M. Magendie que la quantité d'acide carbonique contenue dans l'air expiré va graduellement en diminuant, à mesure qu'on abaisse la température du sang, jusqu'au moment où, cette température étant extrêmement basse, il ne s'en forme plus du tout. (Magendie, *Leçons au collége de France*, 1851.)

à la périphérie du corps, où il s'est extravasé. Les mêmes remarques ont été notées chez l'homme, et lors de la catastrophe du chemin de fer de Versailles, on n'eut que trop l'occasion de constater sur les victimes cette similitude d'effets du calorique.

C'est l'inverse de ce qu'on observe lorsque la mort a été déterminée par un abaissement de température, le froid ayant pour effet de concentrer le sang dans ses grands réservoirs.

Les troubles survenus ainsi dans l'appareil circulatoire indiquent que l'élévation de température du sang occupe une place importante parmi les phénomènes qui ont déterminé la mort. Toutefois cette cause n'est point la seule, ainsi que le démontre l'expérience suivante :

Un lapin qu'on avait maintenu pendant vingt minutes plongé dans un seau d'eau à 10 degrés n'offrait plus que 21 degrés de température. On met l'animal dans une étuve à 90 degrés : au bout d'un quart d'heure, on le retire expirant. La température prise de nouveau dans le rectum, nous constatons que le sang n'a que 25 degrés, et que, par conséquent, au lieu de s'être élevé de 5 degrés au-dessus de sa température normale, comme cela arrive ordinairement, il est resté à 14 degrés au-dessous ?

D'où vient cette différence ? C'est que les poils de l'animal étant imprégnés d'eau, la chaleur de l'étuve a été en partie dépensée à la vaporiser, de sorte qu'elle n'a pu traverser le derme. Restait donc comme agent de réchauffement le poumon ; nous avons déjà vu qu'il transmet au sang fort peu de calorique.

La preuve que cette explication repose sur des données exactes m'est fournie par une expérience de M. Fourcauld. Ce physiologiste rapporte qu'ayant déterminé un abaissement considérable de température sur un cochon d'Inde, en l'enveloppant entièrement d'un enduit de dextrine, il mit ensuite l'animal dans l'étuve. La température du sang remonta rapidement à son chiffre accoutumé dès l'instant où, la vapeur ayant fait fondre l'enduit, la peau se trouva en contact immédiat avec le calorique.

Comment la chaleur d'une étuve détermine-t-elle la mort? Ce n'est pas, ainsi que le prétendait Boerhaave, par la coagulation de l'albumine du sang, puisque le sang d'un mammifère ne s'échauffe pas au delà de 44 degrés, tandis qu'il en faut 70 pour que l'albumine se coagule.

Ce n'est pas non plus par la vaporisation de la partie aqueuse du sang. En effet, je lis dans mes notes que, deux animaux ayant été placés dans deux étuves différentes, l'une à 130 degrés, l'autre à 60, le premier mourut en six minutes, après avoir perdu 8 grammes; l'autre, en vingt-cinq minutes, après en avoir perdu 22. Il est évident que si les 8 grammes de perte du premier avaient produit la mort, le second aurait péri de même dès le huitième gramme : or, à ce moment, il ne manifestait encore aucun malaise. Du reste, l'hypothèse relative à la vaporisation, eût-elle été vraie, ne serait point applicable aux étuves humides, lesquelles, ainsi que nous l'avons fait observer, ne modifient pas sensiblement, comme les étuves sèches, la proportion des matériaux du sang.

Quelle a donc été, dans ces expériences, la cause principale de la mort des animaux? Je crois qu'il faut surtout la rapporter aux désordres produits dans les fonctions du système nerveux. Or, comme nous touchons ici à des phénomènes vitaux, et que je n'ai point envisagé sous ce point de vue l'action des étuves, je n'entrerai pas dans de plus longs développements.

BAINS DE GAZ.

Parmi les fluides aériformes qui s'échappent à travers les porosités du sol volcanique de Naples, nous avons choisi de préférence, comme sujet d'étude, l'acide carbonique et l'ammoniaque. C'est que ces deux gaz existent en assez grande abondance dans ces contrées pour qu'on puisse immédiatement les faire servir à la thérapeutique. On désigne généralement sous le nom de *Grottes* deux emplacements spéciaux où ils ont été aménagés l'un et l'autre : c'est aussi sous ces dénominations que nous allons les décrire.

GROTTE DU CHIEN.

La grotte du Chien est un des endroits les plus visités des environs de Naples. Tout le monde sait d'où lui vient son nom : un chien meurt en peu d'instants, asphyxié dans cette grotte, tandis qu'un homme peut sans danger y séjourner debout ou assis. L'explication du fait n'est pas moins connue : c'est qu'il existe, à la surface du sol, une couche de gaz acide carbonique, que sa pesanteur spécifique empêche de s'élever au delà d'une certaine hauteur, de sorte que l'homme et le chien, bien que placés dans une même atmosphère, respirent deux milieux différents. Voici le côté curieux du phénomène. Quant à sa partie scientifique, qui n'a pas encore été suffisamment étudiée, j'en ai fait l'objet d'expériences spéciales.

Et d'abord, disons un mot de la situation et de la disposition intérieure de la grotte.

La grotte du Chien est située à Pouzzoles, sur le penchant d'une petite montagne extrêmement fertile, en face et à peu de distance du lac d'Agnano. L'entrée en est fermée par une porte, dont un gardien a la clef. La grotte a l'apparence et la forme d'un petit cabanon dont les parois et la voûte seraient grossièrement taillées dans le tuf; sa largeur est d'environ un mètre, sa profondeur de trois mètres, sa hauteur d'un mètre et demi. Il serait difficile de juger par son aspect si elle est l'œuvre de l'homme ou de la nature. L'aire de la grotte est terreuse, noire, humide, brûlante; de petites bulles sourdent dans quelques points de sa surface, éclatent et laissent échapper un fluide aériforme, qui se réunit en un nuage blanchâtre au-dessus du sol : ce nuage est formé de gaz acide carbonique, que colore un peu de vapeur d'eau. Rien de plus aisé que de constater la présence du gaz par les réactifs ordinaires.

Il rougit faiblement l'infusum bleu de tournesol.

Il blanchit l'eau de chaux. L'expérience peut être

faite d'une manière assez intéressante. Laissez tomber de l'eau de chaux dans une éprouvette placée sur l'aire de la grotte ; cette eau, transparente à sa sortie de la fiole, devient blanche en traversant la couche d'acide carbonique, et vous ne recevez plus dans l'éprouvette qu'une liqueur lactescente.

Il est impropre à la combustion. Une torche allumée, qu'on plonge dans la couche, s'éteint immédiatement. Le résultat sera le même si, puisant l'acide carbonique dans une éprouvette, vous versez celle-ci au-dessus de la torche : le gaz, entraîné par son poids, retombe sur la flamme et l'éteint, comme le ferait de l'eau.

Du phosphore, des allumettes chimiques ne s'enflamment point dans la couche : on comprend de même pourquoi la poudre ne prend pas feu. En faisant des expériences avec un pistolet, le hasard m'a fourni le résultat suivant :

Plusieurs fois déjà j'avais lâché la détente, et le choc de la pierre contre l'acier ne faisait pas jaillir d'étincelle. Je tire au-dessus de la couche d'acide carbonique. Le coup part. A l'instant, la grotte se trouve remplie de fumée ; mais peu à peu cette fumée retombe, et, s'arrêtant à la surface du gaz, elle s'étale en une nappe onduleuse qui donne la mesure de la hauteur de la couche. Voici cette mesure exacte.

A l'entrée de la grotte, 20 centimètres ; au milieu, 35 ; au fond, 60.

Ainsi, la couche d'acide carbonique représente un plan incliné dont la plus grande hauteur correspond à la partie la plus profonde de la grotte. C'est là une conséquence physique de la disposition du sol. L'aire de la grotte étant à peu près au même niveau que l'ouverture extérieure, le gaz trouve une issue au dehors par le seuil de la porte, et coule, comme un ruisseau, le long de la montagne. On peut suivre ainsi le courant à une assez grande distance : j'ai vu une bougie que j'y plongeais s'éteindre à plus de deux mètres de la grotte.

Beaucoup de circonstances peuvent faire varier la hauteur de cette couche. Si la porte est depuis quelque temps ouverte, que le vent souffle de ce côté, et que, par conséquent, l'atmosphère de la grotte soit facilement renouvelée, le gaz acide carbonique s'échappe plus librement au dehors. On peut même, ainsi que je m'en suis assuré, le chasser en totalité par la ventilation ou le balayage ; mais il ne tarde pas à se reproduire, et, au bout de quelques minutes, la couche a repris son premier niveau.

Si la porte était hermétiquement close, l'acide carbonique, exhalé sans cesse et emprisonné dans la grotte, finirait probablement par la remplir au point d'en rendre l'atmosphère mortelle pour l'homme comme elle l'est pour le chien.

Il était bon de vérifier si le gaz, bien qu'il eût un écoulement au dehors, se mêlait cependant dans une certaine proportion aux couches supérieures de la grotte. Pour cela je versai un peu d'eau de chaux dans une éprouvette, puis je l'agitai à l'endroit le plus élevé : cette eau prit une teinte légèrement blanchâtre. La même expérience répétée hors de la grotte me donna des résultats négatifs. Ainsi nul doute que, même bien au-dessus de la couche, l'air ne soit plus chargé d'acide carbonique que l'air extérieur.

J'aurais pu prévoir ce fait, car, lorsque je prolongeais mon séjour dans la grotte, je sentais quelque gêne à respirer.

La disposition des lieux doit nous être maintenant bien connue. Comme préliminaire de la partie physiologique de mes recherches, je rapporterai quelle est l'expérience que le gardien montre aux visiteurs.

Il a un chien dont il lie les pattes pour l'empêcher de fuir, et qu'il dépose ensuite au milieu de la grotte. L'animal manifeste une vive anxiété, se débat, et paraît bientôt expirant. Son maître alors l'emporte hors de la grotte, et l'expose au grand air, en le débarrassant de ses liens : peu à peu l'animal revient à la vie, puis tout à coup il se lève et se sauve rapidement, comme s'il redoutait une seconde séance. Il y avait plus de trois ans que le même chien faisait le service, et qu'il était ainsi chaque jour asphyxié et désasphyxié plusieurs fois. Sa santé générale me parut excellente, et il semblait se trouver à merveille de ce régime (1).

Une épreuve aussi incomplète ne pouvait me suffire. J'avais eu soin d'emporter de Naples quelques animaux ; mais, avant de faire des expériences sur

(1) Ce chien a un instinct fort remarquable. Du plus loin qu'il aperçoit un étranger, il devient triste, hargneux, aboie sourdement et est tout disposé à mordre. Il faut que son maître le tienne en laisse pour le conduire à la grotte, et encore se fait-il traîner en baissant la queue et les oreilles. Quand, au contraire, l'expérience finie, l'étranger s'en retourne, il l'accompagne avec tous les témoignages de la joie la plus vive et la plus expansive.

eux, j'en voulus tenter quelques unes sur moi-même.

M'étant mis à genoux dans la grotte, je me plongeai la tête au milieu de la couche d'acide carbonique, et gardai cette attitude une quinzaine de secondes, en ayant bien soin de ne point respirer. Je n'éprouvai aucune sensation particulière, à part un peu de picotement dans les yeux.

Après avoir été renouveler la provision d'air de mes poumons, je me remis dans la même posture, et essayai quelques mouvements de déglutition, évitant toujours de respirer. L'acide carbonique me parut agréablement sapide : il me rappelait assez l'eau de Seltz. Je trouvai quelque plaisir, par la chaleur qu'il faisait, à répéter plusieurs fois cette même expérience. Du reste, il n'est pas nécessaire de se maintenir la tête plongée dans la couche ; en se servant de la main comme d'un éventail, on peut s'envoyer au visage de l'acide carbonique, et apprécier parfaitement sa saveur aigrelette et piquante.

Il me restait encore à respirer le gaz. Je fis une forte inspiration : à l'instant je fus saisi d'une sorte d'éblouissement, de vertige, ainsi que d'un resserrement douloureux dans toute la poitrine. Un mouvement instinctif et raisonné m'obligea aussitôt à relever la tête pour respirer un air pur. Au bout de quelques minutes il n'y paraissait plus. Je repris mon attitude horizontale; puis, procédant avec plus de prudence, je fis une toute petite inspiration. Même saisissement que la première fois, seulement la suffocation fut moindre. Je ressentais toujours une oppression très forte, ainsi qu'une espèce de bouillonnement vers le front. Je ne puis mieux comparer cette dernière sensation qu'à celle qu'on éprouve lorsque, buvant du vin de Champagne, un peu de la liqueur s'échappe par les narines : c'est presque aussi pénible.

Je commençais à en avoir assez de ces expériences. C'était actuellement le tour de mes animaux.

Je pris un lapin que je plaçai dans la grotte, près de la porte d'entrée. L'animal avait à peine respiré une ou deux fois qu'il fut saisi d'une agitation extrême; il levait le nez et le dirigeait dans tous les sens, comme pour chercher un air meilleur. Enfin, obéissant à une sorte d'instinct, il se dressa sur ses pattes de derrière (1) : là il put trouver un air respirable, car nous avons vu que, dans cet endroit de la grotte, la couche d'acide carbonique n'a pas plus de 20 centimètres de hauteur. Quand le lapin était fatigué, il retombait sur ses pattes de devant, puis il se relevait de nouveau, respirait, pour retomber encore. Ce petit manége aurait pu se prolonger assez longtemps avant que l'animal fût asphyxié ; aussi, comme je voulais arriver à des résultats sérieux, je le plaçai dans le fond de la grotte.

Entouré de toute part d'une atmosphère d'acide carbonique, le lapin passa par tous les degrés d'une rapide asphyxie : tremblement général et convulsif; respiration courte, saccadée, plaintive. Au bout de dix secondes, il tombe sur le côté, et reste immobile un instant. Tout d'un coup il se relève, s'allonge, pousse des cris de détresse et retombe expirant. J'aper-

(1) On sait que cette attitude verticale est assez familière aux lapins lorsqu'ils entendent du bruit ou qu'ils pressentent un danger.

çois encore de petits frémissements dans les pattes, mais bientôt ces derniers vestiges du mouvement disparaissent. Je prends l'animal, je le retourne en tout sens. Aucun signe de vie; les battements du cœur sont insensibles, la respiration nulle : on dirait d'un corps inanimé.

L'animal est dans la grotte depuis 75 secondes. Je l'en retire et l'expose au grand air : il conserve d'abord l'immobilité du cadavre, et ce n'est qu'au bout de cinq minutes que les mouvements respiratoires reparaissent. Il s'écoula près d'un quart d'heure avant que tous les symptômes de l'asphyxie se fussent dissipés.

Remarquons que, dans les diverses expériences que je répétai, c'était souvent après plusieurs minutes que l'animal donnait les premiers signes de vie. Aussi, dans les cas malheureusement trop fréquents d'asphyxie par la vapeur de charbon, est-il de la plus haute importance de porter des secours et de les continuer longtemps, alors même que la mort paraîtrait certaine; elle peut n'être qu'apparente. Ne sait-on pas d'ailleurs qu'on a vu des personnes n'être rappelées à la vie qu'au bout d'un certain nombre d'heures?

J'ajouterai, comme complément de ces expériences, les renseignements suivants qui me furent fournis par le gardien de la grotte, et dont je ne pus vérifier l'exactitude que sur des lapins et des grenouilles. C'est la liste des animaux qu'il a vu déposer dans la couche d'acide carbonique, ainsi que le temps qu'ils ont mis à y mourir :

Chien	3 minutes.
Lapin	2 —
Chat.	4 —
Poule	2 —
Grenouille	5 —
Couleuvre	7 —

On s'explique assez bien la durée différente de l'asphyxie chez ces animaux. Un reptile sera plus longtemps à mourir qu'un mammifère, parce qu'il lui faut moins d'air dans un temps donné, et que sa circulation est plus lente : de même un animal fort et vigoureux opposera plus de résistance qu'un faible. Tout le monde sait combien le chat *a la vie dure;* aussi voyons-nous le chat vivre dans la grotte une minute de plus que le chien.

Au bout de combien de temps un homme succomberait-il? S'il faut en croire la tradition, l'expérience a été faite, il y a trois siècles, par le prince de Tolède. Il fit étendre dans la grotte un criminel dont on avait lié les pieds et les mains de manière qu'il ne pût se soulever au-dessus de la couche d'acide carbonique. On l'y laissa dix minutes; quand on le retira, il était mort.

Pour évaluer le temps qu'un homme mettrait ainsi à mourir, on ne peut prendre de point de comparaison dans l'asphyxie produite par la vapeur de charbon. En effet, la grotte contient de l'acide carbonique pur, dont l'action est immédiate et certaine, tandis que la combustion du charbon n'altère que peu à peu l'atmosphère. Par conséquent, les progrès de l'asphyxie ne suivent plus, dans ce dernier cas, une marche constante : ils sont lents ou rapides, selon le volume du gaz exhalé.

Je remarquai qu'aucun végétal ne croît dans la grotte : ceux qu'on y dépose meurent promptement. C'est que les plantes, comme les animaux, ont besoin de l'oxygène de l'air pour respirer.

Un mot maintenant sur le mode de production et d'exhalation de ce gaz. C'est une question qui a été jusqu'ici plus féconde en conjectures qu'en recherches expérimentales.

L'aire de la grotte est humide, formée par une terre friable et poreuse : sa température est de 38 degrés environ. Ayant creusé un petit trou dans le sol, j'y plaçai un thermomètre ; le mercure s'éleva à 45 degrés ; la terre que j'avais ôtée était plus imprégnée d'eau que celle de la surface. N'oublions pas non plus que le gaz acide carbonique, au moment où il se forme dans la grotte, est chargé de vapeur aqueuse.

Il devient déjà très probable qu'une source d'eau thermale passe au-dessous de l'aire de la grotte, et qu'elle fournit le gaz, d'autant plus que, le sol de Pouzzoles étant essentiellement volcanique, les eaux thermales y abondent. Mais poursuivons.

A quelques pas de la grotte, et à cinq ou six mètres au-dessous de son niveau, est le lac d'Agnano, dont nous avons parlé. Ses eaux bouillonnent en deux ou trois endroits dans cette partie voisine du bord qui regarde la grotte. J'y plongeai la main : l'eau était froide comme dans le reste du lac ; le thermomètre n'indiqua pas non plus d'élévation de température.

D'où provenait donc ce bouillonnement? J'appris des mariniers que, quand l'eau du lac est transparente (elle contenait alors du chanvre à rouir), on aperçoit, au fond, des courants qui viennent de la direction de la montagne. Je ne doutai point que ce ne fût la source d'eau thermale gazeuse dont j'avais soupçonné le passage dans la grotte, et qui perdait sa chaleur en se versant dans le lac. Le bouillonnement ne devait donc être autre chose que le gaz acide carbonique qui se dégageait de cette source.

Pour m'en assurer, je remplis d'eau une éprouvette, et la pose, renversée, au-dessus d'un endroit bouillonnant. L'eau est peu à peu chassée par le gaz, qui prend sa place. Je plonge dans l'éprouvette une bougie allumée : elle s'éteint. Je charge de nouveau l'éprouvette, et y verse de l'eau de chaux ; cette eau blanchit. C'était donc bien du gaz acide carbonique que sa légèreté spécifique faisait monter à la surface du lac.

De ce qui précède, je conclus qu'une source d'eau thermale gazeuse passe au-dessous de la Grotte du Chien, et qu'elle laisse échapper, à travers les porosités du sol, le gaz acide carbonique, qui se renouvelle sans cesse, comme le courant qui l'alimente.

Ce gaz n'est pas utilisé ; cependant il serait facile d'en tirer le même parti qu'à Nauheim, Kronthal, Ischl et Marienbad, où nous avons vu qu'on l'administre avec avantage en bains et en douches. Le climat de ces contrées est malheureusement des plus insalubres. C'est pourtant là que les anciens avaient placé le poétique séjour des champs Élysées !

GROTTE D'AMMONIAQUE.

A peu de distance de la Grotte du Chien, et au pied d'un petit tertre remarquable par sa riche végétation, se trouve la Grotte d'Ammoniaque. La découverte de cette grotte est due au hasard. Le prince de Capoue, frère du roi actuel, venait de faire construire près du lac d'Agnano un élégant pavillon pour la chasse au canard sauvage. Des ouvriers étaient occupés à des plantations d'arbres autour, lorsque tout à coup, en creusant une fosse, ils se sentirent suffoqués par des émanations gazeuses qui s'échappaient du sol. Le voisinage de la Grotte du Chien leur fit croire à un phénomène de même nature ; et, en effet, des animaux déposés dans la fosse moururent très rapidement asphyxiés. Toutefois, le gaz soumis à l'analyse, on reconnut que ce n'était point de l'acide carbonique, mais bien de l'ammoniaque ; de là le nom par lequel on désigne aujourd'hui la grotte édifiée sur l'emplacement de la fosse.

Cette grotte est beaucoup moins célèbre que la Grotte du Chien, dont elle n'a pu soutenir la redoutable concurrence. Nous verrons toutefois que la Grotte d'Ammoniaque n'offre pas moins d'intérêt ni d'attrait pour les curieux, et que, de plus, elle fournit au médecin de précieuses ressources.

L'intérieur de la grotte a l'aspect d'une fosse à peu près carrée, d'un mètre de profondeur, que recouvre une voûte en maçonnerie, haute de trois mètres environ. On y pénètre par une petite porte, que le gardien n'ouvre qu'en exigeant un assez fort péage. Il a cela de commun avec son collègue de la Grotte du Chien et avec tous les *ciceroni* d'Italie. En entrant vous ne distinguez rien qui annonce la présence du gaz : l'atmosphère est partout transparente ; point d'odeur, tant que vous restez debout. Le sol est sec, brunâtre, pulvérulent, sans aucune trace de végétation.

C'est que le gaz se trouve à la partie inférieure de la grotte ; j'aurais cru, au contraire, qu'en raison de sa légèreté spécifique il aurait gagné la partie supérieure. La disposition inverse tient à quelque combinaison physique ou chimique dont je n'ai pu me rendre compte, et qui nécessiterait un nouvel examen. Il est à présumer que le gaz existe à l'état de carbonate : cependant, pour la commodité de la description, je lui conserverai le nom d'Ammoniaque, aujourd'hui consacré par l'usage.

Il est très facile, à l'aide des réactifs ordinaires, de constater les caractères essentiels d'une exhalation ammoniacale.

Le papier de tournesol, rougi par un acide, reprend rapidement sa teinte bleue quand on le plonge dans la couche gazeuse.

En débouchant au milieu du gaz un flacon d'acide chlorhydrique, il s'en dégage des vapeurs blanches de chlorhydrate d'ammoniaque.

Ayant puisé du gaz dans le creux de la main, je le portai vivement à mon nez et à ma bouche. Il me fit éprouver une sensation des plus désagréables : c'était bien l'odeur *sui generis* de l'ammoniaque, ainsi que sa saveur caustique et pénétrante.

On sait que l'ammoniaque, de même que l'acide carbonique, est impropre à la combustion. Quand on approche une torche allumée de la surface du gaz, elle fume et s'éteint. Cette expérience me servit à mesurer la hauteur de la couche d'ammoniaque, qui est d'un mètre environ : je constatai, de plus, que le gaz occupe la totalité de la fosse, et qu'il ne s'échappe point par le seuil de la porte ni par aucune autre issue. Quand on détermine son écoulement au dehors, la fosse se remplit à mesure qu'on chasse le gaz, de sorte que celui-ci reprend bientôt son premier niveau; alors la sécrétion s'arrête, comme si l'air, saturé d'ammoniaque, ne pouvait en admettre davantage.

Il n'y a aucun danger à se plonger la tête dans la couche d'ammoniaque, pourvu qu'on ne respire pas, sans quoi on risquerait d'être suffoqué (1). Il est bon également de se tenir les narines bouchées, car le contact du gaz sur la membrane pituitaire déterminerait une chaleur vive et de l'éternument.

Pendant que je recueillais mes notes et mes observations, un étranger entra dans la grotte, arrivant de Naples. Ma qualité de médecin et la sienne de malade nous eurent promptement mis en rapport.

Il me raconta que, depuis plus d'un an, il était atteint d'un engorgement chronique des paupières, avec injection de l'œil et affaiblissement de la vue, sans qu'aucun traitement eût encore pu le soulager. C'est alors qu'il avait quitté le climat humide et froid de l'Angleterre, pour voyager en Italie. Il vint à Naples.

(1) L'asphyxie des fosses d'aisances est due en grande partie à l'ammoniaque qui s'en dégage.

Étant allé visiter, dans une de ses excursions, la Grotte d'Ammoniaque, il entendit dire que plusieurs personnes, ayant comme lui mal aux yeux, s'étaient guéries par des fumigations avec le gaz de la grotte. Il en essaya, et, au bout de peu de jours, il s'en trouva très bien.

Ainsi je constatai que la conjonctive avait à peu près repris sa teinte blanchâtre. Il ne restait plus que quelques vaisseaux variqueux et mobiles, s'entrecroisant à la partie externe de l'œil droit. Le gauche était mieux encore ; la vision, beaucoup plus forte de chaque côté. Les pupilles, quoique un peu dilatées, offraient leur contractilité normale.

Le malade en était à sa quatorzième séance. Voici comment je le vis faire ses fumigations :

Il s'inclinait le visage dans la couche d'ammoniaque, le nez et la bouche hermétiquement fermés. Au bout de sept à huit secondes, il se redressait pour respirer ; après quoi il reprenait la même attitude. Cependant ses yeux se remplirent de larmes. Celles-ci commencèrent à tomber par gouttes, qui se succédèrent bientôt avec une telle abondance, qu'on aurait dit deux ruisseaux : le clignement des paupières était devenu involontaire et très rapide. Après plusieurs immersions dans le gaz, il se lava les yeux avec de l'eau fraîche, mit des lunettes de verre bleu, garnies de taffetas noir sur les côtés, et sortit de la grotte.

Pendant une demi-heure encore, ses yeux restèrent rouges et les pupilles fortement contractées ; il y avait de la cuisson et quelques élancements. Mais peu à peu tous ces phénomènes se dissipèrent, excepté le larmoiement, qui, d'ordinaire, se prolongeait le reste de la journée.

Comment agissent de semblables fumigations? En ramenant momentanément à l'état aigu certaines ophthalmies chroniques caractérisées par l'engorgement passif de la membrane. Quand les vaisseaux ont perdu de leur ressort élastique, vous préférez aux topiques mucilagineux et relâchants une médication stimulante qui réveille la vitalité de leurs parois. L'azotate d'argent en collyre, la poudre de calomel en insufflation sont alors fort utiles. La vapeur d'ammoniaque devra produire les mêmes résultats, peut-être de plus avantageux encore, puisque l'on active ainsi la circulation capillaire, sans introduire dans l'œil des substances dont l'action est toujours difficile à graduer et à limiter.

Le gardien de la grotte me dit avoir vu guérir bon nombre d'amauroses ainsi traitées; il me raconta l'histoire d'un homme entièrement aveugle, qui avait recouvré la vision par le seul fait de ces fumigations. Je ne trouve, dans de pareilles cures, rien de bien extraordinaire. Il y a longtemps que, à l'exemple de Scarpa, la médecine emploie avec avantage la vapeur d'ammoniaque pour combattre certaines paralysies de la rétine et de l'iris. Serait-ce que le gaz de la grotte aurait plus d'efficacité que l'opodeldoch, la poudre de Leayson, et autres préparations excitantes dont l'ammoniaque constitue la base? Cela n'est pas impossible. Voyez ce qui arrive pour les eaux minérales naturelles et artificielles : bien qu'offrant la même composition apparente, elles sont loin de jouir des mêmes propriétés, puisque l'observation de chaque jour prouve que les premières sont infiniment plus efficaces que les secondes.

Les expériences dont je venais d'être témoin me dispensèrent d'en faire sur le même sujet. Quant au gardien, il n'en montre aucune. Il n'a pas même de chien ; car, vu la rareté des visiteurs, l'animal lui coûterait plus à nourrir qu'il ne lui rapporterait à asphyxier. Heureusement que j'avais apporté des lapins.

J'en plaçai un au fond de la fosse. Il se mit aussitôt à courir dans tous les sens, cherchant une issue pour fuir ; puis il tomba sur le côté, se grattant vivement le nez avec ses pattes de devant. Respiration haletante, extrême anxiété : il se relève à moitié, chancelle comme dans un état d'ivresse, retombe. Il pousse ces cris de détresse que nous savons être l'indice d'une mort prochaine, et reste étendu, l'œil ardent, la bouche entr'ouverte, le corps agité d'un tremblement rapide et convulsif. En moins d'une minute il était mort.

Au moment où je retirai le lapin de la grotte, ses yeux étaient rouges, tuméfiés, presque sortis de l'orbite. La cornée avait perdu sa transparence ; une matière visqueuse collait les paupières et obstruait les narines. Nous n'avons point trouvé ces lésions au même degré dans la Grotte du Chien, parce que l'acide carbonique n'a pas les propriétés caustiques de l'ammoniaque. J'ai dû signaler cet état particulier des yeux, qui, dans certains cas de médecine légale, pourrait peut-être servir à faire reconnaître le gaz de l'asphyxie.

Je plaçai un second lapin dans la grotte. Il mourut aussi rapidement que le premier et avec les mêmes symptômes. J'en restai là de ces expériences qui, ne m'apprenant plus rien de nouveau, auraient inutilement fait souffrir de pauvres animaux.

Cependant je fus curieux encore de voir comment se comporterait une grenouille au milieu de la couche d'ammoniaque. Elle y était à peine qu'elle se mit à faire des bonds avec une force et une agilité d'élan dont je ne l'aurais jamais crue capable : c'est que sa peau, mal protégée par un épiderme muqueux, était le siége de douloureux picotements. En une minute la grenouille mourut. La rapidité de la mort ne peut être attribuée seulement à l'action asphyxiante de l'ammoniaque sur l'appareil pulmonaire ; il est évident que le gaz, absorbé en même temps par toute la surface de la peau, circulait avec le sang, portant ses ravages dans tous les organes.

Voici maintenant la liste des animaux que le gardien a vu placer dans la Grotte d'Ammoniaque et l'indication de la durée de l'asphyxie. En rapprochant cette liste de celle que j'ai publiée en parlant de la Grotte du Chien, on aura un tableau comparatif de l'activité des deux gaz :

    Chien. . . . . 2 minutes.
    Lapin. . . . . 1 —
    Chat. . . . . 3 —
    Poule. . . . . 2 —
    Grenouille. . . . . . . 1 —
    Couleuvre. . . . . . . 4 —

Ainsi, tous ces animaux ont été beaucoup plus rapidement asphyxiés par l'ammoniaque que par l'acide carbonique.

J'étais tout entier à mes expériences, lorsque je m'aperçus que j'en avais fait en même temps une sur moi-même sans m'en douter. En effet, je ressentais depuis un instant dans les membres inférieurs une chaleur pénétrante, accompagnée de démangeaison et de cuisson vers la peau. Je sortis, attribuant ces sensations à la température de la grotte dont je supposais l'aire brûlante comme celle de la Grotte du Chien. Cependant les mêmes phénomènes persistèrent, bien que je restasse dehors : je remarquai de plus que la plante de mes pieds, ainsi que les autres parties recouvertes par la chaussure, n'étaient pas plus chaudes que de coutume. Ce que j'avais éprouvé ne provenait donc pas du calorique du sol.

Mon thermomètre marquait 25 degrés centigrades à l'ombre. Je le place dans la grotte, en différents endroits, sans que le mercure monte seulement d'une fraction de degré. Je touche le sol avec la main; il est froid.

Nul doute que je n'eusse attribué à un phénomène de température ce qui était le résultat de l'action physiologique de l'ammoniaque : j'éprouvais, par conséquent, quelque chose de ce que je venais de faire si cruellement sentir à la grenouille. Mais s'il est aisé de comprendre pourquoi la peau d'un batracien se laisse facilement traverser, on ne voit pas aussi bien comment l'épiderme solide qui revêt la nôtre n'oppose point un obstacle infranchissable. C'est que l'épiderme, ainsi que toute membrane animale, est perméable aux gaz, propriété essentielle dont l'importance a été rendue plus manifeste encore par les expériences de M. Magendie.

Le célèbre professeur fit, à l'exemple de M. Fourcault, revêtir le corps de lapins et autres animaux d'un enduit visqueux, tel qu'une dissolution concentrée de gomme, de gélatine ou de térébenthine. Ces substances, fort innocentes de leur nature, agglutinaient les poils, et, en se desséchant, emprisonnaient l'animal tout entier, moins sa face, dans une coque imperméable. De cette manière, les mouvements de la poitrine et le jeu des grands appareils n'éprouvaient point d'entraves : la peau seule ne communiquait plus avec l'atmosphère. Ces animaux moururent en peu d'heures, comme s'ils étaient asphyxiés.

Ainsi, du moment que, par un procédé quelconque, on met obstacle aux phénomènes de perméabilité de l'épiderme, l'équilibre des fonctions se trouve spontanément compromis. De là, entre autres avantages, l'utilité des bains, des lotions et de tous ces soins de propreté que réclame l'entretien intelligent de nos corps. Combien à cet égard l'hygiène des anciens l'emportait sur la nôtre !

Une circonstance non moins curieuse de ces expériences, c'est que, chez les animaux recouverts de l'enduit imperméable, la température baissa graduellement de 10, 15, 20 degrés. Nous constatâmes plusieurs fois qu'en moins d'une demi-heure cet abaissement allait jusqu'à 25 degrés, c'est-à-dire à plus de la moitié de la température normale du corps, qui est de 39 à 40 degrés centigrades.

M. Magendie procéda encore d'une autre manière. Il fit faire de petits costumes, et, qu'on me pardonne l'expression, de véritables dominos d'étoffes imperméables dites de caoutchouc, dont nous nous servîmes pour habiller d'autres animaux. Ceux-ci parurent assez mal s'en trouver; ils nous offrirent de même un abaissement rapide et considérable de température. Ainsi, tout obstacle apporté à la perspiration cutanée modifie d'une manière très sensible les phénomènes de calorification.

Si je me suis un peu laissé entraîner par ces considérations autant physiques que physiologiques, c'est qu'elles me paraissent donner la clef de beaucoup de faits intéressants.

On attribue dans le pays une grande vertu à la Grotte d'Ammoniaque pour combattre les douleurs, l'engourdissement et la paralysie des membres. Le gardien et les mariniers me racontèrent des guérisons vraiment surprenantes. A les entendre (ce qui ne m'était pas toujours très facile), il paraîtrait que ce gaz a été surtout utile dans les paraplégies anciennes, dans la roideur et l'engorgement des articulations par suite de vieilles affections goutteuses et rhumatismales. L'un d'eux me dit aussi avoir été guéri d'une sciatique rebelle jusqu'alors à tous les traitements : il m'indiquait parfaitement avec son doigt le trajet du nerf, et, avec l'expression si animée de ses traits, les élancements de la douleur propre à la névralgie. Je regrette de ne pouvoir reproduire ici quelques uns des faits qui me furent racontés. Toutefois je dois dire que plusieurs me semblèrent empreints d'exagération, car, vers la fin, les histoires devinrent de plus en plus extraordinaires; chaque interlocuteur réclamant ensuite la *buona mano*, comme si je devais mesurer le salaire du récit aux prodiges de la cure.

Voici la manière de prendre ces bains de gaz. On s'assied sur une chaise, au milieu de la grotte, et l'on tient plongée dans la couche d'ammoniaque la partie malade. La peau s'échauffe et rougit graduellement, au point d'offrir une teinte érythémateuse; une vive démangeaison s'y fait sentir. On active ces phénomènes par des frictions sèches avec la flanelle ou seulement avec la main, et on les continue jusqu'à ce qu'il se soit développé une sorte d'horripilation. Cependant la chaleur devient de plus en plus aiguë et profonde, comme si la peau était en contact avec une atmosphère brûlante; la bouche se sèche, les tempes battent, les oreilles tintent, des étincelles phosphorescentes traversent les yeux. C'est le moment de sortir de la grotte. Le malade s'entoure de flanelle, boit une tisane sudorifique, et, s'il le peut, provoque la transpiration par de légères promenades.

On prend un bain semblable tous les jours; si l'excitation était trop forte, il faudrait mettre un ou deux jours d'intervalle. La durée du bain est d'un quart d'heure à vingt minutes.

Les symptômes que je viens d'exposer d'après ce que j'ai ressenti moi-même dans la grotte indiquent qu'il y a tout à la fois action locale de l'ammoniaque et effets généraux, par le fait de l'absorption du gaz à la surface de l'épiderme.

Tout incomplets qu'ils sont, ces résultats, dus à

l'empirisme, prouvent que le gaz offre de nombreuses ressources à la thérapeutique. J'en conseillerais l'emploi particulièrement dans la paralysie des membres inférieurs; en effet, j'éprouvais, en sortant de la grotte, un sentiment prononcé de bien-être, de vigueur et d'agilité dans les jambes qui persista pendant plusieurs heures au même degré.

J'aurais bien désiré reconnaître par des expériences positives, ainsi que je l'avais fait pour la Grotte du Chien, le mode de production et d'exhalation du gaz de la Grotte d'Ammoniaque. Y aurait-il là quelque dépôt profond de matières animales en fermentation? Le voisinage du lac d'Agnano semble devoir donner à cette supposition quelque vraisemblance qu'infirme ensuite l'examen des localités. Pour moi, je pense qu'il faut bien plutôt chercher l'origine du gaz dans la conformation physique du sol d'où il émane.

En effet, non loin de la Grotte d'Ammoniaque se trouve le Solfatara (*forum Vulcani* de Strabon), dont les communications souterraines s'étendent dans un vaste rayon où l'on rencontre à chaque pas des eaux thermales, des fumaroles et des émanations salines. Les crevasses du volcan fournissent, entre autres principes, des sels d'ammoniaque. Tout à côté de la grotte, vous avez les fameuses étuves de Saint-Germain, incrustées d'efflorescences ammoniacales. Ne devient-il pas dès lors très probable que le gaz de la grotte n'est lui-même autre chose qu'une sublimation volcanique?

BAINS DE MER.

Les bains de mer aujourd'hui sont aussi en réputation et en vogue que les bains d'eau minérale. Du reste, l'eau de mer est une eau minérale elle-même, dont la composition rappelle assez exactement celle de la plupart des sources muriatiques que nous avons étudiées, avec cette différence toutefois qu'elle est beaucoup plus riche en principes salins. Ainsi elle contient environ trente-deux grammes de sels par litre. On sait que le chlorure de sodium y entre dans une proportion considérable; les autres principaux sels sont à base de magnésie, de chaux, de potasse et de soude; on y trouve également des bromures et des iodures. Enfin l'eau de mer renferme une matière limoneuse, phosphorescente, grasse au toucher, dont l'analyse n'a pu saisir la nature, mais qui doit être très complexe, à en juger par la quantité prodigieuse d'êtres organisés qui naissent, vivent, meurent et se putréfient dans ce même milieu.

Un fait très remarquable, c'est que le degré de saturation saline de la mer est beaucoup moins grand dans les régions froides et rapprochées des pôles, que dans les régions chaudes et voisines de l'équateur :

« comme si la nature, dans sa prévoyance admirable,
» avait doublé la dose de préservatifs dans les parties
» du globe où la grande chaleur double en quelque
» sorte les accidents de la putréfaction (1). »

La température de la mer est moins sujette à varier que celle des lacs, des rivières et des fleuves. Elle est toujours beaucoup plus basse au fond qu'à la surface, et le froid est d'autant plus intense que la profondeur est plus considérable : c'est donc l'inverse de ce qui existe pour la terre, la chaleur de celle-ci augmentant d'une manière sensible et régulière à mesure qu'on pénètre plus profondément dans le sol.

L'eau de mer n'a point d'odeur qui lui soit propre ; celle qu'elle dégage doit être attribuée à la présence des fucus et des matières animales en décomposition. Ai-je besoin d'ajouter que sa saveur est amère, saumâtre et nauséabonde?

Les bains de mer exercent sur les organes une action physiologique et une action médicale qu'il importe d'étudier isolément pour en bien saisir le mécanisme et les applications thérapeutiques.

Tout le monde connaît la manière dont on se baigne à la mer, ainsi que les précautions qu'il faut observer pour entrer dans l'eau et pour en sortir. Ce sont de ces détails qu'on apprend mieux sur le rivage que dans les livres ; j'ajouterai que souvent les ordonnances dont les malades sont porteurs, en arrivant aux bains de mer, sont d'une exécution difficile ou même impossible. Ainsi on recommande presque toujours de rece-

---

(1) Édouard Auber, *Guide médical du baigneur à la mer.*

voir la lame. Mais tantôt la mer est houleuse, et, au lieu de simples lames, douées d'une impulsion légère, ce sont de véritables vagues; d'autres fois, au contraire, la mer est calme et immobile comme un lac. L'espèce de petite ondulation médicinale qu'on appelle la *lame* est ce qu'il y a de plus difficile à rencontrer.

De même on conseille de se baigner plutôt à la marée montante qu'à la marée descendante. Je n'ai jamais trop compris quel peut en être le grand avantage; mais admettons le précepte : reste la difficulté de son application. Sur les côtes de la Manche et de l'Océan, où le flux et le reflux sont si prononcés, le malade, s'il veut être fidèle à sa prescription, sera obligé tous les jours de changer l'heure du bain, par suite celle des repas, enfin toutes ses habitudes, le moment de la marée n'étant jamais le même.

Pour moi, je ne connais d'autre précepte, à la mer, que de se baigner comme cela se rencontre, qu'elle monte ou qu'elle descende, qu'il y ait des lames ou qu'il n'y en ait point. La seule chose importante, c'est de trouver assez d'eau et une place assez douce pour que le bain soit facile et agréable.

La même latitude ne sera pas laissée aux malades, quant à ce qui regarde la durée du bain, car celle-ci forme le point capital du traitement; elle devra être réglée d'après la manière surtout dont s'opérera la réaction. Mais d'abord expliquons-nous sur la nature et la valeur de ce dernier phénomène (1).

La réaction, c'est le réchauffement du corps par

(1) Voyez, pour plus de détails, les expériences et les développements consignés dans mes *Études sur l'hydrothérapie*.

ses seules ressources de calorique, après qu'il a été mis en contact avec un liquide froid. La circulation capillaire, qui avait été ralentie, ou même partiellement suspendue par le fait du refroidissement, reprend son cours dès l'instant où la réaction commence : ce qui a lieu quelquefois dans le bain, mais plus souvent quand on en est sorti. La peau se colore : on dirait que le sang y afflue avec d'autant plus d'activité que son passage y a été momentanément interrompu. Les battements du cœur deviennent plus libres, à mesure que le retour de la chaleur diminue les obstacles apportés par le froid à l'élasticité des vaisseaux et à leur perméabilité.

Il y a dans la réaction des phénomènes vitaux qui jouent un rôle plus important encore que les phénomènes physiques. En effet, la force de vitalité qui préside à l'admirable équilibre des fonctions a pour but et pour résultat de nous protéger contre les causes de destruction qui nous entourent, et de remédier aux atteintes que celles-ci nous auraient déjà fait subir. C'est ainsi qu'elle accroît la force du cœur, répare les pertes du calorique, et que, même en l'absence de tout excitant physique, elle suffit quelquefois pour déterminer seule la réaction.

Une condition pour que la réaction se fasse bien, c'est que l'immersion dans l'eau froide ne dure pas trop longtemps. Je puis citer à l'appui une observation vulgaire. Lorsque, pendant l'hiver, les pieds ont séjourné longtemps dans une chaussure humide, on les réchauffe très difficilement, parce que les tissus se sont refroidis peu à peu, et couche par couche, jusqu'à une certaine profondeur. Si, au contraire, vous vous frottez les mains dans la neige, le froid vous saisira plus vivement, mais il n'aura pas le temps de pénétrer. Aussi la réaction, lente dans le premier cas, est rapide dans le second.

Rien de plus aisé maintenant que de faire l'application de ces données physiologiques à la question qui nous occupe. La réaction va nous servir de thermomètre. Est-elle difficile, le bain devra consister simplement dans quelques immersions : quand elle s'opère avec facilité, on peut le prolonger davantage, surtout si le malade sait nager. Il est rare que la durée du bain doive dépasser dix minutes à un quart d'heure; on est presque toujours averti par une sensation de froid, ou un commencement d'horripilation, de l'instant où il convient de quitter l'eau.

Il est assez d'usage, au sortir de la mer, de prendre un bain de pieds légèrement chaud. C'est une précaution que ne doivent pas négliger les personnes faibles et délicates, chez lesquelles la réaction aurait de la peine à se faire.

On voit quelques malades être saisis, en sortant de l'eau, d'un frisson violent avec claquement des dents et des mâchoires. Ce peut n'être qu'un simple effet nerveux qui cédera facilement à de légères frictions sur la peau ou à quelques cuillerées de vin généreux. Si cependant, malgré ces moyens, la réaction tardait à se faire, le malade devrait être mis dans un lit soigneusement bassiné, et il boirait quelques tasses d'une infusion aromatique, un peu chaude, de manière à rappeler le sang du centre vers la périphérie.

On reconnaît une bonne réaction à deux caractères essentiels : d'une part, à la promptitude avec laquelle elle s'opère; d'autre part, à la coloration vive de la peau. Quand l'empreinte du doigt s'efface rapidement, c'est une preuve que la circulation capillaire est active, et que le retour du sang n'est pas uniquement dû aux lois d'équilibre et d'égalité de pression.

La promenade facilite et achève la réaction, d'autant mieux que le cours du sang se trouve stimulé également dans tout l'appareil vasculaire. Qu'on ne soit pas surpris de cette influence des mouvements sur la circulation. Chacun a vu le jet de la saignée s'échapper avec force ou couler avec lenteur, suivant que le malade fait mouvoir les doigts ou les tient immobiles. C'est que les muscles, en se contractant, pressent sur les vaisseaux, et communiquent une impulsion notable aux fluides qu'ils contiennent.

Les bains de mer déterminent, à température égale, une réaction plus vive et plus prompte que les bains d'eau douce, car les particules salines agissent sur la peau à la manière des rubéfiants, au point même de développer quelquefois à sa surface de véritables exanthèmes.

D'après ce qui précède, l'immersion dans la mer aura d'abord pour résultat une augmentation de vitalité des organes intérieurs, vers lesquels les liquides se trouvent refoulés momentanément; puis, par le fait de la réaction, le sang reviendra brusquement vers la périphérie, en s'accompagnant de phénomènes d'excitation et de caloricité. Sous l'influence de ce double mouvement, les fonctions organiques et nerveuses s'accompliront avec plus de force, de régularité, de plénitude. De là une nutrition plus active et l'accroissement de l'énergie musculaire.

On voit tout de suite quels sont les cas dans lesquels l'emploi des bains de mer est indiqué. Ils conviennent toutes les fois que l'économie est frappée d'atonie, soit par le défaut d'action de quelque organe important, soit par une sorte de débilité générale qui frappe l'ensemble des fonctions, sans s'attaquer directement à aucune. Ils seront surtout utiles aux tempéraments lymphatiques et scrofuleux. Les enfants étiolés, rachitiques, dont le ventre est proéminent et les membres émaciés, ou chez lesquels le développement physique paraît éprouver une sorte de temps d'arrêt, se trouvent également bien de l'usage longtemps continué de ces bains. Souvent ceux-ci impriment à la constitution tout entière une impulsion forte et progressive, dont les heureux effets pourront se faire sentir pour le reste de la vie.

Dans la chlorose, l'anémie, les aménorrhées et les dysménorrhées, dans certains flux leucorrhéiques, les bains de mer produisent un excellent effet, en réveillant les organes de l'espèce de torpeur où ils languissaient : c'est ainsi qu'ils ont plus d'une fois fait cesser la stérilité. Il y a longtemps, du reste, qu'on a signalé la fécondité remarquable des femmes qui habitent les bords de la mer.

L'action tonique et astringente de ces bains les rend utiles encore contre les anciennes blennorrhées, les pertes séminales involontaires, les abus de l'onanisme et l'inertie de l'appareil générateur,

Les bains de mer conviennent-ils aux phthisiques ? Nous avons vu qu'un grand nombre de malades vont compléter à Biaritz la cure qu'ils ont commencée aux Eaux-Bonnes, et qu'en général ils s'en trouvent bien. Cependant il faut se défier de la brise, toujours un peu fraîche, qui règne sur les bords de la mer : pour les personnes dont la poitrine est facile à irriter, c'est un air trop sec, trop vif, et le séjour des vallées et des bois serait souvent préférable.

La plupart des névroses telles que la chorée, l'hystérie, certaines palpitations, sont heureusement influencées par l'emploi des bains et des affusions d'eau de mer. Si l'on a affaire à ces céphalées rebelles que rien ne peut déraciner, les affusions seront surtout fort utiles : pour cela, le patient s'assied sur le sable, et on lui jette coup sur coup plusieurs seaux d'eau sur la tête, de manière à produire un vif saisissement.

Ces divers moyens agissent surtout par leur température, le froid étant, en pareil cas, le plus puissant sédatif que l'on connaisse. Mais il faut également faire la part des nouvelles conditions hygiéniques où se trouvent placés les malades, celles-ci ayant pour résultat de fortifier l'organisme, et, par suite, de régulariser, en les modifiant, les anomalies et les perturbations nerveuses.

Indépendamment des bains dits à la lame, on peut prendre, dans des baignoires, des bains d'eau de mer chauds, soit purs, soit coupés d'eau ordinaire ; on fait également usage de la douche. C'est, du reste, la même disposition que pour les établissements thermaux.

On prescrit dans quelques cas l'eau de mer à l'intérieur. C'est une pratique qui remonte aux premiers temps de la médecine; seulement on avait soin de corriger et d'adoucir l'amertume de l'eau salée par l'addition d'une certaine quantité de miel : de là le nom de *thalassomel* par lequel on désignait ce breuvage médicamenteux. Prise à la dose de quelques verres, l'eau de mer a une action d'abord notablement purgative, puis l'effet s'arrête et il est remplacé par un état tout opposé.

Une saison aux bains de mer comporte en général vingt-cinq ou trente bains. Toutefois on comprend que, pas plus que pour les eaux minérales, il ne saurait y avoir rien d'absolu à cet égard.

Je ne m'étendrai pas davantage sur l'action thérapeutique des bains de mer, car elle est en général beaucoup mieux connue que celle des eaux minérales. Je ne dirai rien non plus des divers endroits où l'on va prendre ces bains. C'est au malade de choisir la plage qui est le plus à sa convenance, et, sous ce rapport, je ne vois aucun inconvénient à se laisser un peu guider par la mode. Les habitants de Paris se rendent de préférence sur les côtes de la Normandie, au Havre, à Dieppe, à Trouville (1), ou bien à Boulogne, où le chemin de fer les porte en quelques heures, et où ils trouvent réunis tout ce qui constitue l'agrément des bains, les distractions du séjour et le confortable d'une excellente hygiène.

(1) Trois petits ports en basse Normandie, Arromanches, Port-en-Bessin et Luc, sont surtout fréquentés par les personnes qui veulent le repos, l'économie et l'absence absolue d'étiquette.

QUELQUES MOTS

sur

LES EAUX MINÉRALES DE L'ANGLETERRE.

Bien que les eaux minérales de l'Angleterre ne figurent point parmi celles que, d'après le titre même de cet ouvrage, je me suis proposé de décrire, il m'a semblé impossible de les passer complétement sous silence. Sans doute elles n'ont pour nous qu'un très médiocre intérêt pratique, puisque nous ne sommes point dans l'usage d'y envoyer des malades, et que les sources du continent leur sont infiniment supérieures : cependant ce n'est point un motif pour leur refuser une simple mention.

Nous diviserons, à l'exemple de M. Edwin Lee, les eaux minérales d'Angleterre en eaux thermales et en eaux froides.

1° Eaux thermales.

Ces sources sont au nombre de trois principales, savoir : Bath, Buxton et Matlock.

Bath. — Ancienne et élégante cité, à soixante lieues de Londres et à cinq de Bristol. Il s'y trouve trois sources minérales qui sont : le bain du Roi, le bain de la Croix, et le bain Chaud. Leur température varie de 41 à 46 degrés centigrades. Ce sont les seules eaux d'Angleterre qui donnent au toucher une sensation de chaleur, les autres ayant toutes une température inférieure à celle du corps humain, et n'étant appelées chaudes que par comparaison avec les sources d'eau froide ordinaire.

Ces eaux contiennent du gaz acide carbonique, du muriate de chaux et de magnésie, du sulfate de chaux et de soude, de la silice et un peu d'oxyde de fer.

Leur action est tout à la fois tonique et détersive. Elles conviennent surtout dans certaines affections goutteuses et rhumatismales qui sont passées à l'état chronique, et que caractérise la débilité des principaux organes.

Buxton. — C'est un village considérable du comté de Derby. Ses eaux minérales, renommées depuis des siècles pour leur efficacité, ont été connues et fréquentées des Romains, ainsi que l'attestent les ruines trouvées près des sources. Elles contiennent à peu près les mêmes principes que celles de Bath, et sont, comme elles, limpides et transparentes.

Les eaux de Buxton jaillissent abondamment par les nombreuses fissures de roches calcaires. Leur température est de 27 degrés.

C'est surtout sous forme de bains qu'on vante leur efficacité. Quelques malades les prennent à la température native de la source; mais, pour beaucoup, elle serait trop basse, et il faut chauffer un peu l'eau minérale.

On emploie les eaux de Buxton contre les mêmes affections que celles de Bath. Leur action thérapeutique est semblable, et, dans quelques cas, elle paraît leur être supérieure.

MATLOCK. — Les eaux de Matlock jaillissent dans une vallée que forment des montagnes calcaires, dans le Derbyshire, à cent quarante-trois milles de Londres. Ce sont des eaux salines, à peine minéralisées : température, 18 degrés. On les prend principalement en boisson. Elles sont légèrement toniques et diurétiques, et paraissent convenir surtout contre certaines dyspepsies et la gravelle.

2° Eaux froides.

Il y en a trois également qui méritent une mention particulière. Ce sont Harrogate, Tumbridge-Wells et Epsom.

HARROGATE. — Village situé dans le comté d'York, à environ quatre-vingts lieues de Londres : tous les districts qui l'entourent abondent en eaux minérales ferrugineuses et sulfureuses. Ces sources traversent, avant de jaillir à la surface du sol, une espèce de tourbe marécageuse reposant sur un lit de craie et de sable. Aussi la faible quantité de gaz sulfhydrique qu'elles renferment provient-elle évidemment de la décomposition des matières végétales.

Ce sont des eaux fort actives, qu'on emploie surtout dans le traitement des maladies de la peau.

TUMBRIDGE-WELLS. — Situé dans cette partie du comté de Kent qu'on appelle le Weald. Ce sont des eaux ferrugineuses froides. Indépendamment du fer, elles contiennent un peu de manganèse. Leur action est tonique et assez fortement astringente.

EPSOM. — A neuf lieues de Londres. On se rend

beaucoup plus à Epsom pour les célèbres courses qui y ont lieu chaque année, que pour ses eaux minérales. Celles-ci sont salines, et composées en grande partie de sulfate de magnésie. C'est sous le nom de *sels d'Epsom* qu'on les exporte dans toute l'Europe.

— Ces diverses sources sont beaucoup moins renommées et ont une efficacité bien moindre que la plupart de celles du continent. Les Anglais eux-mêmes ne leur accordent qu'une confiance très médiocre. Une circonstance qui les empêche d'en tirer le parti convenable, c'est l'usage où ils sont de leur associer une foule de préparations pharmaceutiques qui, bien loin d'ajouter à l'action de l'eau minérale, la contrarient ou même la rendent tout à fait nulle.

Comme les coutumes britanniques ont un cachet d'originalité que vous retrouvez dans tout et partout, c'est en hiver, et non en été, qu'on suit d'habitude la cure des eaux en Angleterre !

RÉSUMÉ

DES

PRINCIPALES MALADIES

POUR LESQUELLES

ON SE REND AUX EAUX MINÉRALES

AVEC DÉSIGNATION

DES SOURCES LES MIEUX APPROPRIÉES A LEUR TRAITEMENT.

Je diviserai les maladies qu'on traite aux eaux, en celles qui attaquent le système nerveux, la poitrine ou l'abdomen, celles qu'on peut appeler générales, parce qu'elles affectent l'organisme dans son ensemble, et en maladies chirurgicales. Passons rapidement en revue chacune de ces cinq sections, mettant en regard le nom des principales sources qui leur conviennent.

PREMIÈRE SECTION.
MALADIES DU SYSTÈME NERVEUX.

Paralysies. — Aucune eau minérale n'est indiquée si la paralysie est récente et se rattache à une lésion organique : telle est spécialement l'hémiplégie. Peut-être cependant les sources purgatives froides, Niederbronn, Soden, Hombourg, Birmenstorf, seraient-elles quelquefois utiles en boisson, comme moyen dérivatif. Quand, au contraire, la paralysie dépend d'un simple affaiblissement nerveux, ou que le foyer hémorrhagique, dont elle est l'expression, est depuis longtemps cicatrisé, la plupart des sources thermales, employées avec ménagement, peuvent être utiles, surtout : Bourbonne, Balaruc, Bourbon-l'Archambault, La Motte, Baréges, Luchon, Aix-la-Chapelle, Wiesbaden, Aix en Savoie; les boues de Saint-Amand, d'Acqui et d'Eger; les bains de gaz de Nauheim, Ischl, Marienbad et de la Grotte d'Ammoniaque; les étuves naturelles, les arènes et les sources d'Ischia.

Névralgies et névroses. — Les eaux minérales agissent ici spécialement par leur température, qui doit être un peu basse. Ce sont : Néris, Plombières, Bains, Luxeuil, Eaux-Chaudes, Saint-Sauveur, Molitg, Bagnères-de-Bigorre, Pietrapola, Ussat, Ems, Schlangenbad, Baden-Baden, Gastein, Wilbad, Tœplitz, Pfeffers et les bains de mer.

Surdité nerveuse. — Les douches locales de gaz acide carbonique de Nauheim, Kronthal, Marienbad; celles de vapeurs sulfureuses de Bagnères-de-Luchon et d'Aix en Savoie; les exhalaisons volcaniques gazeuses d'Ischia et des étuves de Saint-Germain.

Amauroses. — Jonas, Marlioz, Grotte d'Ammoniaque (*médication bien douteuse*).

DEUXIÈME SECTION.

MALADIES DE LA POITRINE.

Phthisie pulmonaire et laryngée, affections catarrhales. — Si le malade est peu irritable, et d'un tempérament lymphatique : Eaux-Bonnes, la Raillère, Labasserre, le Vernet, Amélie-les-Bains, le Mont-d'Or, Saint-Honoré, Enghien, Pierrefonds. S'il y a de l'irritabilité ou de la pléthore : Ems, Soden, Weilbach, Penticouse; cure de petit-lait.

Asthme et emphysème. — Les mêmes sources que les précédentes, spécialement le Vieux-César de Cauterets, en tenant également compte des indications fournies par la constitution du malade, sa susceptibilité et le caractère de l'affection.

Maladies du cœur ou des gros vaisseaux. — Toutes les eaux minérales, excepté peut-être Weilbach, seraient nuisibles par l'activité qu'elles imprimeraient à la circulation générale.

TROISIÈME SECTION.

MALADIES DE L'ABDOMEN.

Gastralgie, anorexie, flatuosités. — Plombières, Vichy, Vals, la Bourboule, Royat-Saint-Mart, Châteauneuf, Ems, Evian, Pfeffers, Kissingen ; certaines sources ferrugineuses ; les eaux acidules froides, telles que Seltz, Fachingen, Rippoldsau, Chateldon, Saint-Pardoux, Pougues et Bussang.

Diarrhée par atonie. — La plupart de nos eaux thermales de France, car nous avons vu qu'elles constipent d'habitude ; les eaux ferrugineuses, surtout celles de Bagnères-de-Bigorre, d'Audinac et de Sylvanès, à cause de leur température élevée ; Kissingen ; les eaux gazeuses.

Constipation, hypochondrie. — Toutes les sources

fortement muriatiques : Kissingen, Hombourg, Soden, La Motte, Niederbronn, Puzzichello, Castellamarre. Les eaux de Saint-Gervais, Carlsbad et Marienbad jouissent aussi d'une grande efficacité. Cure de petit-lait.

Suppression d'hémorrhoïdes. — Mêmes sources que les précédentes, spécialement Marienbad et Puzzichello.

Engorgement du foie et des autres viscères abdominaux. — Vichy, Pougues, Saint-Nectaire, Cransac, Sermaize, Plombières, Orezza, Bade (Suisse), Ems, Carlsbad, La Poretta, Montecatini, Ischia, et la plupart des sources muriatiques.

Calculs biliaires. — Mêmes sources.

Catarrhe vésical. — Vichy, Pougues, Contrexeville, Saint-Sauveur, La Preste, Ems, Evian, Carlsbad.

Gravelle. — Les mêmes que les précédentes ; mais on aura soin de s'éclairer, pour le choix des sources, de la composition chimique des graviers, comparée à celle de l'eau minérale, sans quoi on s'exposerait à de graves mécomptes. Contrexeville paraît convenir pour toute espèce de gravelle.

Calculs urinaires. — Aucune source ne jouit de la propriété de dissoudre ces calculs, excepté, dans quelques cas, celles de Vichy et de Carlsbad.

Aménorrhée, dysménorrhée. — Ce ne sont que les symptômes d'un état plus général. S'il y a atonie de l'utérus : eaux ferrugineuses, sulfureuses, muriatiques, acidulées, surtout celles qui sont thermales, en boisson, bains et douches ; bains de mer. Si, au contraire, il y a engorgement pléthorique : Néris, Bourbon-Lancy, Plombières, Ussat, Saint-Sauveur, Molitg

Ems, Schlangenbad, Baden-Baden, Tœplitz, Pfeffers.

Affections utérines. — Mêmes sources et mêmes indications thérapeutiques.

Stérilité. — La stérilité peut dépendre soit de l'inertie, soit au contraire de l'irritabilité de l'appareil vulvo-utérin : par suite, son traitement réclame l'emploi de sources différentes, suivant la cause qui la produit ou qui l'entretient. Bien entendu que si elle se rattachait à quelque vice de conformation congénial ou acquis, à des altérations organiques ou aux progrès de l'âge, aucune eau minérale ne saurait être utilement conseillée.

Impuissance virile, pertes séminales, incontinence d'urine. — Eaux sulfureuses, surtout Baréges, Luchon, Cauterets, Ax, Aix-la-Chapelle, Aix en Savoie; eaux muriatiques, telles que Balaruc, Bourbonne, Bourbon-l'Archambault, Wiesbaden et surtout Citara; la plupart des sources ferrugineuses, spécialement celles qui sont très riches en acide carbonique et thermales; les bains de mer.

QUATRIÈME SECTION.

MALADIES GÉNÉRALES.

Nous désignons ainsi certaines maladies qui, tout en se manifestant quelquefois par des symptômes locaux, se rattachent cependant à un état morbide plus général, qui semble résulter d'une altération du sang ou des humeurs.

Maladies de la peau, ulcères. — Si l'affection est ancienne et le malade peu excitable : Loëche et les sources sulfureuses de Luchon, Baréges, Gazost, Cauterets, Olette, Castera-Verduzan, Gréoulx, Uriage, Allevard, Saint-Honoré, Enghien, Guitera, Puzzichello, Schinznach, Aix en Savoie, Saint-Gervais, la Poretta, Aix-la-Chapelle, Bade (Autriche). Existe-t-il, au contraire, de l'irritation ou un état subaigu, on préférera Molitg, Saint-Sauveur et les eaux faiblement salines de Néris, Ussat, Ems ou Schlangenbad.

Maladies syphilitiques, cachexie mercurielle. — En première ligne, Loëche et les eaux sulfureuses, spécialement Bagnères-de-Luchon, Baréges, Cauterets, Aulus, Aix-la-Chapelle, Aix en Savoie, Schinznach : les eaux bromo-iodurées, telles que Challes, Heilbrunn, Iwoniez. En général, les sources qui doivent leur minéralisation au soufre et à l'iode l'emportent sur les eaux salines, en ce qu'elles remédient d'une manière bien plus puissante aux ravages causés par l'abus du mercure, et qu'elles rendent son emploi inoffensif alors qu'on en fait usage en même temps que des eaux.

Affections rhumatismales. — Toutes les eaux thermales, en général, peuvent être utiles : seulement, comme le rhumatisme affecte des formes très différentes, on aura soin de choisir la source qui paraîtra le mieux adaptée au caractère prédominant de l'affection. Ainsi les rhumatismes nerveux, goutteux, traumatiques, réclament particulièrement l'emploi des eaux indiquées contre les névroses, la goutte et les affections chirurgicales.

Goutte. — Je ne connais que Vichy qui possède, dans quelques cas, une efficacité marquée dans le traitement curatif de la goutte : les autres eaux, celles de Wiesbaden, par exemple, agissent plutôt en régularisant les accès et en favorisant leur manifestation, qu'en s'attaquant à la maladie même. Puzzichello et Carlsbad jouissent encore de la propriété de résoudre les concrétions tophacées, propriété qui n'existe pas dans celles de Vichy. Si la goutte paraît être de nature rhumatismale, les mêmes eaux qui conviennent au rhumatisme lui sont applicables, et ce sont les mêmes indications.

Diabète. — Vichy, Vals, Ems, Carlsbad, toutes les sources alcalines.

Chlorose, anémie. — Les eaux ferrugineuses de Forges, Bagnères-de-Bigorre, Audinac, Saint-Mart, Passy, Auteuil, Spa, Schwalbach, Kronthal, Pyrmont; les eaux gazeuses et les bains de mer.

Scrofules. — Les sources muriatiques, surtout celles où l'on emploie l'eau mère des salines, telles que Kreuznach, Nauheim, Ischl, Lavey; les eaux sulfureuses, spécialement Piétrapola ; quelques sources riches en iode et en brome, Challes, Wildeg, Heilbrunn, Iwoniez; les bains de mer.

Anciennes fièvres intermittentes. — Bourbonne, Cransac, la Bourboule, Orezza.

CINQUIÈME SECTION.

MALADIES CHIRURGICALES.

Plaies d'armes à feu, nécroses, caries, trajets fistuleux. — Baréges, Bourbonne, Bourbon-l'Archambault,

Bagnoles, Balaruc, Saint-Amand, Guagno, Aix en Savoie, Aix-la-Chapelle, Wiesbaden, Gurgitello, en bains et en douches ; les bains de mer.

Entorses, fausses ankyloses, suites de contusions et de fractures. — Les mêmes sources que les précédentes, les bains de boue, et, en général, toutes les eaux thermales fortement minéralisées.

— Je ne donnerai pas plus de développements à ce résumé, car, tout restreint qu'il est, il me paraît réunir dans un cadre assez complet les principales maladies pour lesquelles on conseille les eaux, ainsi que les sources les mieux appropriées au traitement qu'elles réclament. On comprend que ce n'est point sur ces indications générales que peuvent être formulées des prescriptions. Aussi n'ai-je eu d'autre intention que de préparer les voies, faciliter les recherches, et prévenir, autant que possible, les erreurs qui se commettent journellement, même de la part de médecins d'ailleurs fort instruits, erreurs qui peuvent être si préjudiciables à la santé du malade.

DES EAUX MINÉRALES ARTIFICIELLES.

Si je n'ai point parlé dans ce travail des eaux minérales artificielles, c'est que, au point de vue de l'analyse chimique et de l'action médicinale, ces eaux, même les mieux fabriquées, ne sont qu'une contrefaçon infidèle et grossière des sources naturelles dont elles ont usurpé le nom. Bordeu les appelait avec raison des

Nymphes bâtardes. Les eaux artificielles ont le double inconvénient de ne remplir en aucune manière le but du médecin qui les prescrit, et, par suite, de jeter une sorte de défaveur sur les eaux naturelles. En effet, quand vous voulez envoyer un malade prendre ces eaux à la source elle-même, souvent il vous objecte qu'il a déjà fait usage des eaux factices, et qu'il n'en a retiré aucun bénéfice. Vous-même vous partagez souvent ses hésitations et ses doutes. Comme s'il existait la moindre analogie, la moindre comparaison entre les eaux, soi-disant minérales, qui sortent de nos officines, et celles que la nature elle-même fait jaillir de ses merveilleux laboratoires !

Je ne prétends pas cependant nier les services que les eaux artificielles rendent parfois à la thérapeutique ; seulement il faut bien savoir qu'elles agissent alors, non pas comme les sources que nous venons de décrire, mais comme de simples dissolutions salines ou gazeuses, et que les eaux naturelles, même transportées, leur sont infiniment préférables. Par conséquent, elles rentrent dans la catégorie des médicaments ordinaires, dont je n'ai pas actuellement à m'occuper.

FIN.

TABLE ANALYTIQUE

DES

MATIERES CONTENUES DANS CET OUVRAGE.

AVANT-PROPOS 1
CONSIDÉRATIONS GÉNÉRALES. 11
  Du bain chez les anciens et les modernes. 12
  Action des eaux minérales. 15
  De l'analyse chimique des eaux minérales. 22
  Classification des eaux minérales, d'après leur composition chimique 25
      1re classe. *Eaux sulfureuses.* 26
      2e classe. *Eaux ferrugineuses.* 29
      3e classe. *Eaux alcalines* 31
      4e classe. *Eaux gazeuses* 32
      5e classe. *Eaux salines* . . . . *Ib.*
      6e classe. *Eaux bromo-iodurées.* 34
  Appréciation de la classification précédente 35
  Ordre suivi dans la description des sources. 38
EAUX MINÉRALES DE LA FRANCE. 40
  § I. EAUX MINÉRALES DES PYRÉNÉES. 41
    Eaux-Bonnes. 48
    Eaux-Chaudes. 59
    Penticouse (Espagne). 64
    Saint-Christau. 68
    Gazost. 69
    Cauterets 70
    Saint-Sauveur. 82
    Baréges. 86

TABLE DES MATIÈRES.

Encausse	99
Barbazan	Ib.
Siradan	Ib.
Sainte-Marie	Ib.
Capvern	Ib.
Bagnères-de-Luchon	Ib.
Ax	113
Vernet	115
Amélie-les-Bains	116
Olette	119
Escaldas	120
Molitg	Ib.
Vinça	Ib.
La Preste	Ib.
Audinac	121
Aulus	Ib.
Ussat	Ib.
Bagnères-de-Bigorre	124

§ II. Eaux minérales du centre de la France 135

Mont-d'Or	136
La Bourboule	149
Saint-Nectaire	150
Royat-Saint-Mart	151
Saint-Alyre	152
Châteauneuf	153
Chateldon	Ib.
Chaudes-Aigues	154
Vic-sur-Cère	155
Vichy	156
Cusset	177
Hauterive	Ib.
Néris	178
Bourbon-l'Archambault	183
Jonas	187
Saint-Pardoux	188
Bourbon-Lancy	189
Saint-Honoré	192
Pougues	194

§ III. Eaux minérales de l'est de la France 197

TABLE DES MATIÈRES.

Bourbonne. 198
Plombières 207
Luxeuil. 217
Bains 220
Bussang. 223
Contrexeville 224
§ IV. EAUX MINÉRALES DIVERSES DE LA FRANCE. 231
    Castéra-Verduzan. . . . . *Id.*
    Cauvalat. 233
    Balaruc . . . . *Ib.*
    Avène. 239
    Rieumajou. . . . . *Ib.*
    Sylvanès. 240
    Cransac. 241
    Bagnols. 242
    Vals. 243
    Neyrac. 244
    Aix en Provence. . . . . *Ib.*
    Gréoulx. 245
    Euzet. 246
    Uriage. 247
    Allevard. 250
    La Motte. 251
    Guillon. 252
    Saint-Galmier. . . . . *Ib.*
    Saint-Alban. 253
    Niederbronn. 254
    Sermaize. 257
    Saint-Amand. 258
    Forges. 263
    Passy. 267
    Auteuil. 269
    Enghien. 270
    Pierrefonds. 277
    Bagnoles. 278
§ V. EAUX MINÉRALES DE LA CORSE 279
    Pietrapola. 281
    Guagno. 284
    Guitera. . . . . *Ib.*

TABLE DES MATIÈRES.

Caldaniccia	286
Puzzichello	Ib.
Orezza	289
EAUX MINÉRALES DE LA BELGIQUE	292
Chaufontaine	Ib.
Spa	Ib.
EAUX MINÉRALES DE L'ALLEMAGNE	300
§ I. Eaux minérales voisines du Rhin	301
Aix-la-Chapelle	Ib.
Borcette	309
Kreuznach	311
Ems	317
Schwalbach	328
Schlangenbad	332
Wiesbaden	335
Weilbach	345
Soden	349
Kronthal	352
Seltz ou Selters	353
Fachingen	354
Rippoldsau	Ib.
Hombourg	Ib.
Nauheim	359
Baden-Baden	364
§ II. Eaux minérales éloignées du Rhin	370
Wilbad	371
Pyrmont	374
Kissingen	375
Heilbrunn	379
Ischl	380
Gastein	382
Bade (Autriche)	385
Pullna, Saidschitz, Sedlitz, Bilin	386
Eger, Frazenbad	387
Carlsbad	389
Marienbad	400
Tœplitz	404
Iwoniez	405
EAUX MINÉRALES DE LA SUISSE ET DE LA SAVOIE	408

TABLE DES MATIÈRES.

Aix en Savoie	409
Marlioz	418
Challes	419
Saint-Gervais	420
Évian	423
Lavey	426
Loëche	427
Pfeffers	441
Bade	449
Birmenstorf	451
Schinznach	453
Wildegg	459
CURE DE PETIT-LAIT	460
Gais	461
Gonten	Ib.
Heinrichsbad	Ib.
Weïssbad	Ib.
Horn	462
Righi	464
Interlaken	Ib.
EAUX MINÉRALES DE L'ITALIE	465
Acqui	466
Montecatini	467
La Poretta	Ib.
§ I. EAUX MINÉRALES DE NAPLES (ville)	470
Source sulfureuse	471
Source ferrugineuse	472
§ II. EAUX MINÉRALES A L'ORIENT DE NAPLES	Ib.
Eau Media	473
Eau du Muraglione	Ib.
Eau vésuvienne-Nunziante	474
§ III. EAUX MINÉRALES A L'OCCIDENT DE NAPLES	475
Bagnoli	476
Pisciarelli	Ib.
Eau du temple de Sérapis	477
§ IV. EAUX MINÉRALES D'ISCHIA	Ib.
Gurgitello	478
Citara	480
Saint-Restituta	483

TABLE DES MATIÈRES.

Cappone	483
Olmitello	Ib.
Bagno Fresco	Ib.
Bains de la Fontaine	Ib.
Castiglione	Ib.
Rita	Ib.
Saint-Montano	Ib.
Source de François Ier	Ib.
Nitroli	Ib.
ÉTUVES	484
Etuves de Saint-Loranzo	485
Etuves de Testaccio	Ib.
Etuves de Saint-Germain	Ib.
Etuves de Néron	486
Action physique et physiologique des étuves	493
BAINS DE GAZ	506
Grotte du Chien	Ib.
Grotte d'Ammoniaque	517
BAINS DE MER	529
COUP D'OEIL SUR LES EAUX MINÉRALES DE L'ANGLETERRE	538
Bath	Ib.
Buxton	539
Matlock	Ib.
Harrogate	540
Tumbridge-Wells	Ib.
Epsom	Ib.
RÉSUMÉ DES PRINCIPALES MALADIES ET DES EAUX MINÉRALES QUI LEUR CONVIENNENT	542
DES EAUX MINÉRALES ARTIFICIELLES	549

FIN DE LA TABLE ANALYTIQUE DES MATIÈRES.

TABLE ALPHABÉTIQUE

DES

SOURCES MINÉRALES DÉCRITES DANS CET OUVRAGE.

A.

Acqui	466
Aix en Provence	244
Aix en Savoie	409
Aix-la-Chapelle	301
Allevard	250
Amélie-les-Bains	116
Ammoniaque (grotte d')	517
Audinac	121
Aulus	ib.
Auteuil	269
Avène	239
Ax	113

B.

Baden-Baden	364
Bade (Autriche)	385
Bade (Suisse)	449
Bagnères-de-Bigorre	124
Bagnères-de-Luchon	99
Bagno-Fresco	483
Bagnoles	278
Bagnoli	476
Bagnols	242
Bains	220
Bains de gaz	506
Bains de la Fontaine	483
Bains de mer	529
Balaruc	233
Barbazan	99
Baréges	86

Bath	538
Bilin	386
Birmenstorf	451
Bonnes	48
Borcette	309
Bourbon-Lancy	189
Bourbon-l'Archambault	183
Bourbonne	198
Bourboule (la)	149
Bussang	223
Buxton	539

C.

Caldaniccia	286
Cappone	483
Capvern	99
Carlsbad	389
Castéra-Verduzan	231
Castiglione	483
Cauterets	70
Cauvalat	233
Challes	419
Châteauneuf	153
Chateldon	Ib.
Chaudes-Aigues	154
Chaufontaine	292
Chien (grotte du)	506
Citara	480
Contrexeville	224
Cransac	241
Cure de petit-lait	460
Cusset	177

E.

Eaux-Bonnes. *Voy.* Bonnes...	48
Eaux-Chaudes..............	59
Eger......................	387
Ems.......................	317
Encausse..................	99
Enghien...................	270
Epsom.....................	386
Escaldas..................	120
Etuves de Néron...........	486
Euzet.....................	246
Evian.....................	423

F.

Fachingen.................	354
Forges....................	263
François 1er.........	483
Frazenbad. *Voy.* Eger.....	387

G.

Gais......................	461
Gastein...................	382
Gazost....................	69
Gonten....................	461
Gréoulx...................	245
Grotte d'Ammoniaque.......	517
Grotte du Chien...........	506
Guagno....................	284
Guillon...................	252
Guitera...................	284
Gurgitello................	478

H.

Harrogate.................	540
Hauterive.................	177
Heilbrunn.................	379
Heinrichsbad..............	461
Hombourg..................	354
Horn......................	462

I.

Interlaken................	464
Ischia....................	477
Ischl.....................	380
Iwoniez...................	405

J.

Jonas.....................	187

K.

Kissingen.................	375
Kreuznach.................	311
Kronthal..................	352

L.

Labasserre................	132
La Motte..................	251
Lavey.....................	426
Loëche....................	427
Luxeuil...................	217

M.

Marienbad.................	400
Marlioz...................	418
Matlock...................	539
Media.....................	473
Mer (Bains de)............	529
Molitg....................	120
Mont-d'Or.................	136
Montecatini...............	467
Muraglione................	473

N.

Naples....................	470
Nauheim...................	359
Néris.....................	178
Neyrac....................	244
Niederbronn...............	254
Nitroli...................	483

O.

Olette....................	116
Olmitello.................	483
Orezza....................	289

P.

Passy.....................	267
Penticouse................	64
Pfeffers..................	441
Pierrefonds...............	277
Piétrapola................	281
Pisciarelli...............	476
Plombières................	207
Poretta (la)..............	467
Pougues...................	194
Preste (la)...............	120

TABLE ALPHABÉTIQUE.

Pullna	386	Seltz ou Selters	353
Puzzichello	286	Sermaize	257
Pyrmont	374	Siradan	99
		Soden	349
R.		Spa	292
		Sylvanès	240
Rieumajou	239		
Righi	464	**T.**	
Rippoldsau	354		
Rita	483	Temple de Sérapis	477
Royat-Saint-Mart	151	Testaccio	483
		Tœplitz	404
S.		Tumbridge-Wells	540
Saidschitz	386	**U.**	
Saint-Alban	253		
Saint-Alyre	152	Uriage	247
Saint-Amand	258	Ussat	121
Saint-Christau	68		
Saint-Galmier	252	**V.**	
Saint-Germain	485		
Saint-Gervais	420	Vals	243
Saint-Honoré	192	Vernet	115
Saint-Loranzo	485	Vesuvienne-Nunziante	474
Sainte-Marie	99	Vichy	156
Saint-Mart. *Voy.* Royat	151	Vic-sur-Cère	155
Saint-Montano	483	Vinça	120
Saint-Nectaire	150		
Saint-Pardoux	188	**W.**	
Saint-Restituta	483		
Saint-Sauveur	82	Weilbach	345
Schinznach	453	Weïssbad	461
Schlangenbad	332	Wiesbaden	335
Schwalbach	328	Wilbad	371
Sedlitz	386	Wildegg	459

FIN DE LA TABLE ALPHABÉTIQUE.

TABLE RÉCAPITULATIVE

DES

EAUX MINÉRALES TRANSPORTÉES

DÉCRITES DANS CET OUVRAGE

Auteuil	270	Kissingen	379
Balaruc	239	Labassère	135
Baréges	98	Marienbad	403
Birmenstorf	453	Mont-d'Or	149
Bonnes	58	Passy	269
Bourbonne	207	Pierrefonds	277
Bussang	224	Plombières	217
Carlsbad	400	Pougues	197
Cauterets	82	Pullna	387
Challes	420	Rieumajou	240
Chateldon	154	Saidschitz	387
Contrexeville	230	Saint-Alban	353
Cransac	242	Saint-Galmier	ib.
Cusset	177	Schwalbach	332
Ems	328	Sedlitz	387
Enghien	276	Sermaize	257
Evian	426	Seltz	354
Fachingen	354	Spa	299
Forges	267	Vichy	176
Hauterive	178	Weilbach	349
Hombourg	359		

FIN DE LA TABLE RÉCAPITULATIVE.

LIBRAIRIE MÉDICALE ET SCIENTIFIQUE DE VICTOR MASSON,
17, PLACE DE L'ÉCOLE-DE-MÉDECINE.

LE

RÈGNE ANIMAL

DISTRIBUÉ D'APRÈS SON ORGANISATION,

POUR

SERVIR DE BASE A L'HISTOIRE NATURELLE DES ANIMAUX

ET D'INTRODUCTION A L'ANATOMIE COMPARÉE,

PAR GEORGES CUVIER.

NOUVELLE ÉDITION, FORMAT GRAND IN-8° JÉSUS

AVEC **1,000** PLANCHES

DESSINÉES D'APRÈS NATURE ET GRAVÉES EN TAILLE-DOUCE

REPRÉSENTANT

LES TYPES DE TOUS LES GENRES,
LES CARACTÈRES DISTINCTIFS DES DIVERS GROUPES ET LES MODIFICATIONS
DE STRUCTURE SUR LESQUELLES REPOSE CETTE CLASSIFICATION ;

PAR

UNE RÉUNION DE DISCIPLES DE CUVIER.

11 volumes de texte et **11** atlas publiés en **262** livraisons.

OUVRAGE TERMINÉ.

PRIX DE L'OUVRAGE COMPLET :

Avec les planches impr. en coul. et retouchées au pinceau.   1340 fr.
Avec les planches imprimées en noir. . . . . . .   590 fr.

L'ouvrage peut toujours être retiré par livraisons.

Prix de la livraison, avec planches en couleur.   5 fr.   »
—   —   en noir.   2 fr. 25.

Des facilités sont accordées pour le paiement du prix.

Le Règne animal de Cuvier sert aujourd'hui de base pour l'étude de la zoologie et de point de départ pour l'étude de l'anatomie comparée. Il fait connaître les différents groupes dans lesquels on a rangé tous les animaux, et il présente le tableau des principales modifications qui s'observent dans leur structure et dans leurs fonctions. Ce livre, consulté à chaque instant par les maîtres comme par les élèves, est devenu réellement le manuel des zoologistes, et, par son importance scientifique, il est, sans contredit, un des premiers titres de gloire de son illustre auteur. Son usage cependant ne laissait pas que de présenter souvent des difficultés, car le langage le plus précis ne suffit jamais pour donner une idée nette des formes d'un animal ou d'un organe; en zoologie comme en anatomie, rien ne saurait suppléer à des figures exactes, et les planches qui accompagnent les précédentes éditions du Règne animal sont en trop petit nombre pour aider d'une manière efficace à l'intelligence du texte. M. Cuvier lui-même l'a très-bien senti, puisqu'il a toujours eu le soin de renvoyer par des notes aux meilleures figures publiées ailleurs et dispersées dans une foule d'ouvrages. Mais ces citations, très-utiles pour les personnes qui ont accès à de riches bibliothèques, ne sont, il faut le dire, d'aucun secours pour la grande majorité des lecteurs. Nous avons donc pensé qu'un moyen d'augmenter l'utilité de cet ouvrage était d'y placer, en regard des descriptions, la figure exacte de l'objet décrit. C'est ce que nous avons réalisé dans cette nouvelle édition.

La classification de M. Cuvier repose, comme le titre de son livre l'indique, sur l'organisation. Pour que nos planches pussent servir d'illustration au texte, il fallait donc ne pas nous borner à donner des figures d'animaux, mais bien représenter aussi toutes les grandes modifications organiques, tant intérieures qu'extérieures, de l'économie animale. Aussi avons-nous reproduit, dans notre atlas, tous les caractères anatomiques d'après lesquels a été établie la division du règne animal en embranchements, classes, ordres ou familles, et, pour faciliter la détermination des genres, nous avons représenté une espèce de chacun de ces derniers groupes, ainsi que les détails des parties les plus propres à le faire distinguer.

Quant au choix des animaux à figurer, il était fixé par la nature même de l'ouvrage auquel nos planches étaient destinées. Ce ne sont pas des espèces nouvelles ou peu connues que M. Cuvier a voulu enregistrer dans son RÈGNE ANIMAL ; les exemples qu'il cite sont toujours pris parmi les espèces les mieux décrites, les plus vulgaires et les plus propres à caractériser les groupes auxquels elles appartiennent. Cette règle a aussi été la nôtre. L'espèce que nous avons représentée a toujours été une de celles indiquées par l'auteur ; et, à moins de motifs particuliers, nous nous sommes arrêtés de préférence à l'animal qui a servi plus spécialement de type pour l'établissement du genre, et qui devra, par conséquent, en conserver toujours le nom, quelles que soient les subdivisions que feront ultérieurement les naturalistes. Nos planches ont été dessinées, autant que possible, d'après le vivant ; et lorsque nous avons cru devoir reproduire des figures déjà publiées ailleurs, nous avons toujours eu le soin d'indiquer les sources où nous les avions puisées.

Le texte, comme de raison, est l'exacte reproduction de celui de la dernière édition revue par l'auteur lui-même, et pour la partie entomologique, par son savant collaborateur, M. Latreille ; la moindre altération nous eût paru une espèce de sacrilége scientifique. Nous nous sommes bornés à ajouter une explication succincte de nos planches et quelques titres courants propres à faciliter les recherches.

Nous n'avons épargné aucun effort pour rendre ces additions iconographiques dignes du livre qu'elles accompagnent, et nous dirons aussi qu'en nous chargeant de ce travail, ce n'est pas seulement l'idée de faire une chose utile à la propagation de la science qui nous a guidés, nous avons pensé que cet hommage, rendu à l'un des principaux ouvrages de l'homme qui fut notre maître, prouvera mieux que tout monument funèbre notre respect pour sa mémoire.

AUDOUIN, BLANCHARD, D'ORBIGNY, DE QUATREFAGES, DUGÈS, DUVERNOY, LAURILLARD, MILNE-EDWARDS, ROULIN et VALENCIENNES.

CHAQUE DIVISION
du
RÈGNE ANIMAL DE CUVIER

est vendue séparément comme suit :

INDICATION DE CHAQUE DIVISION.	NOMBRE de planches.	PRIX en couleur	PRIX en noir.
Les MAMMIFÈRES et les RACES HUMAINES avec Atlas, par Milne-Edwards, Laurillard et Roulin.	121	155 fr.	70 fr.
Les OISEAUX, avec Atlas, par A. d'Orbigny....	102	135	60
Les REPTILES, avec Atlas, par Duvernoy.....	46	65	30
Les POISSONS, avec Atlas, par Valenciennes...	122	160	72
Les MOLLUSQUES, avec Atlas, par Deshayes..	152	195	88
Les INSECTES, avec Atlas, par Audouin, Blanchard, Doyère et Milne-Edwards............	202	275	124
Les ARACHNIDES, avec Atlas, par Dugès et Milne-Edwards.........................	31	45	20
Les CRUSTACÉS, avec Atlas, par Milne-Edwards.	87	115	52
Les ANNÉLIDES, avec Atlas, par Milne-Edwards et de Quatrefages................	30	40	18
Les ZOOPHYTES, avec Atlas, par Milne-Edwards et Blanchard....................	100	125	56
On peut avoir aussi séparément :			
Les COLÉOPTÈRES, par Blanchard............	68	95	40
Les HYMÉNOPTÈRES, par Blanchard..........	25	38	16
Les LÉPIDOPTÈRES, par Blanchard et Doyère.	31	45	20
Les DIPTÈRES, par Blanchard................	29	44	20
Les INTESTINAUX, par Blanchard............	19	30 sur chine.	14
Les RACES HUMAINES, par M. Roulin........	21	20	12
L'ouvrage complet.......	**993**	**1310**	**500**

SE VEND A PARIS, 17, PLACE DE L'ÉCOLE-DE-MÉDECINE,

A LA LIBRAIRIE MÉDICALE ET SCIENTIFIQUE

DE VICTOR MASSON.

— Corbeil, imprimerie de Crété. —

www.ingramcontent.com/pod-product-compliance
Lightning Source LLC
Chambersburg PA
CBHW060753230426
43667CB00010B/1558